高等院校医学实验教学系列教材

药学综合及设计性实验教程

主　编　张俊清　钟　霞　张鹏威

副主编　黄　艳　黄　凌

编　委　（以姓氏笔画为序）

张俊清　张鹏威　钟　霞

黄　艳　黄　凌　曾念开

靳德军

科学出版社

北　京

内 容 简 介

本教材共分为8篇。第一篇为实验基本知识及基本技能；第二篇为药用植物学与生药学实验；第三篇为药物化学实验；第四篇为药理学实验；第五篇为天然药物化学实验；第六篇为药剂学实验；第七篇为药物分析学实验；第八篇为整合的综合性实验。第二至第七篇中将原有教材中的验证性实验都编写成了综合性实验，另外还增加了设计性实验；第八篇是按照新药研发思路增设的各门课程整合的综合性实验。

本教材适用于药学、中药学等相关专业的学生使用。

图书在版编目（CIP）数据

药学综合及设计性实验教程 / 张俊清，钟霞，张鹏威主编. —北京：科学出版社，2015.12

ISBN 978-7-03-048121-4

Ⅰ.①药… Ⅱ.①张… ②钟… ③张… Ⅲ.①药物学–实验–高等学校–教材 Ⅳ.①R9-33

中国版本图书馆CIP数据核字（2016）第089467号

责任编辑：胡治国 周 园 / 责任校对：彭 涛
责任印制：赵 博 / 封面设计：陈 敬

科学出版社 出版
北京东黄城根北街16号
邮政编码：100717
http://www.sciencep.com

三河市骏杰印刷有限公司印刷

科学出版社发行 各地新华书店经销

*

2015年12月第 一 版 开本：787×1092 1/16
2025年 8 月第十次印刷 印张：18 3/4
字数：438 000

定价：75.00元

(如有印装质量问题，我社负责调换)

序

药学专业是培养从事药物研究、开发、生产、使用和管理专门人才的场所，是药学知识传播、应用和创新的主要教育平台。随着现代医药产业和全球药品研发的发展，对药物研发创新人才的需求与日俱增。因此，实施创新教育、培养创新型医药人才是药学教育工作者的一大重要课题，也是高等药学教育发展的方向和目标。教育部在"新世纪教改工程"中把"新世纪人才培养要注重提高学生综合素质，培养学生的创新能力"作为我国高等教育的培养目标，要求各学校首先要转变教育教学观念，根据自身的实际情况，调整学生的培养目标和课程内容，改革传统的教学模式，更新教学方法和手段，以满足社会发展对培养创新人才的需求。

为此，海南医学院在药学专业实验教学体系建设方面进行了有益的探索，开展实验教学改革，提高本科药学专业教育计划中实验课的学时，加强对本科生实验实践能力的培养。鉴于目前我国现行用于药学专业的实验教材尚无整合核心课程实验课程的综合教程，多数单一课程的实验教材中实验内容多以验证性实验为主，综合设计性实验所占的比例不足，更无按照新药研发思路设计整合各门课程的综合性实验。海南医学院根据用人单位对于学生培养质量的反馈意见，在药学专业负责人张俊清教授带领下开展药学专业实验教学体系的全面改革，经过近 5 年的实践，编写了《药学综合及设计性实验教程》一书。该教程在海南医学院药学院药学专业试用近 3 年，受到同行较好的评价和学生的欢迎。该教程将原有教学体系中以验证性实验为主的格局更改为以综合设计性实验为主。所编写的综合设计性实验均是该院教学改革研究的成果，所有设计性实验均与该院近 5 年实施的教学研究和教学模式改革极其相关。值得一提的是该教程增加了整合不同课程的综合性实验，如《益智的药材鉴定、挥发油提取、含量测定和包合物的制备》，是该团队 2015 年获得海南省科技进步一等奖《中药益智资源与关键技术研究》的科研成果惠及教学的具体表现。

可以说《药学综合及设计性实验教程》一书为培养更多高素质的复合型药学专业人才提供了教育改革素材和思路，具有重要的教学创新和探索意义。

中国药科大学　尤启冬

2015 年 12 月 18 日

前　　言

《药学综合及设计性实验教程》紧跟国家教学改革步伐，以提升学生综合能力、实践能力和创新能力为目标，为学生今后从事药品生产、药品检验、药品研发及临床用药指导等工作打下良好基础。

本教程编撰的目的在于为教学提供一本用于药学专业 6 门核心课程《药物化学》、《药理学》、《药用植物学与生药学》、《天然药物化学》、《药剂学》和《药物分析学》实践教学的教材。改变了以往教材中以验证性实验为主导的局面，开创了综合设计性实验占 50%以上的实验教程新格局。

本书的特色如下：

1. 综合性实验：将以往教材中的验证性实验都整理编写成综合性实验。其中，药用植物学与生药学实验 9 个（45 学时）、药物化学实验 11 个（110 学时）、药理学实验 12 个（80 学时）、天然药物化学实验 6 个（25 学时）、药剂学实验 10 个（60 学时）及药物分析学实验 7 个（35 学时）。

2. 增加设计性实验，引入使学生自主设计、组织实施的实验。让学生更加深刻了解实验设计随机、对照、重复等基本的实验设计原则；在整个实验过程中，学生带着问题进行实验，解决问题的过程中极大地提升了对于学生科研思维能力的培养。其中，药用植物学与生药学实验 2 个（20 学时）、药物化学实验 2 个（20 学时）、药理学实验 3 个（30 学时）、天然药物化学实验 2 个（20 学时）、药剂学实验 2 个（20 学时）及药物分析学实验 2 个（20 学时）。

3. 增加按新药研发思路设计的综合性实验。其中，药用植物学与生药学实验 2 个（10 学时）、药物化学实验 2 个（20 学时）、药理学实验 2 个（10 学时）、天然药物化学实验 2 个（10 学时）、药剂学实验 4 个（20 学时）及药物分析学实验 4 个（20 学时）。

“科研成果惠及教学”是本教程的特色，如第二篇“药用植物学与生药学实验”在综合性实验中增加“分子鉴定”的内容即为教师通过科学研究摸索出的实验条件及方案；按照新药研发思路设计的综合性实验“益智的药材鉴定、挥发油提取、含量测定和包合物的制备”及“胡椒药材的鉴定、胡椒碱提取、含量测定和胶囊的制备”亦为教师从事益智、胡椒科学研究的结晶。

本书的编写是我们在教学改革中的一种尝试，难免会有一些欠缺之处，我们将在今后的教学实践中不断修改和完善。

最后，对于在此书撰写过程中为我们提供理论和实践指导的各位专家学者表示诚挚的感谢，同时感谢各位编者在撰写本书过程中付出的辛苦劳动！

编　者

2015 年 12 月 19 日

目　　录

第三篇　药物化学实验

第四篇　药理学实验

第五篇　天然药物化学实验

第六篇　药剂学实验

第七篇　药物分析学实验

第八篇　整合的综合性实验

第一篇　实验基本知识及基本技能

第一章　药用植物学与生药学基本知识及技能

第一节　普通光学显微镜的使用方法

一、显微镜的主要构造

普通光学显微镜的构造主要分为两部分：机械系统和光学系统。光学系统利用光线造成观察目标的放大像，是显微镜的重要组成部分；但光学系统必须依靠机械系统的支持和运用才能发挥其作用。因此，两者的良好配合，才能发挥显微镜的最佳性能。

1. 机械系统

(1) 镜座：是显微镜的底座，用以支持整个镜体。

(2) 镜柱：是镜座上面直立的部分，用以连接镜座和镜臂。

(3) 镜臂：一端连于镜柱，一端连于镜筒，是取放显微镜时的手握部位。

(4) 镜筒：连在镜臂的前上方，镜筒上端装有目镜，下端装有物镜转换器。

(5) 物镜转换器(旋转器)：接于镜筒的下方，可自由转动，盘上有 3～4 个圆孔，是安装物镜的部位；转动转换器，可以调换不同倍数的物镜，当听到碰叩声时，便可进行观察，此时物镜光轴恰好对准通光孔中心，光路接通。

(6) 载物台(镜台)：在物镜转换器下方，形状有方、圆两种，用以放置玻片标本，中央有一通光孔，载物台上装有片夹，用以夹持玻片标本，镜台下有片夹调节轮，可使玻片标本做左右、前后方向的移动。

(7) 调节器：是装在镜柱上的大小两种螺旋，调节时使镜台做上下方向的移动。

1) 粗调节器(粗螺旋)：大螺旋称粗调节器，移动时可使镜台做快速和较大幅度的升降，所以能迅速调节物镜和标本之间的距离使物象呈现于视野中，通常在使用低倍镜时，先用粗调节器迅速找到物象。

2) 细调节器(细螺旋)：小螺旋称细调节器，多在运用高倍镜时使用，移动时可使镜台缓慢地升降，从而得到更清晰的物像，并借以观察标本的不同层次和不同深度的结构。

2. 光学系统

(1) 光源：显微镜的光源内置于镜座内，光强可以进行调解。

(2) 聚光器：是一个装在载物台下的可以沿着光轴方向垂直移动的透镜系统。它的主要作用是把照明光线聚集在被观察的物体上。

(3) 光阑：在聚光器上装有孔径光阑，它对于物像的质量和分辨力的大小有着重要作用。通过孔径光阑操纵杆，可以调节聚光器的通光量和照明面积。

(4) 物镜：装在镜筒下端的物镜转换器上，一般有 3～4 个物镜，其中短的刻有“5×”、“10×”符号的为低倍镜，较长的刻有“40×”符号的为高倍镜，最长的刻有“100×”符号的为油镜。

(5) 目镜：装在镜筒的上端，通常备有 2 个，一般装的是 10×的目镜。

注：物像的放大倍数=目镜的放大倍数×物镜的放大倍数。

二、显微镜的使用方法

1. 取镜和放置 显微镜平时存放在柜或箱中，用时从柜中取出，右手紧握镜臂，左手平托镜座，保持镜体直立，不可歪斜。使用显微镜时，一般把显微镜放在自己左肩前方的实验台上，镜座与桌边相距 5～6 cm 处。

2. 对光 打开内置光源开关之前，先确保亮度调节旋钮在亮度最小的位置，然后打开光源开关，并转动亮度调节旋钮，调节好亮度；把聚光镜的孔径光阑开到最大，再把低倍镜（5×或 10×）转向中央对准载物台通光孔位置；双眼由目镜向下观察，此时在镜内看到一个圆形明亮区域，叫做“视场”。视场中光线要均匀、明亮且不刺眼。

3. 瞳距调整 使用双目显微镜时要根据自己的瞳距调整两个目镜之间的距离，使两个眼睛观察的视场重叠。

4. 观察

（1）低倍镜观察

1）放置玻片标本：取一玻片标本放在载物台上，用片夹夹住，然后旋转片夹调节轮，将所要观察的部位移到通光孔的中央。

2）调节焦距：以左手按逆时针方向转动粗调节器，使载物台缓慢地上升至物镜距标本 5～6 mm 处；应注意在上升载物台时，切勿在目镜上观察，一定要从右侧看着镜台上升，以免上升过多，造成镜头或标本片的损坏；然后，用双眼从目镜观察，同时旋转细调节器，边旋转边观察，直到视野中出现清晰的物像为止。

如果物象不在视野中心，可调节片夹调节轮将其调到中心（注意移动玻片的方向与视野物象移动的方向是相反的）；如果视野内的亮度不合适，可通过调节光阑和光源亮度使视场达到合适的亮度。

（2）高倍镜（40×）观察

1）选好目标：一定要先在低倍镜下把需进一步观察的部位调到中心，同时把物象调节到最清晰的程度，才能进行高倍镜的观察；转动物镜转换器，调换上高倍镜头，转换高倍镜时转动速度要慢，并从侧面进行观察（防止高倍镜头碰撞玻片），如高倍镜头碰到玻片，说明低倍镜的焦距没有调好，应重新操作。

2）调节焦距：转换好高倍镜后，在目镜上观察，一般能见到一个不太清楚的物象，旋转细调节器，即可获得清晰的物像（切勿用粗调节器!）；如果视野的亮度不合适，可通过调节光阑和光源亮度使视场达到合适的亮度；如果需要更换玻片标本时，必须顺时针（切勿转错方向）转动粗调节器使镜台下降，方可取下玻片标本。

（3）油镜（100×）观察：使用油镜时，先用低倍镜和高倍镜进行初步观察，选好要观察的部位，将其移至视野中央；转开物镜头，在切片上滴一滴香柏油，转换油镜头（100×），同时看着将镜头浸入油内；然后用双眼在目镜上观察，另一方面慢慢转动细调节器，直到看清物像；之后再按顺时针或逆时针方向，微微旋转细调节器，以观察标本不同层次和不同深度的结构；油镜用完后，用擦镜纸将物镜及盖玻片上的镜油拭去，再用擦镜纸蘸取少许二甲苯擦去物镜上的油渍，最后用擦镜纸轻轻擦拭镜头。

注：用显微镜观察标本的整个过程，姿势是正坐，左手轻轻转动细调节器的螺旋，使镜下物像清晰，右手旋转片夹调节轮，调节视野。

5. 制片的更换 一张制片观察完毕，换另一张制片时，需先旋转物镜转换器，将物镜移开通光孔，取下观察过的制片，换上要观察的制片，然后将低倍镜旋转至通光孔进行观察，需要时再换高倍镜、油镜观察。

6. 观察结束　当显微镜使用完毕，需旋转物镜转换器，使物镜离开通光孔或者让最短的物镜对着通光孔；然后把载物台降至最低；取下制片；把显微镜内光源的亮度调到最小，关闭显微镜电源开关；盖上防尘罩；放回柜子或箱子；最后填写“显微镜使用情况登记表”。

三、显微镜使用的注意事项

(1) 持镜时必须是右手握臂、左手托座的姿势，特别要禁止用单手提着显微镜走动，防止目镜从镜筒中滑出或其他部件掉落。

(2) 轻拿轻放，不可把显微镜放置在实验台的边缘，以免碰翻落地。

(3) 保持显微镜的清洁，显微镜机械系统上的灰尘，应随时用纱布擦拭；目镜、物镜和聚光器的清洁必须使用特制的擦镜纸擦拭；严禁用手指触摸镜头。万一镜头上有油污，可用擦镜纸蘸取乙醇-乙醚混合液或二甲苯擦拭。

(4) 使用油镜观察时，如果载玻片的试液(水、甘油、氢氧化钾溶液等)过多，会从盖玻片的边缘溢出，一旦溢出便容易和香柏油混合，导致镜头的污染。因此操作时，滴加的试液要适量，如果滴加的过多，可用吸水纸吸去多余的试液或重新制片。

(5) 放置玻片标本时要对准通光孔中央，一定使有盖玻片的一面朝上，切不可放反。

(6) 不要随意取下目镜，以防止尘土落入物镜，也不要任意拆卸各种零件，以防损坏。

(曾念开)

第二节　药用植物标本的采集与制作

药用植物标本包含着一个物种的大量信息，诸如形态特征、地理分布、生态环境和物候期等，是植物分类和生药鉴定必不可少的科学依据，也是药用植物资源调查、开发利用和保护的永久性参考资料。

一、药用植物标本的采集

1. 标本采集工具

(1) 标本夹：是压制标本的主要用具之一。它的作用是将吸水草纸和标本置于其内压紧，使花叶不致皱缩凋落，而使枝叶平坦，容易装订于台纸上。标本夹用坚韧的木材为材料，大小一般为43 cm×30 cm。其中四周用较厚的木条(约2 cm)嵌实，并以宽3 cm，厚5～7 mm的小木条，横直每隔3～4cm，用小钉钉牢。

(2) GPS定位仪：用来记录经度、纬度及海拔等信息。

(3) 枝剪：用以剪断枝条，获得所要的标本。

(4) 高枝剪：用以采集木本或距离较远的标本。

(5) 采集袋：野外时用于临时装放标本。

(6) 小锄头或丁字小镐：用来挖掘草本或矮小植物的地下部分。

(7) 相机及三角架：用于所采药用植物的影像记录。

(8) 吸水草纸：用来吸收水分，使标本易干。

(9) 记录簿、号牌及笔：用于药用植物标本编号、特征记录。

(10) 暖风机：用以烘干标本，代替频繁的吸水纸更换。

(11) 硅胶：用于干燥分子生物学研究的材料。

(12) 自封袋：用于保存分子材料。

(13)其他：小型笔记本电脑、纸袋、钢卷尺、放大镜、地图等用品。

个人的主要装备包括耐磨的长袖衣裤、适合登山的鞋子、宽檐的帽子、蚂蟥袜、水壶、背包、防晒霜、防蚊水、蚊香、药品(创可贴、蛇药、感冒药、腹泻药)、手机、头灯及电池等。如果要在野外露宿，还要带上帐篷和睡袋。

2. 标本采集的方法

(1)药用植物标本采集的时间和地点：由于各种植物生长发育的时期不同，因此必须在不同的季节进行采集，才可能得到各类不同时期的标本。同时，环境不同，植物的种类也不尽相同，如沟谷和山地，往往生长着不同的植物；海拔高度不同，植物的种类也会发生相应的变化。因此，在采集药用植物标本时，必须根据采集的目的和要求，确定采集的时间和地点。

(2)拍照记录：在野外遇到所要采集的药用植物时，要分别对其生境、整个植株、茎、叶、花、果实及其他重要特征进行拍照。

(3)采集部位：采集时应选取有代表性特征的植物体各部分器官，一般除采枝叶外，还要采带花或果的材料(花和果是被子植物鉴定的重要特征)。如果药用部分是根、地下茎或树皮，情况允许的情况下，可同时采集相应部位进行少许压制。不要采集受损、感染病害或被虫蛀的植物部位做标本。

(4)采集标本的份数：一般要采 3 份，其中 2 份压制成蜡叶标本，另外 1 份可采集少许幼嫩叶片，用硅胶干燥，便于今后分子生物学的研究。在不同地点采集的同一植物最好分开保存，一是能够更全面的认识该植物的种内变异范围，二是可以避免相似种标本互相混淆。另外遇到珍惜濒危保护药用植物时，要注意保护，不可滥采。

二、药用植物标本的制作

1. 标本编号　小标签写上采集号，并挂在相对应的植物标本上。同一采集人采集号要连续不重复。

2. 特征记录　在野外时只能采集整个植株的一部分，且不少药用植物压制后与新鲜时的颜色、气味等差别很大。因此，没有新鲜标本的详细记录，就不可能对这一种药用植物完全了解，鉴定时也会产生很大的困难。因此，记录工作在野外采集是非常重要的。记录的主要内容包括：①在野外能看得见，但通过标本无法体现的特征。②标本压干后会消失或改变的特征。例如：有关植物的产地，生长环境，习性，叶、花、果的颜色，气味，有无乳汁，采集日期，采集人以及采集号等必须记录；还有某些植物，在同一株上往往有两种叶形，如果采集时只能采到一种叶形的话，那么就要靠文字来记录另一种叶形的特征。

在记录的同时，可对药用植物的一些重要特征补充拍照。

3. 分子材料的制作　在完成标本的编号和特征记录之后，可摘取适量的植物嫩叶，用柔软的纸包好，直接放于盛有干燥硅胶的自封袋中，以便硅胶吸收叶片中的水分，若塑料袋中的多数硅胶已变为红色或粉红色，要换用新的硅胶。硅胶干燥的材料可用来提取总 DNA。

注：干标本、分子材料及对应的药用植物照片采用同一编号。

4. 标本的整形、压制　完成编号、特征记录及分子材料的制作后，采集的标本当天就应进行整形、压制。在压制过程中，要把标本的完整特征展示出来，使其形状美观，枝叶、花平整。

(1)准备工作：取一副标本夹，并将其中一只标本夹做底板，并按标本夹大小，在上面铺放 4～5 张吸水草纸，纸上放置带有标签的标本，一般一张纸上只放一种标本。

(2)整形：对采到的标本根据有代表性、面积要小的原则作适当的修理和整枝。若枝叶拥挤、卷曲时要拉开伸展；过长的草本或藤本植物可作“N”、“V”、“W”形的弯折；如果叶片太大不能在夹板上压制，可沿着中脉的一侧剪去全叶的 40%，但要保留叶基和叶尖，若是羽状复叶，可以将叶轴一侧的小叶剪短，保留小叶的基部以及小叶片的着生部位，但要保留羽状复叶的顶端小叶；为了便于观察叶的正、反面上的特征，要使 1～2 片叶的叶背朝上；压制有花的标本时，花瓣要朝上；肉质植物、肉质果、块茎、鳞茎等不易干燥或容易脱落的标本，要在压制前用沸水冲烫数分钟，待水晾干后再压制，这样既有利于标本压干又可避免其脱落；对一些根、果较大的植物，不方便与标本同时压制时，可挂同一编号的号牌，晒干或烘干，单独妥善保存；标本四周高低一致，不可一侧(头)厚一侧(头)薄；最后整理小标签，使得有编号的一面朝上。如果单独采集了种子，或者是脱落的叶、花、果，要用小纸袋装好，放在标本旁边，注意翻压时不要丢失。

(3) 后续的压制：在整理好的标本上放 2～3 层吸水草纸，之后再放标本，标本上再放吸水草纸，以此类推，直到当天采集的标本压制完毕；如果采集的标本较多，可换另一副标本夹，采用同样的方法进行压制。在完成所有标本的压制之后，在最上层铺放另一只标本夹，并用绳将上下两只标本夹缚紧，捆绑时要注意标本夹的前后左右用力一致。

(4) 换纸干燥：标本压制头两天要勤换吸水草纸。每天早晚两次换出的湿纸应晒干或烘干，以备下次换纸时用。换纸是否勤和干燥，对压制标本的质量关系很大。要特别注意，如果两天内不换干纸，标本颜色转暗，花、果及叶脱落，甚至发霉腐烂；标本在前两次换纸时，对标本要进一步整形，使枝叶、花平整。

注：为了提高制作标本的工作效率，现在也多用带热风的暖风机进行野外标本的干燥，标本压制方法与上述一样，不同的是在每 2 份或 3 份标本之间插入 1 张瓦楞纸，以利水汽散发。标本上的枝、叶、花干燥一般耗时 10～20 h，大的果或根等，烘干时间要相应延长。利用暖风机干燥标本，不需要人工频繁地更换和晾晒吸水草纸，提高干燥速度，降低工作量，且能较好地保持标本的色泽。

(5) 标本临时保存：标本干后，如不马上上台纸，可留在吸水草纸中保存较长时间。如吸水草纸不够用，也可从吸水草纸中取出，夹在旧报纸内暂时保存。

三、药用植物标本的杀虫

为防止害虫蛀食标本，必须进行消毒。取升汞(即氯化汞 $HgCl_2$，有剧毒，操作时需特别小心)2～3 g，溶于 1000 ml 70%的乙醇中即成。消毒时，可用喷雾器直接往标本上喷消毒液，或者将配置的消毒液倒入大型平底瓷盘里，将标本浸入溶液处理 10～20 min，此外还可用毛笔蘸上消毒液，轻轻地在标本上涂刷。经消毒的标本，要放在标本夹中再度压干，才能装上台纸。

注：升汞有剧毒，因此从环保和安全性的角度方面考虑，现在一般不采用这种传统的消毒法，而改用低温冷冻法进行标本的杀虫与灭菌，即把标本放置于−18℃ 以下的低温冰箱中冷冻 1～2 星期。为了防止标本在冰箱中变潮变湿，在放进冰箱之前，要把标本装在塑料袋中。

四、药用植物标本的保存

1. 上台纸　标本经压制、杀虫之后，把白色台纸(白板纸或卡片纸 8 开，约 39 cm×27 cm)，平整地放在桌面上，然后把标本放在台纸上，摆好位置，右下角和左上角都要留出贴定名签和野外记录签的位置。这时，便可用小刀沿标本各部适当位置上切出数个小纵口，再用具有韧性的白纸条，由纵口穿入，从背面拉紧，并用胶水在背面贴牢。对体积过小的标本(如浮萍)或脱落的花、果、种子等，不便用纸条固定时，可将标本放在一个折叠的纸袋内，再把纸袋贴在台纸上，这样在观察时可随时打开纸袋观察。

2. 标本的入柜和保存　凡经上台纸和装入纸袋的植物标本，经正式定名后，都应放进标本柜中保存。为了减少标本的磨损，入柜的标本最好用牛皮纸做成的封套按属分类套好，在封套的右上角写上属名，以便查阅。蜡叶标本在标本柜内的排列一般按分类系统排列，如可按现在较为完善的系统如恩格勒系统、哈钦松系统等将各科进行顺序排列，这样整理和查找起来比较方便。

注：为了便于保存、查阅，可把相关数据输入数据库，利用计算机进行标本的管理，以提高工作效率。

（曾念开）

第三节　药用植物与生药显微标本的制作

在药用植物和生药的显微结构研究中，样品常常需制成显微标本后，方可在显微镜下观察。根据材料的性质和鉴定目的，常见的制片有永久标本和临时标本两种。

一、永久标本

(1)徒手切片后封藏。

(2)滑走切片后封藏：用滑走切片机进行切片。

(3)解离组织后封藏：用化学试剂使细胞的胞间层溶解，细胞彼此分离，以便观察不同的细胞形态特征。

(4)石蜡切片：制作永久切片最常用的方法。对不易切片的样品，利用石蜡渗入植物组织中，用旋转切片机进行切片，然后再将切片中石蜡除去。

二、临时标本的制作方法

1. 徒手制片法　系用刀片或徒手切片器将材料切成薄片，可在显微镜下观察组织构造、细胞特征的制片法。新鲜材料应除尽泥沙，干燥材料需浸软后切片。本方法简便快速，能保持药用植物或生药原有结构的真像、色彩和内含物，适合于临时制片观察或显微化学实验，其缺点是切片较厚且厚薄不均一，不适合长期保存。

(1)取材、固定与切片：选择已软化的药用植物或生药的适当部位，切割成长 2～3 cm 的小段，用拇指及食指和中指夹住材料，下端用无名指托住，另一手持刀片，自左向右移动手腕，牵曳切片，动作要轻而快，力求切片薄而完整，操作时材料的断面与刀口须经常用水湿润。对于叶片或柔软的材料，需用稍坚固而易切的胡萝卜、马铃薯或实心大通草等将材料夹住进行切片。

注：为了使切片薄而均匀，还可借助解剖镜，在放大一定倍数之后，左手拇指把材料按在载物台上，右手拿着刀片切下一薄片。

(2)装片：将切好的薄片，用镊子小心地移入盛有清水的培养皿中浸泡；取载玻片滴加甘油或其他试液，用镊子将切片移于其上，加上盖破片，即可作临时制片观察；也可将薄片滴加水合氯醛试液加热透化，再滴加稀甘油，加上盖玻片后进行观察。加盖玻片时，应尽量避免产生气泡。

2. 粉末制片法　将生药研粉，过筛(50～80 目)后制片。此法是鉴定生药最常用的方法之一，简便快速，主要鉴别细胞或组织的形态特征。特别坚硬的药材可用锉刀将其锉成粉末。取粉末少许，置于洁净的载玻片上，滴加 1～2 滴蒸馏水或稀甘油，加上盖玻片，置显微镜下，可观察细胞中的不溶性物质如淀粉粒、脂肪油滴、色素颗粒等；如要观察细胞的形态特征，则应采用滴加水合氯醛加热透化后装片，以除去细胞中的淀粉、油脂等，增加细胞壁的折光率，从而使细胞的形态更加清晰。为防止水合氯醛结晶析出，水合氯醛透化后应滴加甘油盖上盖玻片，擦净溢出液即可观察。

3. 表面制片法　多用于对药用植物叶片、果实或草本植物茎表皮组织的观察，可观察到表皮细胞形态、气孔类型、毛茸特征和着生情况等。通常用镊子夹住叶片或果实等的表面，轻轻撕取其表皮层，置于载玻片上的水或稀甘油内，注意其上表面朝上方，加上盖玻片，置显微镜下进行观察。

4. 中成药样品制片法

(1)散剂、胶囊剂：取粉末少量，置于载玻片上，摊平，选用适当的试液(如甘油醋酸或水合氯醛等)，处理后直接进行显微观察。

(2)片剂：将样品从正中切开，于切开面由外至内刮取少量样品按(1)法装片观察。如果粉末太粗则研细后再取粉末进行装片。糖衣片除去糖衣研细后装片。

(3)水丸、冲剂：可取适量于乳钵内研成合适粉末后，按(1)法进行装片观察。

(4)蜜丸：可取一丸从正中切开后，刮取少量样品按(1)法进行观察。但由于蜂蜜黏结药材粉末的细胞和组织，较难观察，故一般采用解离组织法使黏结组织解离后再进行观察。也可以把蜜丸切碎后，加水搅拌、洗涤后，放置在离心管中离心分离沉淀，经过多次反复处理把蜂蜜除尽后再装片观察。

(曾念开)

第四节　生物绘图法

在药用植物及生药性状和显微鉴定工作中，图可以集中地突出表现实物的主要特征，虽然花费时间较长，但其效果通常比摄影照片好，同时在绘图的过程中，也是仔细观察所绘对象的过程，这是快速的摄影无法比拟的。因此除去用文字记录观察到的外形、组织、细胞及后含物特征外，有时还需要绘出药用植物及生药的外形和显微图，以补充文字叙述的不足。绘制精确的图形要根据观察的实物进行，对所要描绘的特征要仔细观察、理解后，再进行描绘。因此，绘图是药用植物与生药研究工作中的一项基本技能。

一、生物绘图所需的材料和用具

普通光学显微镜，2B 或 HB 铅笔，橡皮，直尺，绘图纸，硫酸纸，铅笔刀。

二、生物绘图的特点

生物绘图是形象描述生物外部形态和内部结构的一种重要的科学记录方法，通常用点线图的形式来描绘。它与艺术绘图有很大的不同，生物绘图具有以下基本特征：

(1)生物绘图要具有科学性，能真实地反映生物的形态结构，不能缺失应具备的结构。

(2)比例要正确，绘制各种器官的长短和大小一定要按照实物的比例进行绘制，避免出现比例失调的现象。所有结构线条不能用尺、圆规、曲线板等工具代画，必须徒手作图，以表示生物的自然形态。

(3)一切结构均用点、线条来表示，线条要求粗细均匀、圆滑、明暗一致，线条表现出的层次要分明，能正确反映各个部位的明亮程度、颜色深浅或质地的疏密程度等。

三、生物绘图的步骤

1. 细心观察，理解所绘结构　绘图前要对观察的对象(药用植物细胞、组织、器官或外形等)

进行细致的观察，对各部分的位置、比例、特征等有完整的认识，充分利用所学的理论知识，理解这些结构的特点，将正常的结构与偶然的、人为造成的假象区分开。

2. 起稿 勾画轮廓的过程，要根据绘图纸的大小、绘图的数量，确定某个图在纸上的位置和大小，注意整体布局，避免图像过大、过小或偏斜，并注意留有引线和注字的位置。将绘图纸放在显微镜的右侧，双眼观察显微镜图像后，立即在绘图纸上绘图。先用软铅笔（2B 或 HB）绘草图，确定观察对象的轮廓和结构。

3. 定稿 定稿是对草图进行修正和补充，用铅笔将全图绘出。要求用点线图表示生物的形态和结构，要求用线条表示轮廓和各部分的界限，线条要均匀、光滑，不可时粗时细，不可时深时浅或时虚时实。用圆点表示观察各部位的明暗或颜色深浅。即"点点衬阴法"，点密表示背光、凹陷或色彩重的部位；点疏表示向光、突出或色彩轻的部位；打点的方法是铅笔垂直向下打点，切忌采用艺术画的方法绘图。

4. 标注名称 标注名称是用直线指明要标注的部位，标注相应的名称，一般可分为直接标注（直接写出各部分名称）和间接标注（先用 1、2、3……表示各个部分，然后在图的下方写出各标号的实际名称）。

引指示线时要注意：①指示的部位要典型，具有代表性；②指示线要尽量引向图的右侧；③要尽量避免指示线的迂回、交叉，以免混淆各部分结构。

5. 核实绘图内容 用橡皮把轮廓线、虚线等轻轻擦掉，去除橡皮碎屑，保持画面整洁。最后在图的下方写出本图名称、注明比例尺或放大倍数。

注：如果绘的图要出版，还需要用绘图笔把所画的图细致地描在硫酸纸上，然后用扫描仪把图扫到电脑里面。

四、药用植物与生药组织的绘图法

药用植物与生药的组织特征图可分为组织简图和组织详图。

1. 组织简图 组织简图是用来表明在低倍镜下所见各种组织的排列和分布情况。通常在生药鉴定中，当需要绘出生药组织结构的全貌，简明地表示出各种组织的相互关系、存在部位、比例大小及特化组织的分布情况时，可使用组织简图。

在这种图中，用线条来表示各种组织的界限，用符号表示某些特征组织的分布，使药用植物与生药的组织构造能一目了然，一般不画出细胞的具体形状。通常在来源较多的生药组织形态和鉴别混乱品种时采用，或只需要了解生药的基本组织构造特点时采用。不同的组织应用不同的画线方法和符号来区别，这种画线方式及符号应前后一致。一般通用的画线方式及符号如图 1-1 所示。

绘制组织简图时，常用徒手绘图法。要选择所绘的部位时，可根据样品的特点而定。对于对称的生药，如一般的根、茎、果实、种子类生药，可取其横切面的 1/2，1/4 或更小的部位，由外侧绘至其中心即可；若生药的材料较细小，如麻黄、小茴香，也可全部绘出；叶类生药的横切面简图，一般取距叶柄 1/3～1/2 处通过主脉的部分进行绘制。

2. 组织详图 组织详图是用来表明在高倍镜下所见植（动）物组织中各种细胞的形状及其排列状况，即把显微镜下所见到的物象如实地绘在图纸上，以表达组织构造的真实特征、细胞及内含物真实形态和大小。通常当需要详细地表示细胞的形状及大小、细胞壁的厚薄、各种细胞的排列情况和细胞内含物的特征时使用组织详图。

因生药的显微观察包括横切面、纵切面及表面制片中的表皮等，故组织详图可分为横切面图、纵切面图和表面观图三种。因为详图主要是反映观察物的全面及重要特征，所以通常不需要把所见到的细胞全部画出，而是把组织中较为典型且有代表性、能够说明问题的那部分细胞画下来，一般只需要画十几个至几十个细胞即可。但每个细胞的形状、壁厚、纹孔、层纹等，都应画准确。

如果每个细胞中都含有很多形状相似的内含物，如淀粉粒、糊粉粒等，则不必将所有细胞画出，只要把一部分细胞画出作为代表即可。

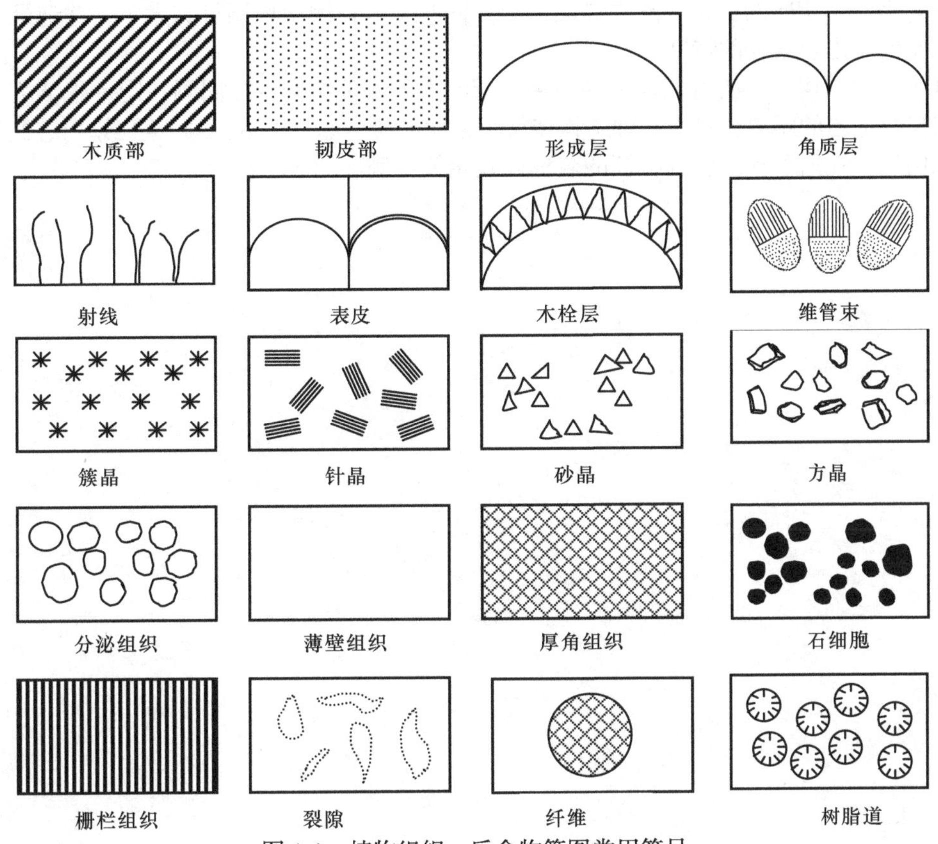

图 1-1　植物组织、后含物简图常用符号

在详图中通常是单线条和双线条交替使用，薄壁细胞用单线条，厚壁细胞用双线条。在用双线条表示细胞壁厚度时，应调节显微镜的焦距至细胞壁最清楚时再画，因为此时焦点刚好落在细胞壁上，否则会使细胞壁增厚而失真。

由于高倍镜的视场深度很浅，因此，很难在一个焦距平面上看到目的物的全体。这时，可先将焦距调节至目的物的基部，待基部画好后，再将焦点逐渐上移，将目的物中上部依次画出。

组织详图的取材部位，应与同一生药组织简图的取材部位完全一致。在此基础上，根据生药组织构造的自身特点进行适当的取舍，即把最有鉴别意义的部位绘出，而对一些无鉴别意义的部位可以适当略去。如在绘制根类生药横切面的组织详图时，若从表皮(或木栓层)一直连续地绘至根的中心部位，常使图过大而无法排版，且无必要。此时，可对各个部位有选择地绘制。韧皮部、形成层可完整地绘出，皮层则可只将其相邻木栓层的 2～4 列外侧细胞及靠近韧皮部的数列内侧细胞绘出，以表示其细胞的形状、排列情况及内含物特征，中间的大部分可舍去。皮层的厚度可在文字叙述中描述。对于过厚的木栓层也可如此处理。对木质部则只需绘出靠近形成层的部分及靠近中央(根)或髓(根茎或茎)的部分，以说明导管、木薄壁细胞、木纤维等细胞的形态及排列状况。当然，省略的部分最终要根据生药横切面的实际情况而定。

五、粉末特征图

粉末特征图包括解离组织图在内，是用来表示粉末生药中组织碎片、单个细胞及其内含物的细胞形态特征。

绘制时，将标本片在镜下有规律地轻轻移动，依次寻找所要绘制的对象，如要绘制石细胞，可把形态大小各不相同的，逐一绘在绘图纸上，同时用目镜测微尺测量其大小，并记录。所绘的图，一定要表示出观察物的特征。

绘制粉末的结构特征图时，要把同一种生药粉末的各种结构特征图画在同一张纸里，各个结构图之间保存适当的距离，并给每种结构特征图依次编号，如“a、b、c……”或“1、2、3……”，并画上比例尺。在图下标注各种特征的名称以及相关比例尺的大小。

（曾念开）

第二章　药物化学基本知识及技能

第五节　药物化学实验室规则

为了保证药物化学实验正常进行，培养良好的实验习惯，并保证实验室的安全，学生必须遵守药物化学实验室的规则。

(1) 切实做好实验前的准备工作：实验前的准备工作，包括预习、找全所需的器材，以免临时慌乱。如果准备工作做得好，不仅会使实验进行的顺利，而且可以从实验中获得更多的知识。

(2) 进入实验室时，应熟悉实验室及其周围的环境，熟悉灭火器材、急救药箱的使用和放置的地点。严格遵守实验室的安全守则和每个具体操作中的安全注意事项。如有意外事故发生，应报告教师处理。

(3) 实验时应保持安静和遵守纪律。要求精神集中、认真操作、细致观察、积极思考、忠实记录。不得擅自离开。

(4) 遵从教师的指导，按照实验指导书所规定的步骤、试剂的规格和用量进行实验。若要更改，须征求教师同意后，才可改变。

(5) 应常保持实验室的整洁。暂时不用的器材，不要放在桌面上，以免碰倒损坏。污水、污物、残渣、火柴梗、废纸、玻璃碎片等分别放在指定的地点，不得乱丢，更不得丢入水槽，废酸和废碱应分别倒入指定的缸中。

(6) 爱护公共仪器和工具，应在指定的地点使用，并保持整洁。要节约水、电、煤气和药品。如有损坏仪器要办理登记、换领手续。

(7) 实验完毕离开实验室时，应把水门、电门和煤气开关关闭。值日生应打扫实验室，把废物缸倒净。

第六节　药物化学实验室的安全知识

由于药物化学实验所用的药品多是有毒、可燃、有腐蚀性或爆炸性的，所用的仪器大部分又是玻璃制品，所以，在药物化学实验室中工作，若粗心大意，就易发生事故，如割伤、烧伤乃至火灾、中毒和爆炸等，必须认识到化学实验室是潜在危险的场所。然而，只要我们经常重视安全问题，思想上提高警惕，实验时严格遵守操作规程，加强安全措施，大多数事故是可以避免的。

一、安 全 守 则

(1) 实验开始前应检查仪器是否完整无损，装置是否正确稳妥，在征求指导教师同意之后，才可进行实验。

(2) 实验进行时，不得离开岗位，要经常注意反应进行的情况和装置有无漏气、破裂的现象。

(3) 当进行有可能发生危险的实验时，要根据实验情况采取必要的安全措施，如戴防护眼镜、面罩或橡皮手套等。

(4) 使用易燃易爆药品时，应远离火源。实验试剂不得入口。

(5) 严禁在实验室内吸烟或吃饮食物。实验结束后要仔细洗手。

(6) 熟悉安全用具如灭火器材、砂箱以及急救药箱的放置地点和使用方法，并妥善爱护。

二、实验事故的预防

1. 火灾的预防 实验室中使用的有机溶剂大多是易燃的，着火是实验室常见的事故之一。防火的基本原则是使火源与溶剂尽可能远离，尽量不用明火直接加热。盛有易燃有机溶剂的容器不得靠近火源。数量较多的易燃有机溶剂应放在危险品橱内，而不存放在实验室内。

回流或蒸馏液体时应放沸石，以防溶液因过热暴沸而冲出。若在加热后发现未放沸石，应停止加热，待稍冷后再放。否则在过热溶液中放入沸石会导致液体突然沸腾，冲出容器外而引起火灾。不要用火焰直接加热，而应根据液体沸点高低使用石棉网、油浴、水浴或电热套。冷凝水要保持通畅，若冷凝管忘记通水，大量废气来不及冷凝而逸出，也易造成火灾。在反应中添加或转移易燃有机溶剂时，应暂时熄火或远离火源。切勿用敞口容器存放、加热或蒸除有机溶剂。有事离开实验室时，一定要关闭自来水和热源。

2. 爆炸的预防 在实验室里一般预防爆炸的措施如下。

(1) 蒸馏装置必须正确，不能造成密闭体系，应是装置与大气相通，减压蒸馏时，要用圆底烧瓶或吸滤瓶作接收器，不可用三角烧瓶。否则，易爆炸。

(2) 切勿将易燃易爆的气体接近火源，有机溶剂如乙醚和汽油一类的蒸气与空气相混极危险，可能会由一个热的表面或一个火花、电花而引起爆炸。

(3) 使用乙醚时，必须检查有无过氧化物的存在，如发现有过氧化物的存在时，应立即用硫酸亚铁除去过氧化物，才能使用。同时使用乙醚时应在通风较好的地方或在通风橱内使用。

(4) 对于易爆炸的固体，如重金属乙炔化物、苦味酸金属盐、三硝基甲苯等，不能用重压或撞击，以免引起爆炸，对于这些危险的残渣，必须小心销毁。

3. 中毒的预防

(1) 剧毒药品应妥善保管，不许乱放。实验中所用的剧毒物质应有专人负责收发，并向使用有毒物质者提出必须遵守的操作规程。实验后的有毒残渣必须做有效而妥善的处理。

(2) 有些剧毒物质会深入皮肤，因此，接触这些有毒物质知必须戴橡皮手套，操作后立即洗手，切勿让有毒物质沾及五官及伤口。

(3) 在反应过程中可能生成有毒或有腐蚀性气体的实验应在通风橱内进行，使用后的器具应及时清洗。在使用通风橱时，实验开始后不要把头部深入橱内。

4. 触电的预防 使用电器时，应防止人体与电器导电部分直接接触，不能用湿手或手握湿的物体接触插头。为了防止触电，装置和设备的金属外壳等都应连接地线，实验后应切断电源，再将电源插头拔下。

三、实验事故的处理和急救

1. 火灾的处理 实验室一旦发生失火，室内全体成员应积极而有序地参加灭火。一般采取如下措施：

(1) 防止火势扩展。立即关闭煤气灯，熄灭其他火源，关闭室内总电闸，搬开易燃物质。

(2) 立即灭火。实验室灭火，常采用使燃着物质隔绝空气的办法，通常不能用水。否则，反而会引起更大的火灾。在失火初期，不能用口吹，必须使用灭火器、砂、毛毡等。若火势小，可用数层湿布把着火的仪器包裹起来。如在小器皿内着火（如烧杯或烧瓶内）可盖上石棉板或瓷片等，使之隔绝空气而灭火，绝不能用口吹。

(3) 油类着火时，要用砂或灭火器灭火，也可撒上干燥的固体碳酸氢钠粉末扑灭。

(4) 电器着火时，应切断电源，然后才用二氧化碳或四氯化碳灭火器灭火（注意：四氯化碳蒸气有毒，在空气不流通的地方使用有危险！），因为这些灭火剂不导电，不会使人触电。绝不能用水和泡沫灭火器灭火，因为有水能导电，会使人触电甚至死亡。

(5) 衣服着火时，切勿奔跑，而应立即在地上打滚，临近工作人员可用毛毡或棉胎一类物品盖在身上，使其隔绝空气而灭火。

总之，当失火时，应根据起火原因和火场周围的情况，采取不同的方法扑灭火焰。无论使用哪一种灭火器材，都应从火的四周开始向中心扑灭，把灭火器的喷出口对准火焰的底部。在抢救过程中切勿犹豫。

2. 试剂灼伤

(1) 酸：立即用大量水洗，再以 3%～5%碳酸氢钠溶液洗，最后用水洗。严重时要消毒，拭干后涂烫伤油膏。

(2) 碱：立即用大量水洗，再用 1%～2%硼酸液洗，最后用水洗。严重时同上处理。

(3) 溴：立即用大量水洗，再用乙醇擦至无溴液存在为止，然后涂上烫伤油膏。

(4) 钠：可见的小块用镊子除去，其余与碱灼伤处理相同。

3. 割伤　取出伤口中的玻璃或固体物，用蒸馏水洗后涂上红药水，用绷带扎住或敷上创可贴。大伤口则应先按住主血管以防止大量出血，急送医院治疗。

4. 烫伤　轻伤涂以玉树油或鞣酸油膏，重伤涂以烫伤油膏后送医院。

5. 试剂或异物溅入眼内　任何情况下都要先洗涤，急救后送医院。

(1) 酸：用大量水洗，在用 1%碳酸氢钠溶液洗。

(2) 碱：用大量水洗，再用 1%硼酸溶液洗。

(3) 溴：用大量水洗，再用 1%碳酸氢钠溶液洗。

(4) 玻璃：用镊子移去碎玻璃，或在盆中用水洗，切勿用手揉动。

（钟　霞）

第七节　药物化学实验基本技能

药物化学实验是药学院药学专业学生的一门重要的专业基础实验课程，是以合成实验研究为主的一门实验学科。药物化学实验是在掌握了化学基础课(尤其是有机化学)的基本知识、实验技能和技巧的基础上，在药物化学方面的进一步应用。但药物化学实验并不完全是合成实验，需要了解药物的药理作用、药代动力学过程并根据上述知识设计改造药物。因此，药物化学实验是通过学生手脑并用、反复训练，掌握药物化学实验的基本操作方法和技能，并通过实验获得有关药物的相关知识。在巩固验证所学理论和药物性能的基础上学会药物化学实验的基本研究方法，学会驾驭理论与技能的思维方法，培养学生独立思考和独立工作的能力，养成认真观察、仔细思考、准确无误地记录等良好的科研工作作风。通过药物化学实验的严格训练，使学生掌握药物化学实验的基本操作技巧和基本研究方法，包括合成方案的提出(从材料的收集、筛选开始，经分析、比较和综合，最后提出方案)，组织实践(根据条件进行预实验，由结果确定，修改原方案)，中间物的提纯、鉴定及最终产品鉴定(包括产率计算、质量评定等)等。

（钟　霞）

第八节　药物化学实验的基本过程

药物化学实验的主要任务之一是合成化学药物。化学药物一般是由结构比较简单的化工原料经过一系列的化学合成过程制得或由已具备一定结构的天然产物经过修饰改造而合成得到。前者称为全合成药物，后者称为半合成药物。对于新药或未知物，由于没有特定的合成路线，一般要根据设定药物的结构特点，运用学过的有机化学等方面的知识进行设计和实验。对于已知药物(尤其是已上市的药物)的合成，因为已有文献报道，可以通过文献查阅，寻找合成路线，对合成路线进行优化处理，包括对中间体及最终产物进行提纯和鉴定方法的选择，获得最佳工艺路线等过程。

一、合成工艺路线的选择和优化

待合成药物选定之后，关键的问题就在于工艺合成路线的选择。主要过程包括下述几个步骤：

(一)相关文献资料的查阅

1. 查阅方法 可分为系统查阅法和追索查阅法。前者是对所要求的最终产物进行全方位的查询，一般用于选题初期；后者是根据文献找文献的方法，一般用于实验过程中对于具体问题的详细查找。系统查阅法方法很多，可以利用三大网络检索工具：Beilstein 的 CrossFire；ISI 的 Web of Science；CA 的 web 检索 Scifinder，最常用的是 Scifinder 和 Beilstein，最强大的可能是 Scifinder。通常用 Scifinder 来查询化合物具体的合成路线的设计。用 Beilstein 查询化合物的理化性质和具体的图谱数据。文献的全文可以查阅一些大型的数据库，如中国期刊网 http：//www.cnki.net，重庆维普 http：//www.firstsearch.org，万方数据库 http：//www.wanfangdata.com.cn，美国化学学会全文数据库 http：//pubs.acs.org，Science Direct 电子期刊数据库 http：//www.sciencedirect.com，英国皇家化学学会 http：//www.rsc.org，Wiley InterScience http：//www3.interscience.wiley.com，Springer http：//link. springer. de 等。专利里面也有很多有用的文献，不仅仅是那些大型知名数据库：如国家知识产权局 http：//www.sipo.gov.cn ，美国专利 http：//www.uspto.gov/ ，欧盟专利 http：//www.european-patent-office.org，世界专利组织 http：// www.wipo.int，其他的专利组织 http：//www.sipo.gov.cn/sipo/xglj/gwzscqwz/ default.htm 等。另外，还有一些查化合物性质和有机反应的网站，如物性数据 http：//www.cheresources.com，热力学性质 http：//www. questconsult.com/，查询物质结构性质等的网站 http：//chemexper.com/，http：//chem.sis.nlm.nih.gov/chemidplus/chemidlite.jsp，化合物基本性质数据库 http：//chemfinder.camsoft.com，化学反应查询系统，可查询 400 000 个化学反应 http：//www.webreactions.net，有机反应查询网站 http：//www. organic-chemistry.org，合成路线查询网站 http：//www.syntheticpages.org 等。

在查阅过程中，有时候单从文摘中或网络上了解的内容还很不完全，必须进一步查阅原始文献以掌握具体的内容和细节，在必要时还要查阅某些专著、学术报告和论文集等。有时某一问题只能找到一二篇重要文献，有必要根据它们的参考文献追索查找相关文献。但是追索查阅法往往会遗漏掉重要的内容，需要对目标化合物和重要的中间体都采取系统查阅法或将二者相结合的方法。

2. 查阅内容 药物的合成须对国内外已经发表的各种合成路线和制备方法进行检索和综述，检索内容应包括：反应中所需的原辅材料、中间体(包括副产物)和产物的理化性质，包括理化常数、光谱数据，各种有毒物质的毒副作用及防护方法等；各步化学反应的原理、技术条件、影响因素和操作方法。对于有希望用于工业生产的合成路线中的每一步反应所需的特殊设备，如耐高压、高温、高真空以及深度冷冻等设备应详细查阅。

(二)合成路线选择原则

即使是同一种药物，通过文献查阅可能找到多条合成路线，他们各自有相应的特点和优缺点，应深入细致进行综合比较，结合实验条件制订出具体的研究方案，最终确定最优的合成路线。一般应从技术的先进性、经济上的合理性以及可操作性、安全性等几个方面考虑：

1. 合成步骤少、操作简单，效率高 药物合成的目的，除了得到最终产物以外，还要尽可能产率高、副反应少、产品纯度高、易处理。为了达到这个目的，首先所选择的合成路线应该尽可能的反应步骤少，操作简便，且要求每一步的效率都高，因为总反应的产率是由各步反应的产率综合得到，反应步骤越多，可能导致最终反应产率越低。例如某药物有两条合成路线，第一条合成路线由原料 A 经 8 步反应最终得到产物 W，而第二条合成路线是从原料 I 和 M 出发，最后得到 W。假设各步反应的收率都相同，但从总收率考虑，第二条合成路线较好。

路线 1：

$A \rightarrow B \rightarrow C \rightarrow D \rightarrow E \rightarrow F \rightarrow G \rightarrow H \rightarrow W$

路线 2：

$$\left.\begin{array}{l} I \longrightarrow J \longrightarrow K \longrightarrow L \\ M \longrightarrow N \longrightarrow \quad \longrightarrow O \end{array}\right] \longrightarrow W$$

路线 1 的总收率为 $(80\%)^8 \times 100 = 16.8\%$（假设每步反应收率为 80%）

路线 2 的总收率为 $(80\%)^4 \times 100 = 40.9\%$（假设每步反应收率为 80%）

其次力求所选的每步反应副反应少，后处理相对简单，有时候为了满足后处理简单这个要求，可能会放弃步骤少但后处理繁杂的路线。

另外，还应考虑每步反应操作的工序问题，有些反应，单从反应式看步骤很多，但是具体操作工序较少，如利用乙烯基乙醚、三氯氧磷、二甲基甲酰胺及磺胺合成磺胺嘧啶的反应。而有些反应表面看很简单，但操作控制要求严格，操作工序多，如氯霉素合成时乙苯硝化制备对硝基乙苯的反应，因此在选择合成路线时应考虑这些因素的影响。

单元反应的次序安排要恰当，在同一条合成路线中，有时其中某些单元反应的先后次序可以颠倒，而最后得到同样的产物。由于单元反应的次序安排不同，中间体不同，反应条件、要求和反应收率也不同，如果单从收率的角度考虑，应该把收率低的反应放在前面，将收率高的反应安排在后面。最佳的安排要通过实验验证。例如局麻药盐酸普鲁卡因的合成。可以使用下述两种方法制备：

若采用 B 法，即先还原后酯化的顺序时，不仅还原产物分离困难（用铁-酸法还原时，羧基与铁离子形成不溶性沉淀，难以分离），而且对氨基苯甲酸的活性低于对硝基苯甲酸，反应产率较低。故工业上一般不采用 B 法，而采用先酯化后还原的方法。

2. 原料易得，反应条件简单　在进行工艺路线选择时，除了考虑产率因素外，还要根据实际情况，考虑原料的来源是否容易，价格是否合理；同时还要考虑技术条件和设备的要求，有些反应需要在高温、高压、低温（甚至超低温）条件下或者在高真空、高腐蚀条件下进行，这些反应需要特殊设备，特殊条件，如果暂时缺乏这些条件，应尽量避开，另行设计或寻找其他路线，但是可能会带来步骤多、总产率低等问题。另一方面，某些文献报道的高温高压反应，可能在通过改变反应条件，采用催化剂(特别是利用酶催化)的方法，使反应易于进行。如避孕药 18-甲基炔诺酮的合成中，由 β-萘甲醚氢化还原制备四氢萘甲醚的文献报道需在 80kg 压力条件下进行，但改变条件将压力降至 5kg 也达到了同样的反应水平。

3. 污染少 在许多合成药物的生产中，经常遇到易燃、易爆和有毒的溶剂、原料和中间体，也经常产生污染环境、危害人类身心健康的废气、废液和废渣(三废)，在工艺路线选择时，不但要考虑技术上是否先进，经济上是否合理，更应该考虑的是安全生产和对“三废”防治的问题。要求对各条工艺路线中各物料的稳定性和毒性，产生的副产物的毒性及其防治(综合利用)，“三废”的组成、数量和处理方法等进行综合比较。尽量不使用或少使用易燃、易爆和有毒的物料(特别注意不使用国家药品管理总局禁止使用于药物制备过程的溶剂)。对于反应过程中每一步的中间体及其副产物都要考虑有无毒性，应采用什么样的防范措施，并能够提出综合利用或处理方法的初步方案。

(三) 合成路线优化

经过对各条工艺路线的多种条件进行比较，选定某一条合成路线，对于此合成路线的各步反应条件还要进一步进行最优化处理，最优化的方法很多，可根据具体情况分别采用下述方法：

(1) 单因素体系用 0.618 法、分数法等，如果为双因素体系可采用等离线法、单纯形法等；如果影响因素为超过 2 个的多因素体系可采用正交法来设计处理。具体做法见相应参考书。总的来说对合成路线的优化，应根据具体情况，从客观实际出发，抓住主要矛盾，认真选取影响因素设计实验，不要死搬硬套某种方法，以免达不到优化的目的。

(2) 一个优化过程只对应于某一步反应，不是所有过程都适用于同一种情况，应该根据实际情况安排好药物合成过程中的各个环节。

二、最终产物及其中间体的提纯及鉴定

(一) 中间物和最终产物的提纯

能够制成各种制剂而用于临床的原料药，其关键的问题在于其质量是否符合药典或其他标准的要求，对于一个由多步合成而得到的化学药物来说，其中间体的质量对最终产物影响很大，往往中间体合成过程中的部分杂质，由于未能纯化而带入成品药而影响质量，因此对药物中间体的提纯和鉴定就显得非常重要。

合成药物及中间物的提纯方法很多，如萃取分馏、水蒸气蒸馏、减压蒸馏、重结晶、升华以及色谱分离等方法，应该根据化合物本身和相应的副产物以及所用的溶剂体系的性质进行选择，许多方法在有机化学、分析化学等课程中已经学过，现回顾其中几种重要的方法。

1. 萃取法 萃取法是利用物质在两种不互溶(或微溶)溶剂中溶解度的差异，使物质从一种溶剂转移到另一种溶剂中，经过反复多次地交换，达到分离纯化的目的。萃取法是提纯有机化合物的常用操作方法之一，应用萃取法可以从固体或液体混合物中提取所需要的物质，也可以用来除去混合物中的少量杂质，前者称为“萃取”或“提取”，后者一般称为“洗涤”。在利用萃取法提纯时，应特别注意溶剂的选择。

2. 蒸馏法 蒸馏是液体物质最常用的纯化方法之一，根据具体方法的差异，蒸馏法有可细分为常压蒸馏、减压蒸馏、分馏和水蒸气蒸馏等，其中常压蒸馏在有机化学实验中已经常使用。但如果是在常压下蒸馏时未达到沸点就易受热分解、氧化或聚合的物质，沸点比较高的物质，就只有利用减压蒸馏的方法来提纯。因此减压蒸馏是药物合成中经常使用的纯化方法。

3. 分馏法 当 1 种溶液由 2 种或 2 种以上互溶的液体组成时，且其沸点相差不远时(20℃以

内)，难以用简单蒸馏的方法分离纯化，而采用分流柱进行蒸馏(这种方法叫分馏)则可达到分离的目的，简单地说，分馏就是多次蒸馏，利用此方法甚至可以将沸点相距 1～2℃的混合物分离开来。利用分馏法分离时应注意以下几个问题：

(1)分流柱柱高：分流柱越高分离效果越好，但也影响馏出速度，应根据具体情况(沸点相差多少)选择适当的柱高。

(2)分流柱填充物：填充物增加蒸汽与回流液的接触，填充物表面积越大，越有利于提高分馏效果，但过大会导致蒸馏困难。

(3)待分馏液体沸点较高时，分馏柱的绝热性影响分馏效果，应注意保温。

4. 水蒸气蒸馏法　将水蒸气通入不溶于水的有机物中使有机物与水经过共沸而蒸出的操作(水蒸气蒸馏)常用于：①从大量树脂状杂质或不挥发性杂质中分离有机物；②除去挥发性的有机杂质；③从固体多的反应混合物中分离被吸附的液体产物；④某些有机物在其自身的沸点温度时溶液破坏，用水蒸气蒸馏可以在 100℃以下的温度蒸出。

利用水蒸气蒸馏法分离时应注意：①被提纯或被分离的有机物一般是与水不相混溶或溶解度非常小；②在 100℃左右必须有一定的蒸汽压(一般不小于 10 mmHg)；③在沸腾下与水长时间共存而不起化学变化。

5. 重结晶　利用被纯化物质与杂质在同一溶剂中的溶解性能的差异，将其分离的操作称为重结晶，重结晶是纯化固体有机物的最常用的方法之一，在重结晶过程中溶剂的选择是关键，理想的溶剂应具备下列条件：①不与待纯化物质发生化学反应；②待纯化物质和杂质在所选溶剂中的溶解度有明显的差异，尤其是待纯化物质在溶剂中的溶解度应随温度变化有显著性差异；③溶剂易与重结晶物质分离；④经济、安全、毒性小、易回收。

6. 升华　纯化固体有机物的另外一个方法是利用升华法纯化，升华是固体物质受热后不经熔融直接转化为蒸气，该蒸气经冷凝直接凝固为固态物质的过程。利用升华不仅可以分离挥发度不同的固态混合物，而且还可以除去难挥发杂质。由升华而得到的有机物一般纯度都较高，但并不是所有的固体化合物都可用升华的方法来纯化，只适用于饱和蒸汽压较大的固态物质，在常压下不以升华的物质，可在减压条件下进行。

注意事项：①待升华物质要充分干燥，以免影响分离效果；②加热是应尽量避免明火直接加热，加热温度应控制在待纯化物质的三相点以下。

7. 色谱法　色谱法也称层析法，是分离、提纯和鉴定有机合成药物的重要方法之一。根据操作条件不同，色谱法可分为柱色谱、纸色谱、薄层色谱(TLC)、气相色谱、高效液相色谱。利用色谱法分离时要注意固定相和流动相的选择，固定相(一般为吸附剂)的选择要根据待分离的物质的类型确定，酸性氧化铝适用于羧酸、氨基酸等酸性物质，碱性氧化铝用来分离胺；中性氧化铝分离中性化合物。硅胶性能温和，属无定性多孔物质，略显酸性，适用于极性较大的物质(如醇、羧酸、酯、酮、胺等)的分离。流动相的选择一般是根据待分离物质的性质(极性、溶解度等)进行选择。

总的来说，分离提纯的方法很多，要根据产物的性质以及共存的原料、副反应产物和溶剂的性质选择最适合的方法。

(二)中间物和最终产物的鉴定

原则上对于每一步反应的产物都要进行鉴定，以确定产物的纯度并确定是否进行下一步反应，如果中间物的纯度不高，所含杂质较多，就有可能是下一步反应不能进行，也可能会造成杂质的积累，使最终产物不合格。为此对中间物严格的提纯和鉴定在药物合成中是非常重要的。具体的鉴定方法很多，要根据中间体的具体情况具体分析。

1. 熔点(melting point，mp)　是指在大气压力下化合物固、液两相达平衡时的温度(即在大气压力条件下，化合物受热由固态转化为液态时的温度)。熔点是固体有机化合物的重要物理常数，每一种有机化合物有自己特有的熔点，通过测定熔点不仅可以鉴定不同的有机化合物，也可以判断其纯度。一般固体药物需要测其熔点。

注意：

(1)熔点的测定方法可以用悌勒管测定，也可以用熔点测定仪测定；

(2)如果所测定的化合物熔程较长，则其纯度较差；

(3)如果样品和标准品熔点相差不大，可测其混合熔点，如两者的混合熔点显著下降，表明两者不是同一种物质；

(4)只有晶体化合物的熔点才有意义，同一物质的不同晶型，熔点也不一样。

2. 沸点(boiling point，bp) 是指纯净液体化合物受热至蒸气压与外界压力相等时的温度，此时液体会沸腾。每一种化合物有自己特有的沸点，通过化合物(特别是液体有机物)沸点的测定，可以鉴别有机化合物，并判断其纯度。

3. 折光率(refractive index) 是液体有机物质的物理常数之一，通过测定折光率可以鉴定化合物的纯度，并可以鉴定未知物。注意折光率与温度有关。

4. 旋光度(optical rotation) 对映体互为镜像的立体异构体，熔点、沸点、相对密度、折光率以及光谱等物理性质都相同，在与非手性物质作用时化学性质也相同，但其溶液的旋光性不同，当偏振光通过其溶液时，其振动方向发生旋转，旋转的角度为旋光度。光活性物质的旋光度是一个重要的物理常数，可作为定性判断标准或纯度标准。

注意：

(1)样品的比旋度较小时，可将溶液的浓度增加，以便观察；

(2)温度变化对旋光度有一定的影响，升温使旋光度下降；

(3)溶剂的改变对旋光度也有影响。

5. 波谱 化合物的波谱分析包括红外光谱(infrared spectroscopy，IR)，紫外光谱(UV)，核磁共振谱(nuclear magnetic resonance，NMR)和质谱(MS)等，利用波谱分析的方法是定性鉴定药物或中间体的最有效和最方便的手段，应用越来越广泛。

(钟　霞)

第九节　常用实验仪器与装置

一、常用标准接口玻璃仪器

(一)标准接口玻璃仪器

标准接口玻璃仪器是具有标准磨口或磨塞的玻璃仪器。由于口塞尺寸的标准化、系统化，磨砂密合，凡属于同类规格的接口，均可任意互换，各部件能组装成各种配套仪器。当不同类型规格的部件无法直接组装时，可使用变径接头使之连接起来。使用标准接口玻璃仪器既可免去配塞子的麻烦手续，又能避免反应或产物被塞子沾污的危险；口塞磨砂性能良好，密合性可达较高真空度，对蒸馏尤其是减压蒸馏有利，对于毒物或挥发性液体的实验较为安全。

标准接口玻璃仪器，均按国际通用的技术标准制造。当某个部件损坏时，可以选配。

标准接口仪器的每个部件在其口、塞的上或下显著部位均具有烤印的白色标志，标明规格。常用的有 10，12，14，16，19，24，29，34，40 等。标准接口玻璃仪器的编号与大端直径见表 1-1。

表 1-1　标准接口玻璃仪器接口

编号	10	12	14	16	19	24	29	34	40
大端直径/mm	10	12.5	14.5	16	18.5	24	29.2	34.5	40

有的标准接口玻璃仪器有两个数字，如 10/30，10 表示磨口大端的直径为 10mm，30 表示磨口的高度为 30mm。

(二)标准接口玻璃仪器简介

图 1-2 为药物化学实验常用的标准接口玻璃仪器。

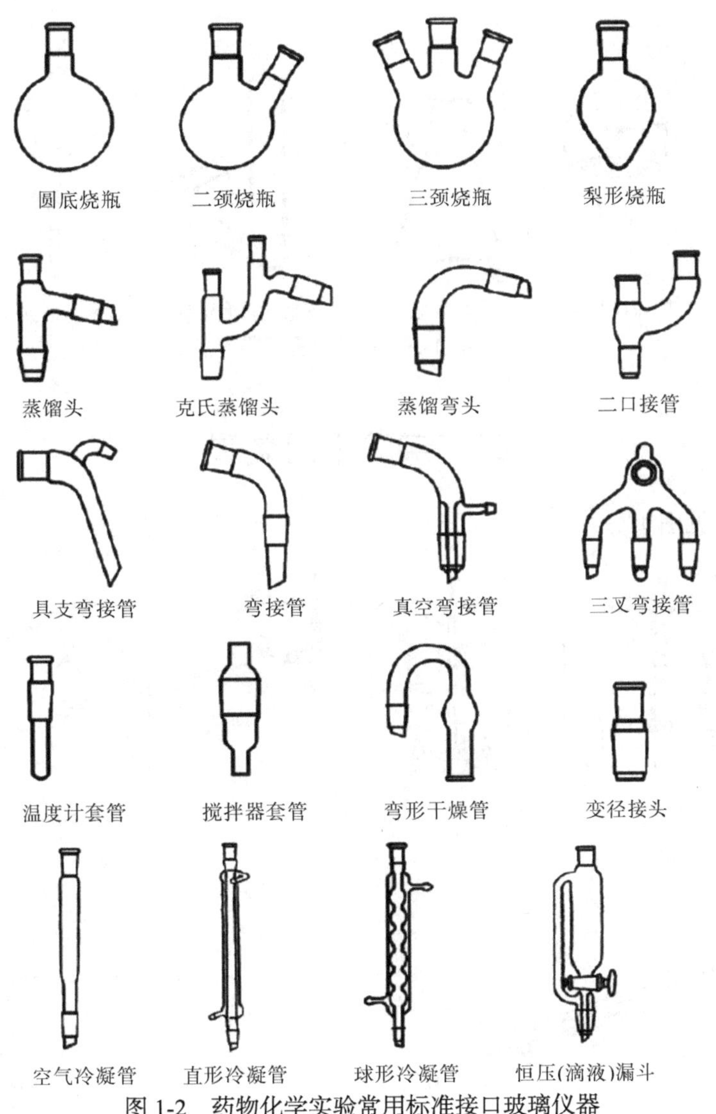

图 1-2　药物化学实验常用标准接口玻璃仪器

(三)使用标准接口玻璃仪器注意事项

(1)标准口塞应经常保持清洁，使用前宜用软布揩拭干净，但不能黏上棉絮。

(2)使用前在磨砂口塞表面涂以少量真空油脂或凡士林，以增强磨砂接口的密合性，避免磨面的相互磨损，同时也便于接口的装拆。

⑶装配时，把磨口和磨塞轻微地对旋连接，不宜用力过猛。但不能装得太紧，只要达到润滑密闭要求即可。

⑷用后应立即拆卸洗净。否则，对接处常会粘牢，以致拆卸困难。

⑸装拆时应注意相对的角度，不能在角度偏差时进行硬性装拆。否则，极易造成破损。

⑹磨口套管和磨塞应该是由同种玻璃制成的。

二、常用普通仪器

常用普通仪器见图 1-3。

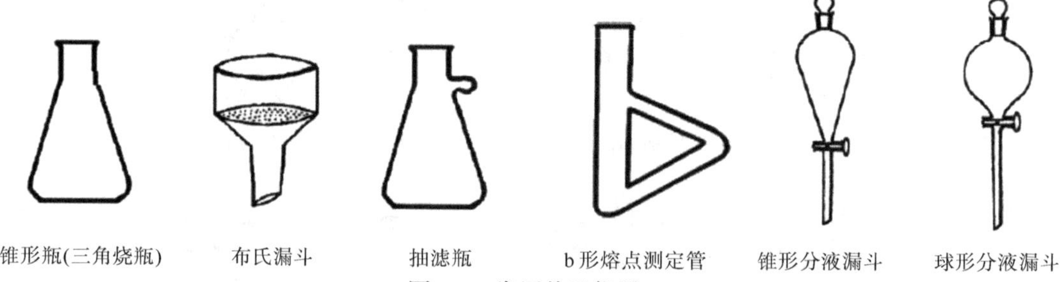

图 1-3 常用普通仪器

三、实验常用装置

实验常用装置见图 1-4。

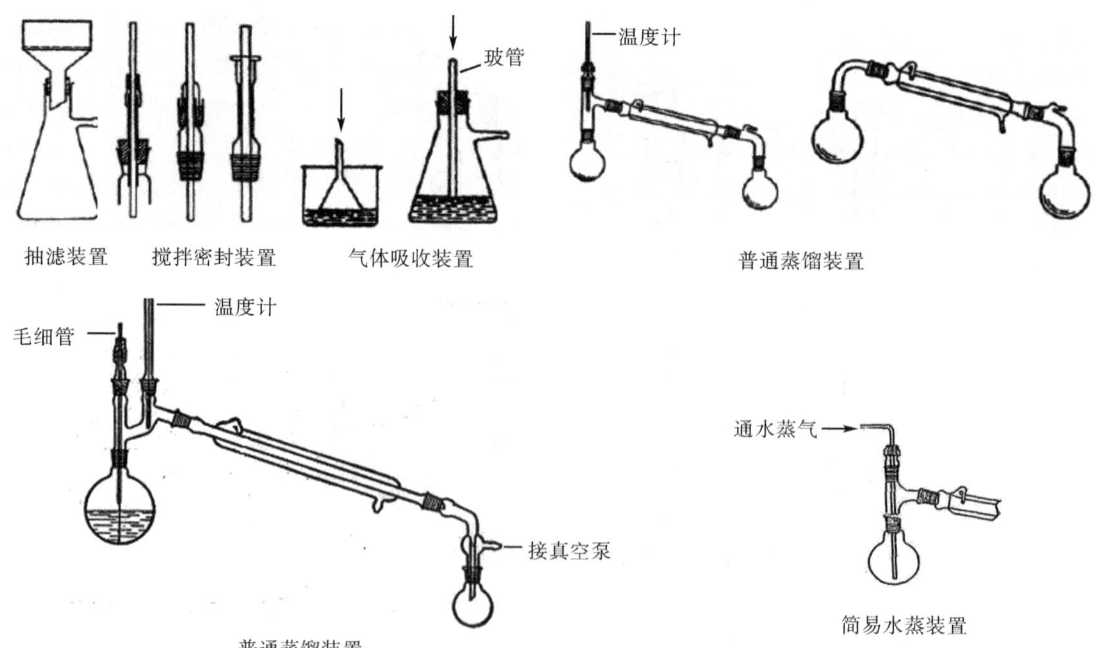

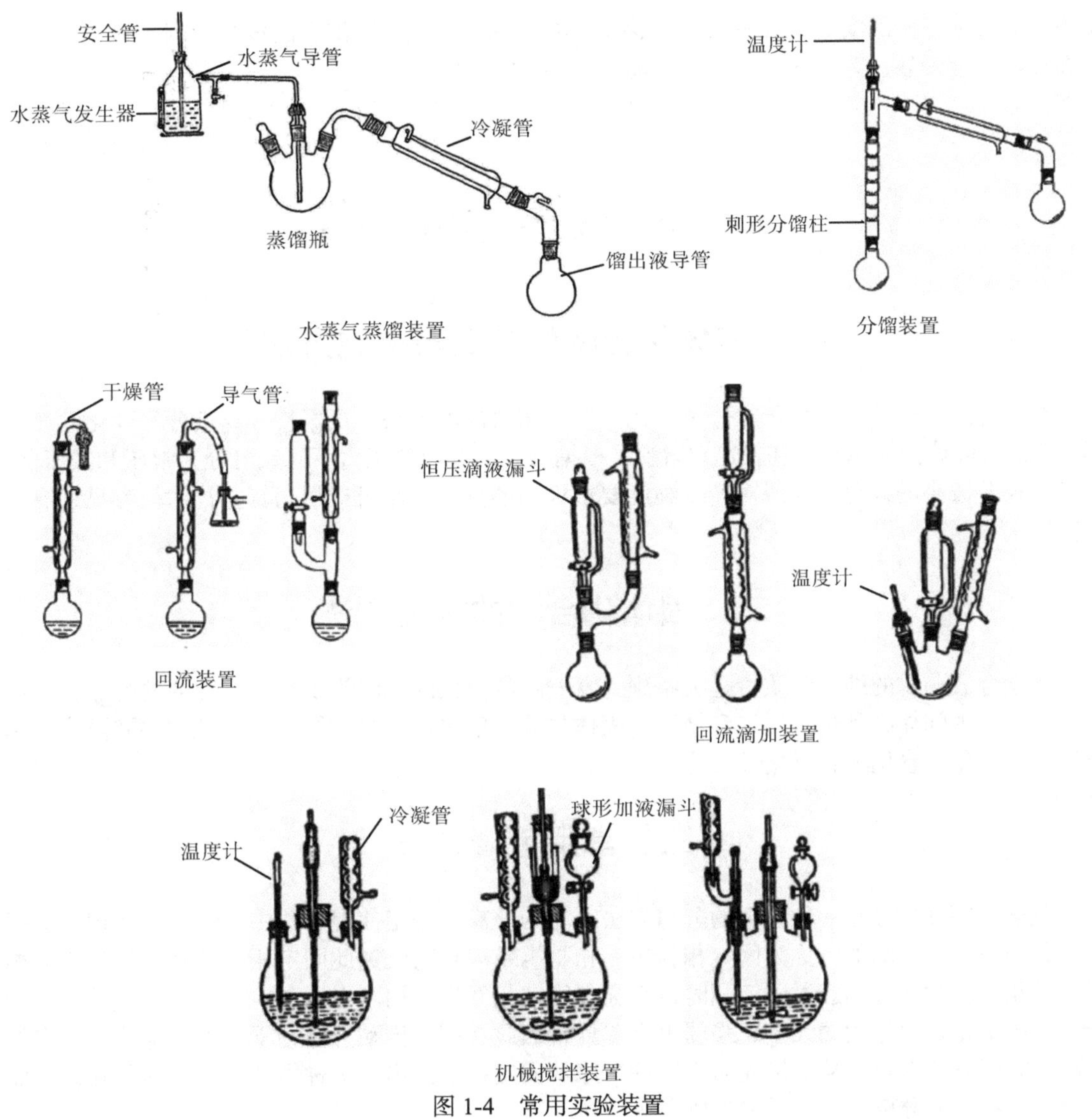

图 1-4　常用实验装置

四、实验仪器的装配

仪器装配的正确与否，对于实验的成败有很大关系。

(1) 在装配一套装置时，所选用的玻璃仪器和配件都要干净。否则，往往会影响产物的产量和质量。

(2) 所选用的器材要恰当。例如，在需要加热的实验中，如需选用圆底烧瓶时，应选用质量好的，其容积大小，应为所盛反应物占其容积的 1/2 左右为好，最多也应不超过 2/3。

(3) 装配时，应首先选好主要仪器的位置，按照一定的顺序逐个的装配起来，先下后上，从左至右。在拆卸时，按相反的顺序逐个地拆卸。

仪器装配要求做到严密、正确、整齐和稳妥。在常压下进行反应的装置，应与大气相通，不能密闭。

铁夹的双钳内侧应贴有橡皮或绒布，或缠上石棉绳、布条等。否则，容易将仪器损坏。

总之，使用玻璃仪器时，最基本的原则是切忌对玻璃仪器的任何部分施加过度的压力或使其扭歪，安装不正确的实验装置不仅给人感觉没有美感，而且存在潜在的危险。因为扭歪的玻璃仪器在加热时会破裂，有时甚至在放置时也会崩裂。

（钟　霞）

第十节　重要的实验方法

一、液体化合物的分离与提纯方法

有机合成产生的液体化合物分离纯化一般采用蒸馏的方法。根据待分离组分和理化性质的不同，蒸馏可以分为简单蒸馏和精馏(分馏)；根据装置系统内的压力不同又可分为常压和减压蒸馏。对于沸点差极小的组分分离或对产物纯度要求极高的分离，则可应用高真空技术。参见《有机化学实验》。

二、固体化合物的提纯方法

化学合成药物的纯度和质量是关系到人身安危的重大问题。为了获得高纯度的药品，对最终成品及关键中间体必须进行提纯和精制。固体物质一般采用结晶(重结晶、分级结晶等)或升华的方法进行纯化。参见《有机化学实验》。

三、常用色谱方法

色谱(又称层析)是一种物理的分离方法。它的分离原理是使混合物中各组分在两相间进行分配，其中一相是不动的，称为固定相，另一相是携带混合物流过此固定相的液体，称为流动相。当流动相中所含混合物经过固定相时，就会与固定相发生作用。由于各组分在性质和结构上的差异，与固定相发生作用的大小、强弱也有差异，因此在同一推动力作用下，不同组分在固定相中的滞留时间有长有短，从而按先后不同的次序从固定相中流出。这种借助在两相间分配差异而使混合物中各组分分离的技术，称为色谱法。

1. 薄层色谱　薄层色谱(TLC)是一种简单实用的实验技术，属固液层析。

一般薄层色谱的固定相是硅胶或氧化铝，属吸附层析。在层析过程中，吸附剂对样品中各组分的吸附力不同，当展开剂流过时，各组分被展开剂从吸附剂上解析下来的难易程度不同，从而造成各组分移动时的速度差别，而达到分离目的。

薄层色谱可以用来分离混合物、鉴定精制化合物、测量混合物中各组分的含量、测定样品纯度。其展开时间短，几十分钟就能达到分离目的，分离效率高， 还可用制备板分离几毫克到几百毫克的样品。在药物合成实验中，还常用来跟踪反应进程和确定反应的终点。薄层色谱特别适用于挥发性小的化合物以及在高温下化学性质不稳定的化合物分析。

2. 柱层析色谱　柱层析色谱是通过层析柱来实现分离的，主要用于大量化合物的分离。层析柱内装有固体吸附剂，也就是固定相，如氧化铝或硅胶等。液体样品从柱顶加入，在柱的顶部被吸附剂吸附，然后从柱的顶部加入有机溶剂也就是展开剂进行洗脱。由于吸附剂对各组分的吸附能力不同，各组分以不同速度下移，被吸附较弱的组分在流动相里的含量较高，以较快的速度下移。各组分随溶剂按一定顺序从层析柱下端流出，分段收集流出液，再用薄层色谱来鉴定各组分。

柱层析的分离条件可以套用该样品的薄层色谱条件，分离效果亦相同。

3. 纸层析色谱　纸层析是以滤纸为载体，用一定的溶剂系统展开而达到分离、分析目的的层析方法。此法可用于定性，亦可用于分离制备微量样品。纸层析的原理是分配层析。滤纸是载体，水为固定相，展开剂为流动相。试样在固定相水与流动相展开剂之间连续抽提，依靠溶质在两相间的分配系数不同而达到分离的目的。物质在两相之间有固定的分配系数，在纸层析色谱上也有固定的比移值。

纸层析色谱法在一般操作时，将待试样品溶于适当溶剂，点样于滤纸一端，另用适当挑选的溶剂系统，从点样的一端通过毛细过程向另一端展开。展开完毕，滤纸取出阴干，以适当显色剂显色，即得纸层析色谱。样品层析往往用比移值 R_f 来表示某一化合物在纸层析色谱中的位置。

4. 高效液相色谱　高效液相色谱（HPLC）是一种具有高灵敏度、高选择性的高效、快速分离分析技术，广泛应用于医药分析的各个领域。在药品质量控制如主要成分的定性定量分析、杂质的限量检查和测定、稳定性考察等，药物合成反应的监测、药物体内过程和代谢动力学研究、中药的成分研究及人体内源活性物质的测定中，HPLC 都是重要的分析手段。

例如，β-肾上腺素受体拮抗剂类药物均为手性分子的外消旋体，其对映异构体的药效学差异显著。近年来在这些药物的对映体选择性 HPLC 分析方法研究上取得了令人瞩目的进展。常见的 HPLC 手性拆分方法有手性固定相直接拆分法、手性试剂衍生化法和手性流动相添加法。

例如，采用柱前衍生化测定普萘洛尔对映体过程如下：

（1）色谱条件

1）色谱柱：Micro Pak SP C_8 柱（15 mm×14 mm）

2）流动相：乙酸钠（0.02 mol/L，pH 4.0）-乙腈（30：70）

3）流速：2 ml/min

4）检测：荧光，265 nm / 345 nm。

（2）样品测定：样品经硼酸-磷酸二氢钠缓冲液（0.10 mol/L，pH 用氢氧化钠调至 8.5）稀释，混合后取样品溶液 20 μl，加入（+）-1-（9-芴基）-乙基甲酰氯（FLEC）衍生化试剂 20 μl，反应 10 min 后，取 10 μl 进样。保留时间：（–）-普萘洛尔衍生物为 6.549 min；（+）-普萘洛尔衍生物为 7.070 min；FLEC 为 12.1 min。

四、光学异构药物的拆分

药物的立体结构与生物活性密切相关。含手性中心的药物，其对映体之间的生物活性往往有很大的差异。研究表明药物立体异构体药效差异的主要原因是它们与受体结合的差异。

近年来人们对光学异构体间的药效有了长足的认识，以单一异构体供药用已引起各方面的重视，今后的新药研制将日益朝着单一对映体药物的方向发展。

对应异构体的药物一般可以通过不对称合成或拆分方法得到。然而就目前医药工业生产而言，尚未有成熟的不对称合成方法用于药物的大量生产，因此，拆分仍然是获得手性药物的重要方法。常用的光学异构药物的拆分方法与拆分原理包括：

1. 播种结晶法　在外消旋体的饱和溶液中加入其中一种纯的单一光学异构体（左旋或右旋）结晶，使溶液对这种异构体呈过饱和状态，然后在一定温度下该过饱和的旋光异构体优先大量析出结晶，迅速过滤得到单一光学异构体。再往滤液中加入一定量的消旋体，则溶液中另一种异构体达到饱和，经冷却过滤后得到另一个单一光学异构体，经过如此反复操作，连续拆分便可以交叉获得左旋体和右旋体。

播种结晶法的优点是不需用光学拆分剂，因此原料消耗少、成本低。而且该法操作较简单、所需设备少、生产周期短、母液可套用多次、拆分收率高。但该法仅适用于两种对映体晶体独立存在的外消旋混合物的拆分，对大部分只含一个手性碳原子的互为对映体的光学异构药物，无法用播种结晶法进行拆分。另外，播种结晶法拆分的条件控制也较麻烦，制备过饱和溶液的温度和冷却析晶的温度都必须通过实验加以确定，拆分所得的光学异构体的光学纯度不高。

2. 形成非对映异构盐法 对映异构体一般都具有相同的理化性质，用重结晶、分馏、萃取及常规色谱法不能分离。而非对映异构体的理化性质有一定差异，因此利用消旋体的化学性质，使其与某一光学活性化合物(即拆分剂)作用生成两种非对映异构盐，再利用它们的物理性质(如溶解度)不同将他们分离，最后除去拆分剂，便可以得到光学纯异构体。目前国内外大部分光学活性药物，均用此法生产。

3. 酶拆分法 利用酶对光学活性异构体选择性的酶解作用，使外消旋体中的一个光学异构体优先酶解，而另一个难酶解，后者被保留而达到分离目的。

4. 色谱拆分法 利用气相和液相色谱可以测定光学异构体纯度，进行实验室少量样品制备，推断光学异构体的构型和构象等。

（钟 霞）

第三章　药理学基本知识及技能

第十一节　药理学实验课的基本要求

一、目　　的

药理学实验课的目的在于使学生掌握药理学实验的基本方法，了解获得药理学知识的科学途径，验证药理学重要理论。药理学实验课更高层次的目的在于培养学生的能力，实验课是培养学生发现问题、分析问题和解决问题的重要课程，几乎所有药理学知识都是通过有目的的科学实验而得到的。实验课的开设就是要学生了解科学家们是怎样提出问题、分析问题并最终设计出科学的实验来验证解决问题。也就是说，实验课的目的是教会学生一种科学的方法，一种获取知识的新手段。对教师来说能否通过实验课培养学生发现问题、分析问题和解决问题的能力，是实验课成败的关键；对学生来说，能否通过实验课培养自己严肃认真和实事求是的科学态度，使自己具有初步的科研能力，是药学专业学生能否成才的关键，我们的最终培养目的是为新药研制和临床实践提供具备科学知识、可靠理论的有用人才。

二、要　　求

为达到良好的训练目的，成功获取实验结果，在实验课过程中学生必须做到下列几项：

1. 课前

(1)结合相关药理学理论知识预习实验教程，充分理解每次实验的设计原理及意义，熟悉实验的目的、材料、方法、步骤和注意事项。

(2)设计或了解实验原始记录的表格，设计性实验方案应事先查阅、收集资料。

2. 实验课时

(1)遵守实验室规程，保持良好的课堂秩序，尊重指导老师。

(2)小组成员既要明确分工，又要注意团结合作。每个同学都能得到应有的技能训练。

(3)动物实验是药理学实验的基础，动物实验过程中应严格按照实验动物伦理的要求进行，在实验过程中应善待动物、提高动物福利，尽量避免或减少对动物造成不必要的损伤，杜绝浪费实验动物。

(4)实验过程应按照实验方法和步骤，进行规范和准确的技术操作。

(5)认真、全面和敏锐地观察实验中出现的每个现象；准确、及时、客观地记录实验结果。在没有获得预期结果时也应据实记录，并在实验报告中记录和讨论失误。不允许实验后单凭记忆来描述实验结果。

(6)实验全程要积极主动思考：①取得了什么结果？②为什么出现这种结果？③结果的意义是什么？出现非预期结果的原因是什么？力求了解每个实验步骤和实验结果的意义。

(7)实验过程中，学生应积极向指导老师提出问题。

(8)爱护实验器材，注意节约药品和试剂。

(9)各组实验器材不得调换混用，力求保持实验台面的整洁，做到有条不紊。

(10)注意安全防护，严防触电、火灾、中毒、腐蚀、器械割伤或被动物咬伤事故的发生，在被动物咬伤后应迅速进行消毒处理，根据受伤程度注射疫苗，防止感染。

3. 实验课后

(1)按要求关闭实验仪器，清洁仪器表面。清点实验器材并洗净擦干，交还借用的器械。如有仪器、器械损坏或遗失，应立即报告负责老师。

(2)把实验废弃物品、动物尸体及存活动物分类集中放到指定地点，严禁乱放乱弃。

(3)做好实验室清洁卫生，离开实验室前应关好电源、水龙头和门窗。

(4)认真整理、分析实验结果，独立书写实验报告并按时交给负责老师评阅。可以组织小组讨论，但严禁相互抄袭。

（黄 凌）

第十二节 药理学实验报告的格式和书写要求

整理实验结果和撰写实验报告是培养学生观察能力和分析综合能力的重要方法，对自己所完成的实验进行科学总结，是实验课最重要的目的之一；通过认真、科学地总结，可使学生把实验过程中获得的感性认识提高到理性认识，明确该实验已证明的问题及已取得的成果。实验报告反映了学生的实验水平及理论水平，也是向他人提供研究经验及供日后查阅的重要资料。因此，应该充分认识到实验报告作为科学研究工作中关键性步骤的重要性。

一、实验报告本的封面

工整书写上“药理学实验报告、学生姓名、学号、年级、班组”。

二、实验报告内容

(1)实验题目。

(2)主要操作者和合作者。

(3)实验日期：年、月、日、室温。

(4)实验对象：种属、性别、体重、毛色、数量。

(5)实验仪器、实验耗材、实验试剂。

(6)实验目的：参考实验指导，写出简洁、清楚的实验目的。

(7)实验步骤：只需简要写出主要操作步骤，不要照抄实验指导。但如果实验操作改动较大，则应详细叙述。

(8)实验结果：包括实验所得到的原始数据，动物的反应状态，实验现象的描述，实验数据的处理等。根据实验目的将原始资料系统化、条理化并进行统计学分析(教学实验往往因样本数太少，难于做统计学分析)。实验结果必须包括对照资料。结果是论文或实验报告的核心和主要部分。实验结果的表述包括图表及文字叙述。图表是呈现结果的主要形式，图表必须与数据统计和文字描述有机地整合。

1)图表：图表指图形和表格，每一图表应说明一定的中心问题，都应具有自明性。

图表的作用包括：①真实、准确地展示和反映数据；②直观、高效地表达复杂的数据和观点；③以较小的空间承载较多的内容；④启发作者和读者思考数据的本质，分析数据的变化规律。

图形的种类很多，常用图形有：①照片、其他纪实性图像等，用于记录性资料。②线形图、条形图、柱形图、饼形图、散点图等，用于定量资料。其中，线形图可以表现两个变量之间的定量关系，连续变化及发展趋势，比如血压、呼吸、体温等变化可用曲线图表示。条形图和柱形图表示分类数据。饼形图表示比例。③示意图、流程图等，用于解释性资料。图形下方为图序、标题及图注。

图注内容为用文字和符号表达图中未能表达的必要信息。表格主要用于呈现较多的精确数值或无明显规律的复杂分类数据的描述，也用于平行、对比、相关关系数据的描述。表格内容包括序号、标题、项目栏、表体、注脚及顶线、栏目线和底线。序号和标题位于表格上方。规范的表格仅有顶线、栏目线和底线，故称三线表，有时可增加少量辅助横线，一般没有竖线，如表 1-2。

表 1-2　硫酸镁溶液静脉注射及灌胃对家兔的不同作用

编号	体重	药物	剂量	给药途径	给药前	给药后	氯化钙溶液解救结果
					肌张力、呼吸	肌张力、呼吸	
1							
2							

2) 文字叙述：用文字将观察到的与实验目的有关的现象客观地加以描述。描述时需要有时间概念和顺序，注意系统性与条理性。

在优秀的实验报告或学术论文中，图形、表格和文字描述常配合使用，以求得到最佳效果。需要注意的是，对图表不可再对其结果进行详细的文字描述，以免重复，但可以用文字对其要点和规律做概括性描述。

(9) 讨论：讨论的基本思路是以实验结果为论据，论证实验目的。结合相关的药理学理论知识对所得到的实验结果进行科学的解释和分析。说明结果如何得来、结果有何意义、结果揭示了哪些新问题。如果实验结果和预期结果一致，那么它论证了什么理论；如果出现“异常现象”，包括得到与预期结果不符或实验失败，都应认真、客观地加以分析。分析推理要从实验结果出发，要有根据，实事求是，符合逻辑。不可以修改结果来迎合理论，更不能用已知的理论或生活经验硬套在实验结果上，也不要简单复述教材上的理论知识。此外，实验报告中也可写一些本次实验的心得或提出一些问题及建议。

(10) 结论：实验结论是从实验结果中归纳出的一般性、概括性的判断，是针对本次实验结果所能验证的概念或论点的简明总结。学生要注意下面几点：①结论不是具体实验结果的再次罗列，也不是对今后研究的展望。②结论应与本实验目的相呼应。③结论的文字应准确、精练。④要避免结论扩大化，即不要根据一个“小”的实验(特殊性实验)做出“大”的结论(普遍性结论)。

（黄　凌）

第十三节　药理学实验设计的基本原则及方法

药理学研究的目的是通过动物实验来认识药物作用的特点和规律，为开发新药和评价药物提供科学依据。由于生物学研究普遍存在的个体差异，要取得精确可靠的实验结论必须进行科学的实验设计，因此必须遵循以下基本原则及方法。

一、药理学实验的基本原则

1. 重复　“重复”包括两方面的内容，即良好的重复稳定性(或称重现性)和足够的重复数，两者含意不同又紧密联系。有了足够的重复数才会取得较高的重现性，为了得到统计学所要求的重现性，必须选择相应适当的重复数。

统计学中的显著性检验规定的 $P<0.05$ 及 $P<0.01$ 反映了重现性的高低；“P”表示不能重现的概率。在已达到良好的重现性的条件下，如果 P 值相同，重复数越多的实验，其价值越小。它说明实验误差波动太大，或是两药的均数相差太小。前者提示实验方法应予改进，后者提示两药

药效的差别没有临床意义。可见，靠增加实验例数来提高重现性是有一定限度的。

(1)实验重复数的质量：除了重复数的数量问题外，还应重视重复数的质量问题。要尽量采用精密、准确的实验方法，以减少实验误差。同时应保证每次重复都是在同等情况下进行。即实验时间、地点、条件，动物品系、批次，药品厂商、批号，动物病理模型的轻重分布或临床病情的构成比应当相同。质量不高的重复，不仅浪费人力和物力，有时还会导致错误的结论。

(2)药理实验设计中的例数问题：实验结论的重现性与可靠性同实验例数有关，实验质量越高、误差越小，所需例数越少，但最少也不能少于“基本例数”。

实验动物的基本例数：①小动物(小鼠、大鼠、鱼、蛙)：计量资料每组 10 例，计数资料每组 30 例。②中动物(兔、豚鼠)：计量资料每组 6 例，计数资料每组 20 例。③大动物(犬、猫、猴、羊)：计量资料每组 5 例，计数资料每组 10 例。

2. 随机　“随机”指每个实验对象在接受处理(用药、分组等)时，都有相等的机会，随机遇而定。随机可减轻主观因素的干扰，减少或避免偏性误差，是实验设计中的重要原则之一。

药理学常用随机抽样的方案如下：

(1)单纯随机：所有个体(患者或动物)完全按随机原则(随机数字表或抽签)抽样分配。本法虽然做到绝对随机，但在例数不多时，往往难以保证各组中性别、年龄、病情轻重等构成比基本一致，在药理实验中较少应用。

(2)均衡随机：又称分层随机。首先将易于控制且对实验影响较大的因素作为分层指标，人为地使各组在这些指标上达到均衡一致。再按随机原则将个体分配到各组。使各组在各影响因素的构成比上基本一致。该法在药理学实验中常用，如先将同一批次动物(种属、年龄相同)按性别分为 2 个大组，雌雄动物总数应当相同(雌雄各半)。每大组动物再分别按体重分笼，先从体重轻的笼中逐一抓取动物，按循环分组方法分别放入各组的笼中，待该体重动物分配完毕后，从体重次轻的笼中继续抓取动物分组……直至体重最重的笼中动物分配完毕。

3. 对照　“对照”是进行结果比较的基础。对照组的类型很多，将在后面加以介绍。对照应符合“齐同可比”的原则，除了要研究的因素(如用药)外，对照组的其他一切条件应与给药组完全相同，才具有可比性。

(1)分组的类型

1)阴性对照组：即不含研究中处理因素(用药)的对照，应产生阴性结果，又分为空白对照组、假处理对照、安慰剂对照。

a. 空白对照：不给任何处理的对照，多用于给药前后对比，两组对比时较为少用。

b. 假处理对照：经过除用药外的其他一切相同处理(麻醉、注射、手术等)，所用注射液体在 pH、渗透压、溶媒等均与用药组相同，可比性好，两组对比时常用。

c. 安慰剂对照：用于临床研究，采用外形、气味相同，但不含主药(改用乳糖或淀粉)及不产生任何药理学作用的制剂作对照组药物，以排除病人的心理因素的影响。

2)阳性对照组：采用已肯定疗效的药物作为对照，应产生阳性结果。如果没有阳性结果出现，说明实验方法有待改进。

a. 标准品对照：采用标准药物或典型药物作为对照，以提供对比标准，便于评定药物效价。

b. 弱阳性对照：采用疗效不够理想的传统疗法或老药作为对照，可代替安慰剂使用。

3)实验用药组

a. 不同剂量：可阐明量-效关系，证明疗效确由药物引起；还可避免因剂量选择不当而错误淘汰有价值的新药。一般采用 3～5 个剂量组，离体平滑肌实验组间剂量比为 10，整体脏器活动为 3.16 或 2，整体效应为 1.78 或 1.41。

b. 不同制剂：将提取的各种有效组分、不同提取部分或不同方式提取的产物，同时进行药效对比，以了解哪种最为有效。

c. 不同组合：用于分析药物间的相互作用，多采用正交设计法安排组合方式。

(2)对比的性质

1)自身对比：又称同体对比、前后对比，为同一个体用药前后、或身体左右侧用药的对比。可大幅度减少个体差异，但要注意前后两次机体状况是否有自然变异。

2)配对对比：采用同种、同窝、同性别、同体重的动物，一一配对。可减少实验误差，提高实验效率，但要注意不可滥用。

3)组间对比：药理实验中应用最广的对比。注意非用药因素要尽可能一致，以减少误差。

下面几种对比属于特殊情况：

4)交叉对比：同一个体前后两次分别接受甲乙两药治疗。一组动物先用甲药，后用乙药，另一组动物先用乙药，后用甲药。两次用药期间可根据实验性质休息一定时间，以避免前药对后药的影响。动物实验或临床研究中均可应用，主要适用于病程较长的疾病或病理模型。

5)历史对比：利用个人既往经验、过去的病历记录或历史文献资料作为对比。可比性差，除癌症、狂犬病等难治疾病外，最好不用。

6)双盲对比：主要用于临床研究，可减少医师和患者两方面的心理因素影响。实验中患者和观察病情的医师都不知道谁是用药组，谁是对照组。只有研究人员保留名单，以决定具体治疗措施和分析实验结果。此为新药临床研究中必不可少的方法之一。

二、药理实验设计中的剂量问题

1. 安全剂量的探索　首先用小鼠作急性毒性实验，求出最大耐受量(或 LD_1)。然后按等效剂量的直接折算法计算出实验中所用动物的最大耐受量，取其 1/5～1/ 3 作为较安全的试用量。

2. 剂量递增方案　对于非致死性毒性反应较明显的药物，可先采用较小的剂量(例如 LD_1 的 1/50)作预试，试用后如未出现药效，也无任何不良反应，可将药物剂量递增。每次增幅由 100%递减至 30%左右，直至出现明显药效或产生明显不良反应。具体方案见表 1-3。

表 1-3　药理学实验给药剂量递增表

实验次数(experiment No)	1	2	3	4	5	6	7	8	9	10	11	12
1 剂量倍数(dosage times)	1	2	3.3	5	7	9	12	16	21	28	38	50

3. 不同种属动物间的剂量换算　对于文献中有在其他种属动物使用剂量的药物，可通过剂量换算过渡到实验需用动物上来。以往常用的标准动物的等效剂量折算系数法，简便适用，但不宜用于体重不标准的动物，见表 1-4、表 1-5、表 1-6。

表 1-4　几种动物不同注射途径的最大注射剂量

注射途径	小鼠(ml/10g)	大鼠(ml/100g)	豚鼠(ml/只)	家兔(ml/kg)	狗(ml/kg)
皮下	0.1～0.2	0.3～0.5	0.5～2.0	0.5～1.0	3～10
肌肉	0.05～0.1	0.1～0.2	0.2～0.5	0.1～0.3	2～5
腹腔	0.1～0.2	0.5～1.0	2～5	2～3	5～15
静脉	0.1～0.2	0.3～0.5	1～5	2～3	5～15

表 1-5　不同体重实验动物的一次最大灌胃量

实验动物	体重(g)	一次最大灌胃量(ml)
小鼠	20～24	0.8
	25～30	0.9
	30 以上	1.0

续表

实验动物	体重(g)	一次最大灌胃量(ml)
大鼠	100～199	3.0
	200～249	4～5
	250～300	6.0
	300 以上	8.0
豚鼠	250～300	4～5
	300 以上	6.0
家兔	2000～2400	100.0
	2500～3500	150.0
	3500 以上	200.0
猫	2500～3000	50～80
	3000 以上	100～150
狗	10000～15000	200～500

表 1-6 常用实验动物体表面积与药物剂量关系的折算(剂量换算用)

	人(70kg)	小白鼠(20g)	大白鼠(200g)	豚鼠(400g)	兔(1.5kg)	猫(2.0kg)	狗(12kg)
小白鼠(20g)	387.9	1.0	7.0	12.25	27.8	29.0	124.2
大白鼠(200g)	56.0	0.14	1.0	1.74	3.9	4.2	17.8
豚鼠(400g)	31.5	0.08	0.57	1.0	2.25	2.4	10.2
兔(1.5kg)	14.2	0.04	0.25	0.44	1.0	1.08	4.5
猫(2.0kg)	13.0	0.03	0.23	0.41	0.92	1.0	4.1
猴(4.0kg)	6.1	0.016	0.11	0.19	0.42	0.45	1.9
狗(12kg)	3.1	0.008	0.06	0.10	0.22	0.24	1.0
人(70kg)	1.0	0.0026	0.018	0.031	0.07	0.076	0.32

换算方法：例如狗剂量为 10mg/kg，12kg 的狗总剂量为 12×10=120mg，查上表 70kg 人与 12kg 狗相交处为 3.1，所以人(70kg)的剂量=120×3.1=372mg

三、药理实验设计中的预试问题

在正式实验前应充分重视预实验的重要性，可大大提高实验效率，避免盲目性。通过预试应建立并改进实验方法、选择最佳实验对象、条件及指标。通过预试应对于干扰实验的因素有明确的了解，应尽可能提高实验的稳定性和灵敏性。

1. 实验的稳定性及其选择 实验稳定性通常可用同一样本重复实验结果的变异系数 CV 表示：

$$CV = s / \bar{x}$$

实验变异系数小于 0.05 表示稳定性好，大于 0.2 则表示波动太大，需改进实验方法。药理实验中可利用 CV 的测定选择适当的动物模型。

2. 实验的灵敏性及其选择 用药剂量稍有变化，反应强度即出现明显差异，说明灵敏度较高。灵敏度可用因变系数 *C.C.*表示：

$$C.C. = |(R_1 - R_2)/(\log D_1 - \log D_2)|$$

式中 R_1、R_2 为反应强度，D_1、D_2 为相应的药物剂量。

药理实验中可利用 *CV* 和 *C.C.*的测定选择最佳的实验动物、实验脏器或实验条件。

3. 预试的任务及结果的意义 预试中应有计划地查明与保证正式实验成功有关的各种重要

信息，如：动物品种、脏器类型、实验条件、实验方法、药物用量、观察指标等。用于预试所得数据是在逐步改进的过程中陆续收集的，时间差异较大，一般不宜将预试结果并入正式实验结果。

通过预备实验，可拟出实验记录的内容，以保证正式实验能有条理、按顺序进行，不致遗漏重要的观察项目，便于对结果进行统计分析。实验记录一般包括以下内容：

(1)实验标本的条件：如动物的种类、来源、体重、性别、编号等。

(2)实验药物的情况：如药物的来源、批号、剂型、浓度、剂量及给药途径等。

(3)实验的环境条件：如实验日期、时间、温度、湿度等。

(4)实验进度、步骤及方法的详细记录。

(5)观察指标的变化情况：包括原始记录和相关描记图纸或照片。

(6)资料整理、数据统计分析及其结果。

(7)实验中存在的问题、改进措施，需要进一步探讨的问题。

每次实验都必须随时记录，每一阶段结束时，都要及时分析结果、整理数据，并画出必要的统计图表，作出结论，写出报告。

（黄　凌）

第十四节　药理学实验常用实验动物及基本动物实验技术

实验动物系指供医学、药学、生物学、兽医学等实验而科学育种、繁殖和饲养的动物。它通过遗传学与微生物学的控制，培育出来的个体具有较好的遗传均一性，对外来刺激有较强的敏感性、较好的重复性和一致的反应性。实验动物对生物医学的贡献极大。

常用实验动物的种类、品系、特点及选择如下。

一、实验动物的种类

1. 青蛙与蟾蜍　两者均属于两栖纲，无尾目。蟾蜍和青蛙是教学实验中常用的小动物。其心脏在离体情况下仍可有节奏地搏动很久，可用于蛙心起搏点、蛙心灌流及心功能不全等实验。蛙舌与肠系膜是观察炎症和微循环变化的良好标本。蛙类坐骨神经腓肠肌是观察兴奋性、兴奋过程、刺激的一些规律以及骨骼肌收缩特点的良好标本。

2. 小白鼠　小白鼠属于哺乳纲，啮齿目，鼠科。其繁殖周期短（一年产 6～10 胎）、产仔多（每胎产仔 8～15 个）、生长快，饲料消耗少，价格低廉，温顺易捉，操作方便，又能复制出多种疾病模型，是医学实验中用途最广泛和最常用的动物。

3. 大白鼠　大白鼠也属于哺乳纲，啮齿目，鼠科。性情不温顺，受惊时表现凶恶，易咬人。雄性大白鼠间常发生殴斗和咬伤。大白鼠具有小白鼠的其他优点，广泛用于各类医学实验中，用量仅次于小白鼠。

4. 豚鼠　豚鼠又名天竺鼠，荷兰猪，原产于欧洲中部。属于哺乳纲，啮齿目，豚鼠科。性情温顺，胆小。不咬人也不抓人。豚鼠可分为短毛、长毛和刚毛 3 种。短毛种豚鼠的毛色光亮而紧贴身，生长迅速，抵抗力强。其余两种对疾病非常敏感。豚鼠对组胺敏感，并易致敏，常用于抗过敏药如平喘药和抗组胺药的实验；又因它对结核杆菌敏感，故也常用于抗结核病药物的治疗研究；豚鼠也常用于离体心脏实验、钾代谢障碍、酸碱平衡紊乱等研究。

5. 家兔　家兔属于哺乳纲，啮齿目，兔科，为草食哺乳动物。家兔品种很多，在实验室中常用的有：①青紫蓝兔：体质强壮，适应性强，易于饲养，生长较快；②中国本地兔（白家兔）：抵抗力不如青紫蓝兔强；③新西兰白兔：是近年来引进的大型优良品种，成熟兔体重在 4～5.5 kg，相较其他品种家兔体型较大；④大耳白兔：耳朵长大，血管清晰，皮肤白色，但抵抗力较差。

家兔性情温顺、怯懦、惊疑、胆小，喜安静、清洁、干燥的环境。家兔耳朵大，血管粗而清晰，便于注射和取血。颈部有单独的减压神经分支。胸部的中央纵隔将胸腔一分为二，左右两侧不相通，心包膜将心脏单独隔出，因此做心脏手术时，可以避免气胸，不必人工辅助呼吸。但其心血管系统比较脆弱，手术时容易发生反射性衰竭，故手术要求轻巧。家兔的消化系统与人差别大，缺乏咳嗽和呕吐反射，故不宜用于这类问题研究。

家兔也是药理学实验中最常用的动物之一。可用于血压、呼吸、体温、尿量等指标测定。用于钾代谢障碍、酸碱平衡紊乱、水肿、炎症、缺氧、发热、弥散性血管内凝血(DIC)、休克及心功能不全等实验。

6. 狗 狗属于哺乳纲，食肉目，犬科。狗的嗅觉很灵敏，对外环境的适应力强；血液、循环、消化和神经系统等均很发达，与人类很相近。狗喜欢接近人，易于驯养，经过训练能很好地配合实验，因而广泛适用于许多系统的急、慢性实验研究，是最常用的大动物之一。常用于血压调节、酸碱平衡紊乱、DIC、休克等大实验。但因其价格较高，教学实验使用受到一定限制。

二、实验动物的品系与特点

近几十年来，实验动物学已逐渐发展成为一门学科，实验动物的应用及培育方法取得了较大进展。20 世纪 20 年代开始培育近交系动物。根据遗传学控制方法和微生物控制程度，实验动物可分为多种不同品系。

1. 按遗传学控制方法分类

(1)近交系动物(inbred strain animals)：又称纯系动物，指全同胞兄弟姐妹或亲子(子女与年青的父母)之间连续交配 20 代以上，群体基因达到高度纯合和稳定的动物群，人们曾经习惯用“纯种”称呼近交系，因全同胞兄弟姐妹交配较为方便而多被采用。如以杂种亲本作为基代开始采用上述近交方式，至少要连续繁殖 20 代才初步育成近交系，因到此时基本接近纯化，品系内个体间差异很小。一般用近交系数(F)代表纯化程度，全同胞兄弟姐妹近交一代可使异质基因(杂合度)减少 19%，即纯化程度增加 19%。全同胞兄妹或亲子交配前 20 代纯合度的理论值可达 F=98.6%。然而纯与不纯仅从近交系数来说明并不足为凭，还要用许多检测遗传纯度的方法加以鉴定。目前，世界上至少有 250 个小鼠近交系、111 个大鼠近交系、20 个家兔近交系和 14 个豚鼠近交系。使用最为广泛的 5 个小鼠和大鼠近交系分别是 C57BL 小鼠、C3H 小鼠、BALB/c 小鼠、DBA/2 小鼠、CBA 小鼠、F344 大鼠和 LEW 大鼠、BN 大鼠、SHR 大鼠、DA 大鼠。

(2)突变品系动物(mutational strain animals)：在育种过程中，由于单个基因的突变或人工将某个基因导入或通过多次回交“留种”，而建立一个同类突变品系。此类个体中具有同样遗传缺陷或病态。如侏儒、无毛、肥胖症、肌萎缩、白内障、视网膜退化等。现已培育成的自然具有某些疾病的突变品系有：贫血鼠、肿瘤鼠、白血病鼠、糖尿病鼠、高血压鼠和裸鼠(无胸腺无毛)等。近年来，已经成功培育出转基因动物。这些品系的动物大量应用于相应疾病的防治研究，具有重大价值。

(3)杂交群动物(hybrid colony animals)：又称系统杂交动物，也称杂交一代动物，简称 F1 动物。系指由两个近交系杂交产生的子一代，它既有近交系动物的特点，又获得了杂交优势。杂交一代具有旺盛的生命力、繁殖率高、生长快、体质健壮、抗病力强、实验结果重复率高等优点。它与近交系动物有同样的实验效果。

(4)封闭群动物(closed colony animals or blocking nest animals)：又称远交群动物或非近交系动物。指在同一血缘品系内，不以近交方式，而进行随机交配繁衍，经五年以上育成的相对维持同一血缘关系的种群。这类动物在遗传学上存在一定的个体差异。因其生活力和繁殖力都比近交系强，而且价格便宜，因此封闭群动物最常用。例如，昆明小鼠、NIH 小鼠、ICR 小鼠、LACA 小鼠、Wistar 大鼠、SD 大鼠、Dunkin Harleg 豚鼠、新西兰白兔、青紫蓝兔和大耳白图等都属此类。

(5)非纯系动物：即随意交配繁殖的杂种动物。杂种动物具有旺盛的生命力，适应性强、繁殖率高、生长快，易于饲养管理。但其个体差异大、反应性不规则、实验结果的重复性差。

2. 按微生物学控制程度分类　目前，按我国的实际情况，将实验动物分为四级：一级为普通动物，二级为清洁动物，三级为无特定病原体动物，四级为无菌动物和悉生动物。

(1)普通动物(common animals)：即在一般自然环境中饲养的普通动物。垫料和食物不经高压消毒，饮水为自来水，其体表体内带有多种微生物，甚至带有病原微生物，故又称为带菌动物。普通动物应排除烈性传染病、人畜共患病。因价格低廉，普通动物常用于教学实验，但不适用于科研实验。

(2)清洁级动物(clearing animals)：仅对于我国国情而定，微生物控制高于普通动物，在屏障系统内饲养，垫料、饲料、用具等均应经过高压消毒。排除对动物危害大和对科学研究干扰大的病原体。

(3)无特定病原体动物(specific pathogen free animal，SPF 动物)：这种动物没有特定的微生物和寄生虫，但非特定的微生物和寄生虫是允许存在的。一般大多先培育出无菌动物后，再把其转移到有屏障条件的设施中饲育繁殖。垫料、饲料、用具等均应经过高压消毒。

(4)无菌动物(germ free animal)：无菌动物是指体表、体内(包括皮肤、皮毛和消化系统、呼吸、泌尿系统、血液系统、循环系统、脑内等)任何部位都检不出微生物、寄生虫的实验动物。这种动物系在无菌条件下剖宫产取出，又在无菌、恒温、恒湿的屏障条件下饲养，食品饮料等全部无菌。

(5)悉生动物(gnotobiotic animals)：这种动物是人工将一种或几种菌给予无菌动物，使之带有已知的这种细菌。因其体内携带的其他生命体是已知的，故称为悉生动物，又称指定菌(已知菌)动物。常用于研究微生物和宿主动物之间的关系，并可按研究目的来选择某种微生物。悉生动物和无菌动物一样放在无菌屏障条件下饲养。

除了普通动物，其他实验动物因其繁殖饲养条件复杂，价格昂贵，不适于教学，但对科研实验来讲是必需的。

三、实验动物的选择

根据不同的实验目的，选择使用相应的种属、品系和个体，是实验研究成败的关键之一。教学实验所用的动物数量较少，因而实验动物选择正确与否，则更为重要。

1. 种属的选择　不同种属动物的生理学特性不同，对于同一致病刺激物和病因的反应也不同。因此，在选用实验动物时，尽可能选择其结构、功能和代谢特点接近于人类的动物。例如：动物对致敏物质的反应程度的强弱大致为：豚鼠＞家兔＞狗＞小白鼠＞猫＞青蛙。故过敏反应或变态反应的研究宜选用豚鼠。因家兔体温变化灵敏，故常用于发热、热原检定、解热药和过热的实验。狗、大白鼠、家兔常用于高血压、休克的研究。肿瘤研究则大量采用小白鼠和大白鼠。

2. 动物品系的选择　同一种动物的不同品系，对同一致病刺激物的反应也不同。例如，津白Ⅱ号小鼠容易致癌，而津白Ⅰ号小鼠就不易致癌。

3. 实验动物的个体选择　同一品系的实验动物，对同一致病刺激物的反应存在着个体差异。造成个体差异的原因与性别、年龄、生理状态和健康情况等有关。

(1)性别：实验证明，不同性别对同一致病刺激的反应也不同。例如，给大鼠麻醉剂戊巴比妥钠(pentobarbital sodium)时，雌性动物的敏感性为雄性动物的 2.5～3.8 倍。心脏再灌注综合征实验与氨基半乳糖实验性肝细胞性黄疸实验，雄性大白鼠比雌性大白鼠容易成功。

因此，在实验研究中，即使对性别无特殊需要时，在各组中仍宜选用雄雌各半。如已证明无性别影响时，亦可雌雄不拘。若已证明性别有影响，最好选用同一性别的动物。雌雄性间有不同征象，通常根据征象区分性别(表 1-7)。以蛙类的性别辨认方法为例：动物被捉住下肢提起时，雄性蛙类前肢作环抱状，雌性蛙类前肢呈伸直状；被夹住背部皮肤提起时，鸣叫者为雄，沉默者为雌。

表 1-7 哺乳类动物性别判定的征象

	雄性	雌性
体型	体大；躯干前部较发达	体小；躯干后部较发达
性征	有明显的阴囊，生殖孔有性器官突起	有较明显的乳头，生殖孔无性器官突起
其他	肛门和外生殖器间距较大，小鼠的肛门与外生殖器之间长毛	肛门和外生殖器官间距较小，小鼠的肛门与外生殖器之间有一无毛小沟

表 1-8 健康哺乳类动物的外部表征

观察项目	健康表征
一般状态	发育良好，眼睛有神，爱活动，反应灵活，食欲良好
头部	姿势端正，眼结膜不充血，瞳孔清晰。眼鼻耳部均无分泌物流出。呼吸均匀，无罗音，无鼻翼扇动，不打喷嚏
毛发	毛发浓密有光泽，清洁柔软，紧贴身体，无脱毛，无蓬乱现象
皮肤	完整，无创伤、脓疡或其他病变
腹部	不膨大，肛门区清洁无稀便，无分泌物
外生殖器	无损伤，无肤痂，无分泌物
爪趾	无溃疡，无结痂

(2)年龄：年幼动物一般较成年动物敏感。应根据实验目的选用适龄动物。动物年龄可按体重大小来估计。急性实验选用成年动物。慢性实验最好选用年轻一些的动物。减少同一批实验动物的年龄差别，可以增加实验结果的正确性。

(3)生理状态：动物的特殊生理状态，如妊娠、哺乳期机体的反应性有很大变化。在个体选择时，应该予以考虑。

(4)健康情况：实验证明，动物处于衰弱、饥饿、寒冷、炎热、疾病等情况下，实验结果很不稳定。健康情况不佳的动物，不能用作实验。哺乳类动物健康状况通常从外部表征判定(表 1-8)。

4. 常用实验动物生理、生化指标正常参考值 常用实验动物年龄与体重的关系，生理、生化指标正常参考值归纳见表 1-9。

表 1-9 常用实验动物生理、生化指标正常参考值

指标	狗	兔	豚鼠	大鼠	小鼠	蛙
体重(成年，kg)	6～15	1.5～3	0.5～0.8	180～250(g)	18～25(g)	30(g)
体温(直肠，℃)	38.5～39.5	38.5～39.5	37.8～39.5	38.5～39.5	37.0～39.0	(变温动物)
心率(次/分)	90～130	150～240	144～300	286～500	520～780	30～60
血压(收缩压，kPa)	16～21.3	10.7～17.3	9.3～10.7	13.3～17.3	13.6～14	2.7～8
呼吸频率(次/min)	12～28	38～60	69～104	66～114	84～230	
通气量(ml/min)	52100	1070	160	73	24	
总血量(占体重%)	5～8	5.4	5.8	7	7	4.2～4.9
血红蛋白(g/L)	130～200	80～150	130	120～175	100～190	72～105
红细胞($\times10^{12}$/L)	4～8	4.5～7.0	5	7.2～9.6	7.7～12.5	0.38～0.64
白细胞($\times10^{9}$L)	5～15	6.0～13.0	8～10	5.0～25.0	4.0～12.0	2.41～39.1
血小板($\times10^{10}$/L)	12.6～31	12.6～30	5.4～10	10～30	15.7～26	0.85～3.9
总蛋白(g/L)	63～81	60～83	50～56	69～79	52～57	34.6～79
白蛋白(g/L)	34～45	41～50	28～39	26～35	16～17	–
血清 K^+(mmol/L)	3.7～5.0	2.7～5.1	6.5～8.7	3.8～5.4	7.5～7.7	–
血清 Na^+(mmol/L)	129～149	155～165	158	126～155	145～161	–
血清 Cl^-(mmol/L)	104～117	92～112	94～110	94～110	109～118	–
血清 Ca^{2+}(mmol/L)		5.6～8.0		31～52		–
尿量(24 h，h)	1～2	0.18～0.44	0.05	–	–	–
尿相对密度	1.025	1.010～1.015	1.030～1.033	–	–	1.001 5

注：所谓正常参考值在不同书籍(包括教科书)中的数据并不完全一致，因此这些数据仅供实验教学参考

(黄 凌)

第十五节　动物实验的基本操作技术

动物实验基本操作技术在药理学实验中起着至关重要的作用，掌握基本操作技术是顺利完成实验的基础。

一、实验动物的捕捉、固定与编号方法

(一) 家兔

家兔性情驯良，较易捕捉。自笼内取出时，应用手抓住其项背近后颈处皮肤，提离笼底。如家兔肥大或怀孕，应再以另一手托住其臀部，将其重心承托在掌上。切忌强提兔耳或某一肢体，强行从笼中拖出，兔脚爪锐利，谨防抓伤，见图 1-5。将兔作仰卧时，一手仍抓住颈皮将兔翻转，另一手顺腹部抚摸至膝关节。

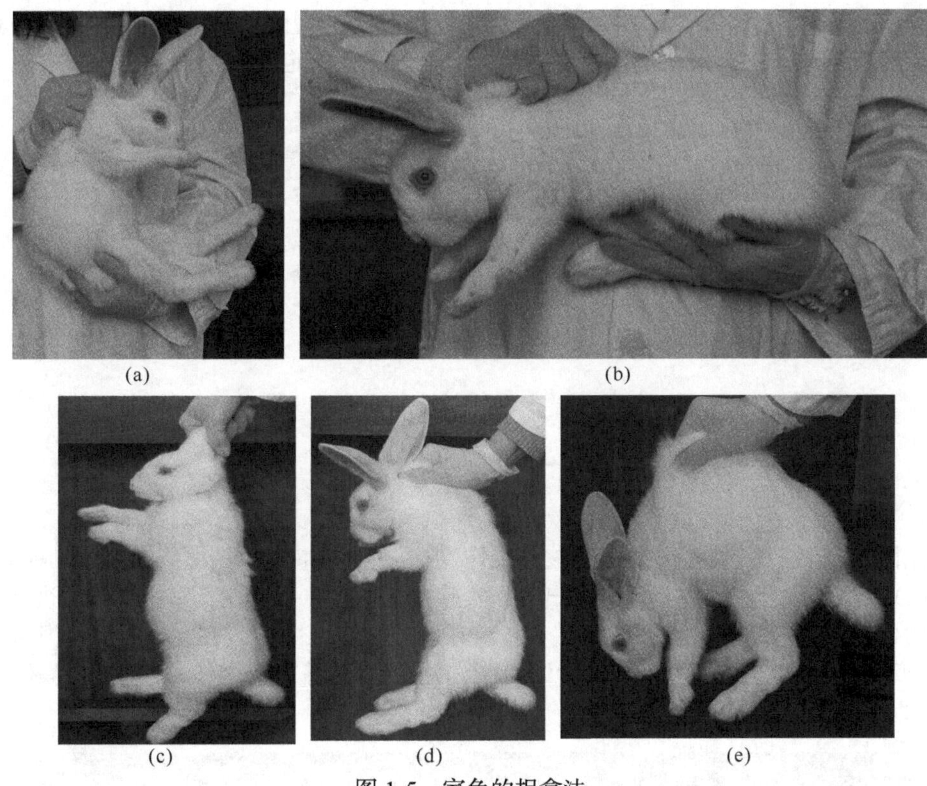

(a)　(b)　(c)　(d)　(e)

图 1-5　家兔的捉拿法

(a) 正确捉法；(b) 正确捉法；(c) 不正确捉法；(d) 不正确捉法；(e) 不正确捉法

按实验要求，可用兔台或兔盒固定家兔。

1. 兔台固定　在需要观察血压、呼吸和进行颈、胸、腹部手术时，应将家兔以仰卧位固定于兔手术台上。方法是先在四肢绑好固定带，后肢系在踝关节以上，前肢系在腕关节以上，然后将兔仰卧位放在兔台上，头部用兔头固定器固定或用线钩住兔牙并拉紧绑在铁棒上。参见图 1-6。

2. 兔盒固定　若仅作兔头部操作，如耳缘静脉注射或取血，可将兔放入兔盒内，使头部伸出兔盒前壁凹形口，关上兔盒顶盖即可 (图 1-7)。

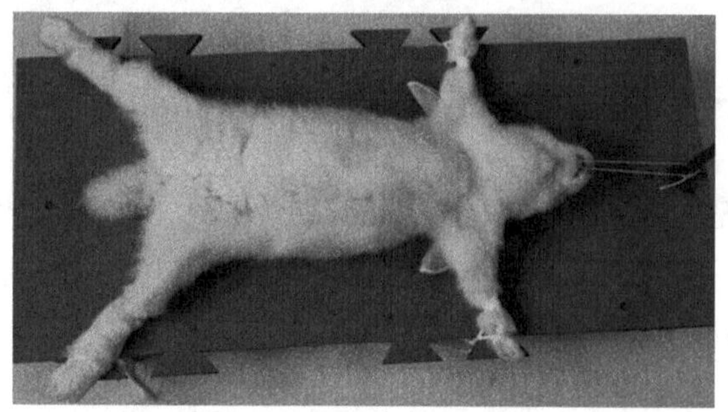
图 1-6 兔台固定法

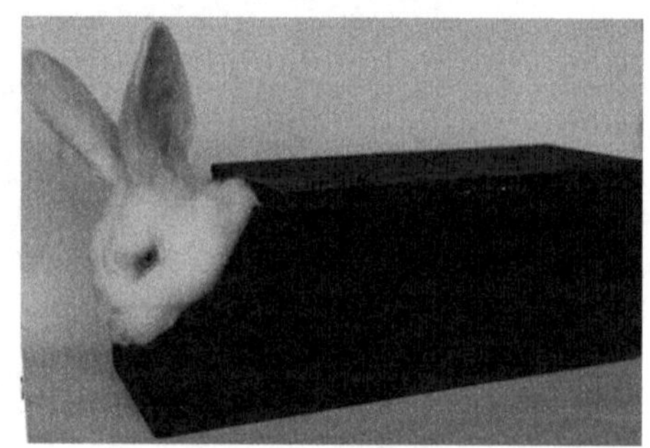
图 1-7 兔盒固定法

家兔的编号：可用特制的铝质号码牌固定在耳上。

（二）狗

狗是较高等的动物，熟则驯服合作，生则凶悍咬人。捕捉驯服的狗，可以从侧面靠近，轻轻抚摸其项背部皮毛，然后用固定带迅速绑住其嘴，在上颌打一个结，再绕回下颌打第二个结，然后引至后颈项部打第三个结(见图 1-8)。对未经驯服的狗，可使用狗头钳夹住其颈部，将狗按倒在地，静脉麻醉后再移去狗头钳，把狗放在实验台上，用狗头固定器固定头部，四肢固定方法与家兔固定法相同。

狗的编号：可用特制的铝质号码牌固定在项或耳上。

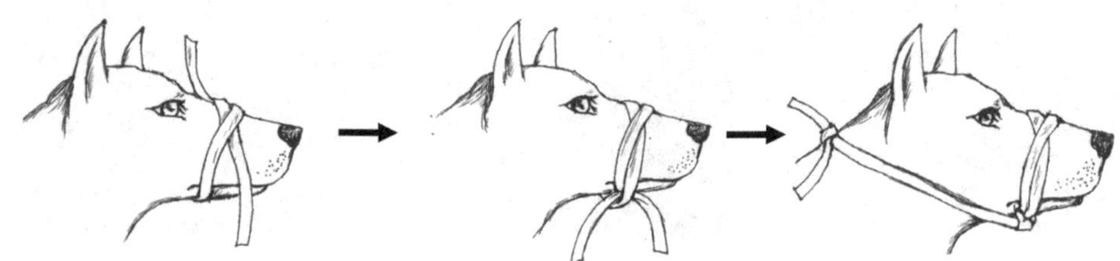
图 1-8 捆绑狗嘴的方法

（三）大白鼠

大白鼠性烈，齿锋利，捕捉时要提防被它咬伤。从鼠笼捉拿时，可用海绵钳夹住其项背皮毛(切勿夹其尾巴)或戴厚手套，捉住其尾巴提出置于实验台上，以左手握住其整个身体后进行操作。在数层厚布的保护下，左手将大白鼠压住，食指放在左前肢前，中指放在左前肢后，拇指置于右前肢后，将头部和上肢固定在手中，再用手掌和其余手指的力量将鼠身握住，右手进行操作(图 1-9)。若需做手术，则在麻醉后绑在固定板上。

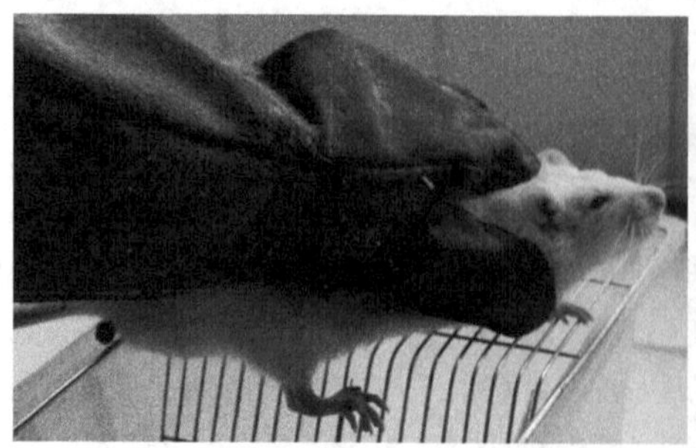

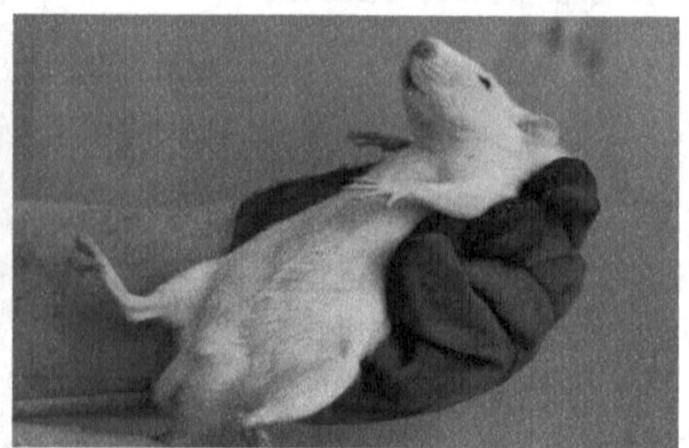
图 1-9 大白鼠的捉拿法

大白鼠的编号：可用特制的铝质号码牌固定在耳上，也可用黄色的饱和苦味酸溶液涂在大白鼠毛上标号。

（四）小白鼠

小白鼠较大白鼠温和，但也要提防被它咬伤，一般不需戴手套捕捉。可用右手轻抓鼠尾，提起置于鼠笼或其他粗糙平面上，小白鼠会自行向前爬。右手将鼠尾略向后拉，用左手的拇指、食指和中指抓住小鼠两耳后项背部皮毛，最后以无名指及小指夹住鼠尾及左后肢即可。也可在麻醉后固定于小鼠固定板上。见图 1-10。

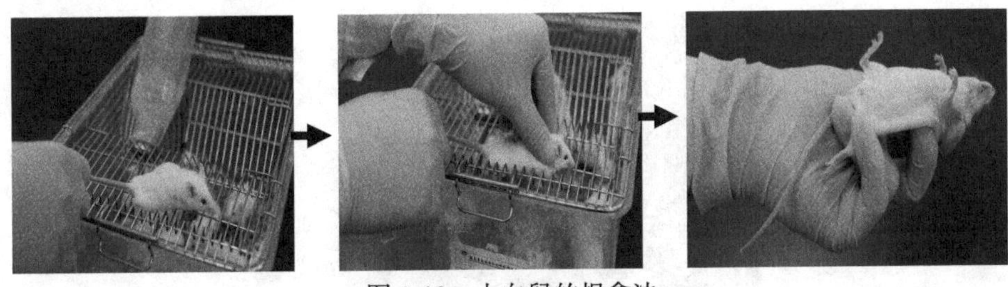

图 1-10　小白鼠的捉拿法

小白鼠的编号：可用黄色的饱和苦味酸溶液涂在小白鼠毛上标号，常用 1-9 号标号法及 1-999 号标号法（见图 1-11）。

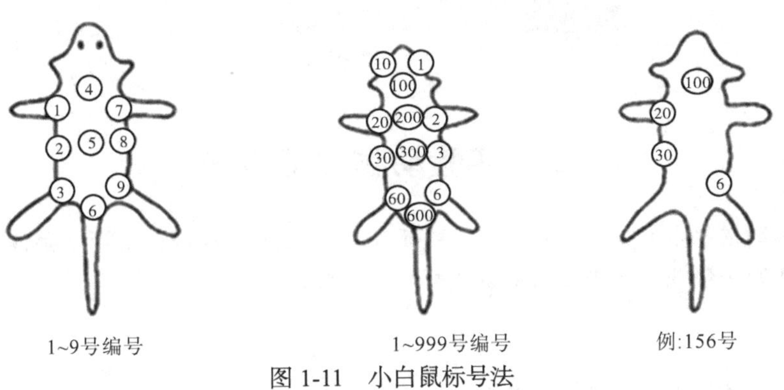

图 1-11　小白鼠标号法

日龄在 8～12d 范围内的小白鼠，可以用剪脚趾的方法标号。小白鼠前足有四趾，后足有五趾。剪右后足趾为个位数，剪左后足趾为十位数，左右后足趾可以编 1～99 号。若需要百位数，可以剪前足趾。小白鼠日龄超过 12d，不宜采用剪脚趾法，否则会引起小白鼠明显疼痛及出血过多。小白鼠剪趾 1～99 标号法见表 1-10。

表 1-10　小白鼠剪趾 1～99 标号法

剪右后足趾	标号	剪左后足趾	标号
拇趾	1	拇趾	10
食趾	2	食趾	20
中趾	3	中趾	30
无名趾	4	无名趾	40
小趾	5	小趾	50
拇趾+食趾	6	拇趾+食趾	60
食趾+中趾	7	食趾+中趾	70
中趾+无名趾	8	中趾+无名趾	80
无名趾+小趾	9	无名趾+小趾	90

比如，若要编 3 号，则剪右后足中趾；若要编 26 号，则剪右后足拇趾+右后足食趾+左后足食趾。

（五）蛙类

捉拿蛙时宜用左手将其握住，以中指、无名指和小指压住其左腹侧和后肢，拇指和食指分别压住右、左前肢，右手进行操作(图 1-12)。在捉拿蟾蜍时，用布包住蟾蜍或戴手套捉拿，注意勿碰压耳侧的毒腺，提防毒液射入眼中。如需长时间观察可破坏其脑脊髓，用大头针将蛙固定在蛙板上。

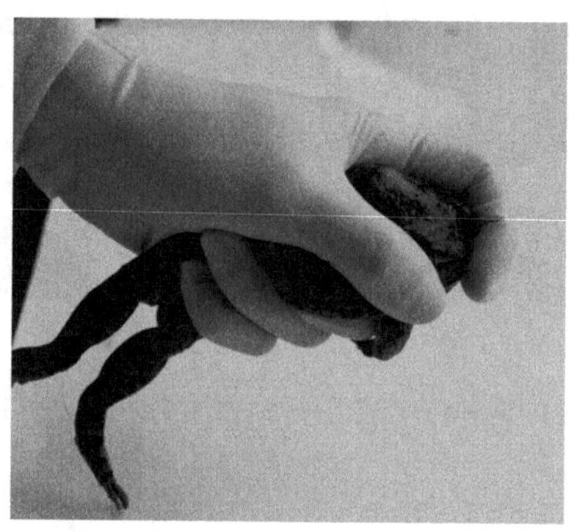

图 1-12　蛙类捉拿法

二、实验动物去毛方法

动物去毛是动物手术的皮肤准备之一，去毛范围应大于手术野，不管用哪种方法去毛，原则是不要损伤皮肤的完整性。常用的去毛方法有以下几种：

（一）剪毛法

用剪刀紧贴皮肤依次剪去被毛，并用湿纱布擦去剪好部位留下的毛，剪下的毛应集中放在一容器内，防止动物毛到处飞扬而影响手术野的清洁及实验室卫生。切忌一手提起被毛，另一手剪，这样容易剪伤皮肤，并且修剪被毛不整。教学实验中一般配有专门用于剪毛的剪刀(粗剪)，故切不能随便拿手术剪，特别是眼科剪剪毛，否则容易造成手术剪或眼科剪损坏。

（二）拔毛法

一般用于家兔和狗的静脉注射。拔毛可刺激局部皮肤，有使血管扩张的作用。

（三）剃毛法

大动物慢性实验手术时需剃毛，剃前先将毛剪短，用刷子蘸肥皂水将需剃部位的毛刷湿，然后用剃须刀顺毛剃净被毛。

（四）脱毛法

用于动物无菌手术。脱毛处剪短被毛，用镊子夹棉球蘸脱毛剂在局部涂一薄层，2～3 min 后，温水洗去脱落的被毛，纱布擦干局部，涂一层凡士林即可。脱毛剂常用配方有：

(1) 硫化钠 3 份，肥皂粉 1 份，淀粉 7 份，加水调成稀糊状。

(2) 硫化钠 8 g 加水至 100 ml，配成 8%溶液。

(3) 硫化钠 8 g，淀粉 7 g，糖 4 g，甘油 5 ml，硼砂 1 g，水 75 ml，配成糊状。以上三种脱毛剂适用于兔或鼠等动物脱毛。

(4) 硫化钠 10 g，生石灰 15 g，溶于 100 ml 水内，此方法适用于狗等大动物脱毛。

三、实验动物给药的途径和方法

动物给药方法可根据实验目的、动物种类和药物剂型而定，常用的方法简介如下：

(一) 经口给药

有口服与灌胃两种方法。口服法可将药物放入饲料或溶于饮水中，使动物自行摄取；为保证剂量准确，最好应用灌胃法。动物灌胃前一般应禁食 4～8 h。现将小白鼠、大白鼠及家兔的灌胃法简介如下。

1. 小白鼠　按前述捉拿法用左手抓住动物，使腹部朝上，右手持灌胃器（由 1～2 ml 注射器连接磨钝的注射针头构成），先从鼠口角处插入口腔，以灌胃针管压其上腭，使口腔和食道成一直线后，再把针管沿上腭徐徐送入食道，在稍有抵抗感处（此位置相当于食道通过膈肌的部位），即可注入药液。如果注射顺利，则动物安静，呼吸无异常；如果动物强烈挣扎不安，则可能针头未进入胃内，必须拔出重插，以免误注入气管造成窒息死亡。一次投药量一般为 0.5 ml 左右（或 0.1～0.25 ml/10 g）（见图 1-13）。

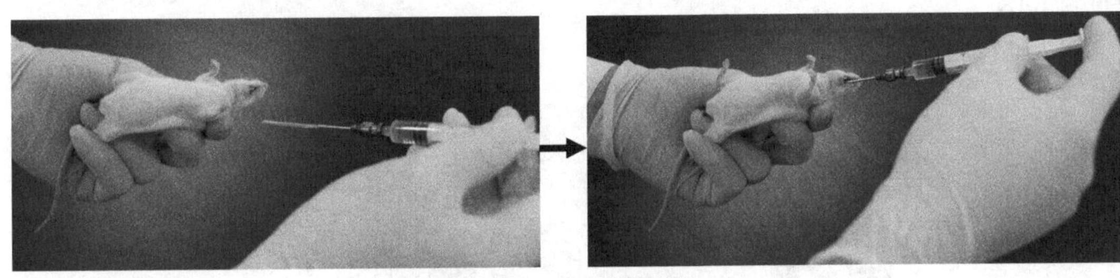

图 1-13　小白鼠灌胃法

2. 大白鼠　大白鼠灌胃方法与小白鼠相似，但采用安装在 5～10 ml 注射器上的金属灌胃管（长 6～8 cm，尖端为球状的金属灌胃管），有时灌胃需两人配合。

3. 家兔　家兔灌胃需用导尿管配以一个木制张口器。灌胃时需两人合作。一人坐好，将兔的躯体和下肢夹在两大腿之间，左手紧握双耳，固定头部，右手抓住前肢。另一人将兔用开口器横放于兔口中，并将兔舌压在张口器之下，再使导尿管通过张口器中部的小孔慢慢沿上腭插入食道 16～20 cm。为避免误入气管，可将胃管的外端放于清水杯中，若有气泡从胃管口逸出，提示误入气道，应拔出再插，如无气泡逸出，表明导管在胃内，即可将药液注入，然后再注入少量清水，将胃管内药液冲入胃内，灌胃完毕后，先拔出导尿管，再取下张口器。灌胃量一般不超过 20 ml。见图 1-14。

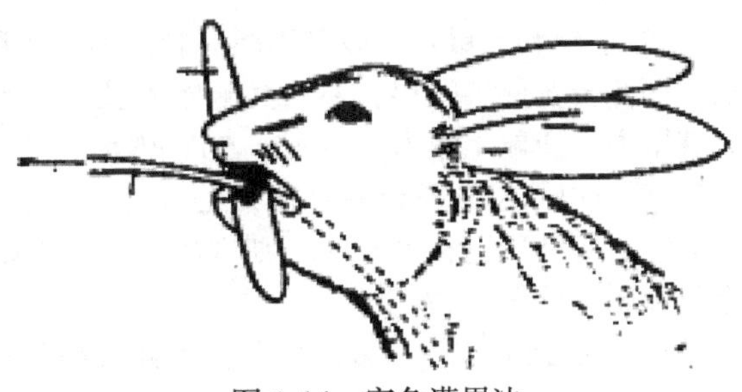

图 1-14　家兔灌胃法

(二) 注射给药

1. 皮下注射　注射时用左手提起皮肤，右手将针刺入皮下，然后注药。

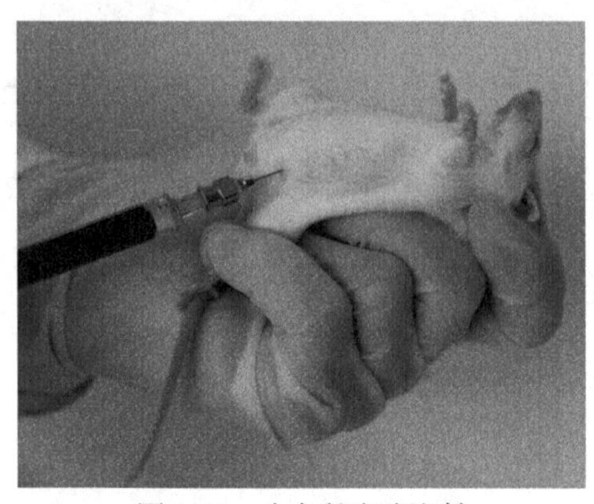
图 1-15 小白鼠腹腔注射

2. 皮内注射 在注射部位剪毛、消毒，然后用左手拇指和食指把皮肤按紧，在两指中间用细针头刺入皮内注药，如注射正确，则注药处可出现一白色小皮丘。

3. 肌肉注射 应选肌肉发达的部位，一般多选臀部或股部，注时将针头迅速刺入肌肉，回抽如无回血，即可进行注射。

4. 腹腔注射 常用于大鼠或小鼠给药。左手的小指和无名指抓住小鼠的尾巴及左下肢，另外三个手指抓住小鼠的颈部，使动物固定，右手将注射针头自左或右侧（避开膀胱）下腹部刺入皮下后，再穿过腹肌，回抽未见血液或肠液，缓缓注入药液，切勿刺入肝脏及肠腔见图 1-15。

5. 静脉注射

（1）家兔：可采用外侧或内侧耳缘静脉注射。注射时应先拔去注射部位的被毛，用手指轻弹兔耳，使静脉充盈，左手食指与中指夹住静脉的近心端，阻止静脉回流而使血管充盈，用拇指和无名指固定耳缘静脉远心端，右手持针尽量从远端刺入，进入血管后，左手食指与中指放松，移动左手拇指固定针头，缓缓将药液注入。如果成功注入血管内则推注无阻力，并可见血液被药液冲走。如注射皮下或静脉穿破，则感到推注阻力大，并见耳壳肿胀，应重新注射。注射完毕，压住针眼，然后将针头抽出，并继续用手指或加棉球按压片刻，以防出血。兔耳血管分布及耳缘静脉注射见图 1-16。

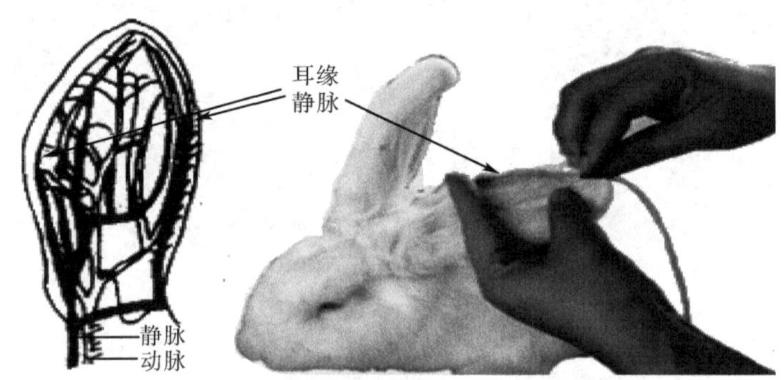

图 1-16 兔耳血管及兔耳缘静脉注射

（2）小鼠和大鼠：一般采用尾静脉注射，大鼠尾部角鳞较多，注射前需先刮去，鼠尾静脉有三根，两侧及背侧各一根，左右两侧尾静脉较易固定，应优先选择。注射时先将动物固定在鼠筒或玻璃罩内，使鼠尾露出，在 45～50℃热水中浸泡半分钟，或用酒精棉球涂擦，使血管扩张，以左手食指压住鼠尾，拇指和中指（或无名指）夹住尾巴末端，右手持注射器连 4 号细针头，从尾下 1/4 处进针，如针确已在静脉内，则进药无阻，否则局部发白隆起，应拔出针头再移向前方静脉部位重新穿刺。见图 1-17。

（3）狗：狗静脉注射多选择前肢内侧头静脉（图 1-18）或后肢小隐静脉（图 1-19），注时应先剪去注射部位的被毛，用手压迫静脉近心端，使血管充盈，针自远心端刺入血管，固定针头，待有回血后，徐徐注入药液。

（4）蛙：将蛙仰卧位固定，沿腹中线稍左剪开腹肌翻转，可见腹静脉紧贴腹壁肌肉下行，将针刺入即可（图 1-20）。

6. 淋巴囊注射 蛙类皮下有数个淋巴囊，是蛙的给药常用途径，注射时应从口腔底部刺入肌层，再进入胸皮下淋巴囊注药，抽针后药液才不易流出（图 1-21）。

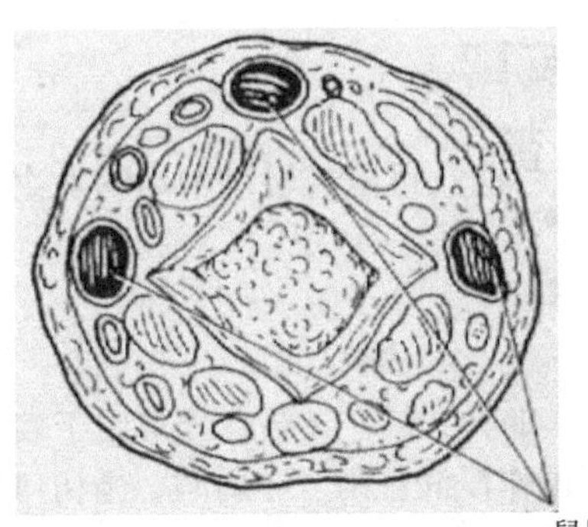
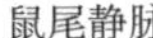

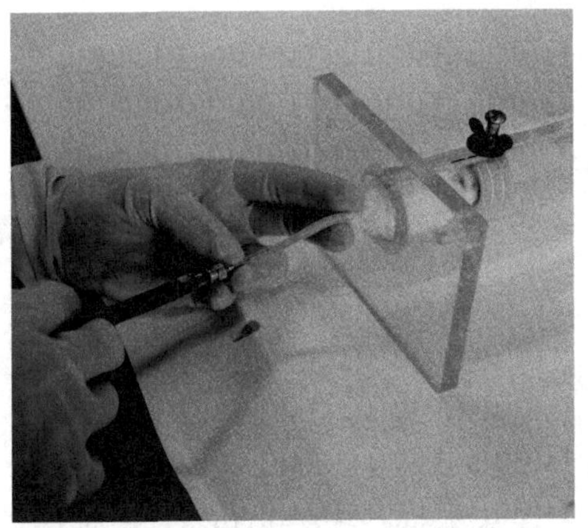

图 1-17　小白鼠尾静脉注射法

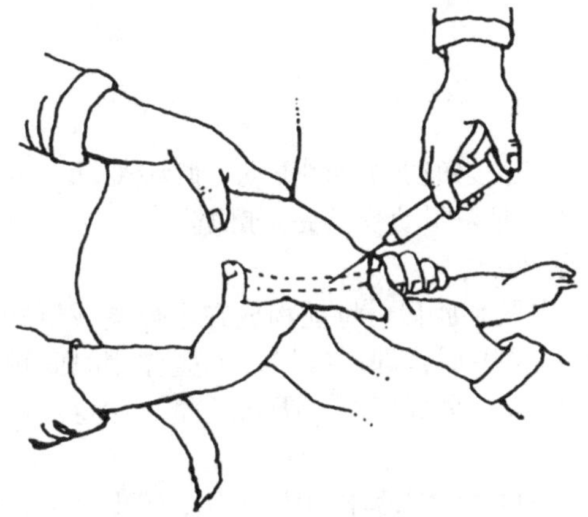

图 1-18　狗前肢内侧头静脉注射法

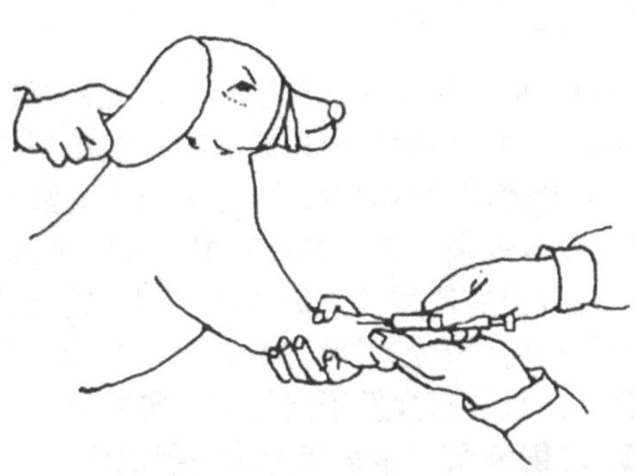

图 1-19　狗后肢小隐静脉注射法

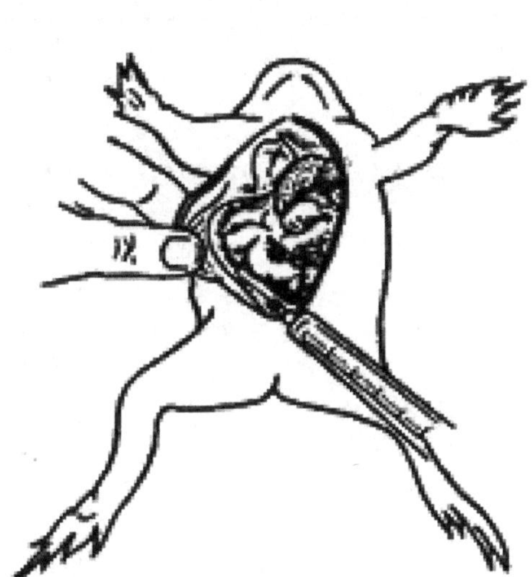

图 1-20　蛙腹静脉注射法

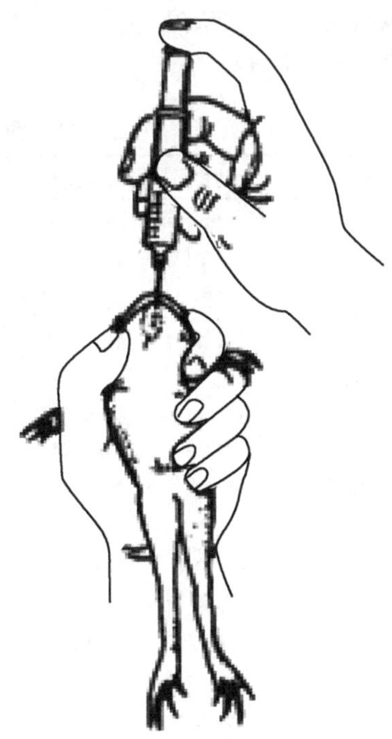

图 1-21　蛙淋巴囊注射法

四、实验动物的麻醉

麻醉不仅可以减少疼痛，使动物安静，便于进行手术；而且可以减轻手术动物发生全身性应激反应。麻醉方法可分为局部麻醉和全身麻醉两种。

（一）局部麻醉

局部麻醉可以使实验动物保持清醒，这样将更接近生理学状态。局部麻醉常用于表层手术，如颈部和股部手术。常用1%普鲁卡因溶液沿手术切口部位作浸润注射。注射时，循切口方向把针头全插入皮下（不可插入肌肉），先回抽一下针筒芯，无血液回流时方可注入，以免将麻醉剂误注入血管。推注麻醉药时要边注射边将针头向外拉出。第二针可从前一针所浸润的末端开始，直至切口部位完全浸润为止。药物用量兔颈部手术需2～3 ml，股三角区手术时需1～2 ml。在手术过程中，根据需要可追加局麻药。

（二）全身麻醉

全身麻醉常用于较深部位或较广泛的手术时。麻醉后，如动物卧倒不动，呼吸变深、变慢，四肢松弛无力，角膜反射迟钝，瞳孔缩小到原有的1/4，即表明动物已完全麻醉。

全身麻醉用的麻醉剂，可分为吸入麻醉和注射麻醉两类。

1. 吸入麻醉 常用的有乙醚，多用于大白鼠、小白鼠和豚鼠。将动物放在干燥器或倒扣的烧杯内，内置浸有乙醚的棉球或纱布团。待动物吸入乙醚倒下后，即已麻醉。乙醚作用时间短，为维持麻醉可将浸有乙醚的棉球装入小瓶内，置于动物的口、鼻处以持续吸入乙醚。注意：乙醚为易燃品，而且容易挥发于空气中，实验时要严禁明火。

2. 注射麻醉 常采用静脉注射或腹腔注射给药。静脉注射麻醉作用发生快，但也容易发生麻醉过深，故注射前1/3量的速度可稍快，后2/3量的速度一定要慢，并且边注射边注意观察动物的表现。腹腔注射操作简单，但作用生效慢，而且麻醉深度不易控制。注射麻醉剂有一定的浓度和剂量控制（见表1-11）。

表1-11 常用注射麻醉剂的用法和剂量

药物	动物	给药途径	剂量（mg/kg）	常用浓度（g/L）	麻醉持续时间（h）	备注
戊巴比妥钠（pentobarbital sodium）	狗、兔、猫	静脉注射	30	30	2～4	麻醉力强，易抑制呼吸
	大、小鼠	腹腔注射	40～50	30		
	豚鼠	腹腔注射	40～50	20	2～4	
硫喷妥钠（thiopental sodium）	狗、猫	静脉或腹腔注射	20～30	25～50	0.25～0.5	抑制呼吸较严重，连续用药有蓄积性
	兔、大鼠	静脉或腹腔注射	30～50	25～50	0.25～0.5	
氨基甲酸乙酯（乌拉坦 urethane）	兔、猫	静脉或腹腔注射	750～1000	200	2～4	较安全，浅麻醉持久
	大、小鼠	腹腔注射	800～1000	200	2～4	
	豚鼠	腹腔注射	1500	200	2～4	
	蛙	淋巴囊注射	2000	200	2～4	
氯醛糖（alpha-chloralose）	狗、兔	静脉或腹腔注射	80～100	20	3～5	用前需加热溶解，安全度大，浅麻醉持久
	大鼠、豚鼠	腹腔注射	50	20	3～5	

(三)麻醉时的注意事项

由于不同麻醉剂作用时间长短不一，毒性大小差别很大，而且不同动物个体对麻醉剂的敏感性和耐受性不同，因此在麻醉过程中除了严格遵守用药一般原则(浓度、速度和剂量)外，还应密切注意动物的实时表现，以决定麻醉剂的实际用量。如果动物呼吸突然变深变慢，角膜反射的灵敏度明显下降或消失，四肢肌肉和腹壁肌肉松弛，针头刺激或皮肤夹捏无明显疼痛反应，应立即停止给药。如果全麻过深导致呼吸停止，应立即进行人工呼吸。可用手有节奏地压迫和放松胸廓，或推压腹腔脏器使膈肌上下移动，以保证肺通气。也可行气管切开并插入气管套管，连接人工呼吸机。同时，还可按体重注射苏醒剂，如咖啡因(1 mg/kg)、尼可刹米(2～5 mg/kg)或山梗茶碱(0.3～1 mg/kg)。心跳停止时应进行心外按摩，注射温热生理盐水和肾上腺素(adrenaline，epinephrine，AD)。如果全麻过浅导致动物苏醒，可临时补充麻醉剂，但每次补充剂量不宜超过计算总量的 1/5。

五、实验动物的血液抗凝

(一)体内抗凝

体内抗凝常用 1%肝素钠(heparin sodium)溶液进行静脉注射，用量一般为 500～1250 U/kg 体重(4～10 mg/kg)。

市售肝素钠注射液规格一般为 12 500 U/2 ml，相当于 100 mg(125 U=1 mg)。取 1 支肝素钠注射液(含 100 mg/2 ml)，加入生理盐水 8 ml 即可配制成 1% 肝素钠溶液 10 ml。

注意：不能超量静脉注射肝素钠溶液，否则容易引起出血。亦不能用枸橼酸钠溶液或草酸钾溶液作体内抗凝剂，否则会引起低钙血症。

(二)体外抗凝

1. 肝素钠溶液

(1)采血试管的抗凝：取 1%肝素钠溶液 0.1 ml 于 1 支干净试管内，80～100℃烘干，每管可使 5～10 ml 血液不凝。

注意：采血注射器和试管必须干净，否则容易引起溶血；要沿试管壁缓缓注入血液，注完后将试管置于两手掌间，倾斜 45° 角轻轻滚动试管，使血液和抗凝剂充分混合。

(2)动脉插管的抗凝：取 0.3%～0.5%的肝素钠生理盐水充满压力换能器及连接的动脉插管，用于实验动物的血压测量或动脉放血。

(3)静脉插管的抗凝：用 0.1%肝素钠生理盐水充满插管管腔，可用注射器或三通关控制以免插管内液体外漏。

2. 枸橼酸钠(sodium citrate)溶液

(1)采血试管的抗凝：配制成 3.8% 枸橼酸钠水溶液，0.1ml 可使 1ml 血液不凝。

(2)动脉插管的抗凝：兔用 4%～5%的溶液，狗用 7%～8%的溶液充满压力换能器及连接的动脉插管，用于实验动物的血压测量。

3. 草酸钾(potassium oxalate)溶液 配制成 2%草酸钾水溶液，0.1 ml 可使 1～2 ml 血液不凝。

4. 草酸盐溶液 取草酸铵 1.2 g，草酸钾 0.8 g，加 4%甲醛(formaldehyde)溶液 1.0 ml，再用蒸馏水加至 100ml。0.5ml 草酸盐溶液可使 5 ml 血液不凝。本溶液可供测定红细胞容积用。

六、实验动物的常用取血法

在实验生理科学的实验中，经常需要采取动物的血液进行检验及分析，因此掌握正确的采血方法很有必要。如因实验所需采集动物的全身血液或放血，动物需先麻醉或失去知觉后执行。

不同动物最大采血量不同，见表 1-12。

表 1-12 各种实验动物的采血量参考值

动物种类	最大安全采血量(ml)	最小致死采血量(ml)
小鼠	0.1	0.3
大鼠	1.0	2.0
豚鼠	5.0	10.0
家兔	10.0	40.0
狗	50.0	300.0
猴	14.0	60.0

下面介绍几种常用实验动物的取血法。

（一）狗取血法

1. 后肢小隐静脉或前肢皮下头静脉取血 后肢外侧小隐静脉在后肢胫部下 1/3 的外侧浅表的皮下。前肢内侧皮下头静脉在前肢上方背侧的正前位。抽血时先绑住狗嘴，由助手固定(可用狗钳)住头颈部不让其挣扎，另一手紧抓静脉上端使静脉充盈，也可以用一段胶管在上端结扎阻断静脉血液回流使静脉充盈，取血者用剪刀剪去拟取血部位的被毛(需要防止感染时先用碘酒酒精消毒局部皮肤)后，用带有 8 号或 9 号针头的注射器，在血管上以约 45°角刺入皮下，顺着血管轻轻向上，同时稍微用力回抽针栓，如成功刺入血管，血液流入注射器，抽取所需的血量后拔出针头，以干棉球压迫止血。取血的进针部位应从远端开始，如果一次取血失败，可继续向近心端选择进针部位。

2. 颈外静脉或颈总动脉取血 常用于实验中需要多次采血或同时进行手术观察其他项目的动物。动物麻醉固定后，做颈部手术分离出颈外静脉或颈总动脉(见狗颈部手术)，进行颈外静脉、颈总动脉插管取血。为保证能够多次顺利取血，颈外静脉的插管最好插入约 10～15 cm，达到右心房口，每次取血完毕，用 0.1%肝素生理盐水或生理盐水充满插管，下一次取血时把插管内生理盐水排净后再取血。也可直接用注射器针头向颈外静脉的头侧或颈总动脉的近心端刺入取血。

3. 股动脉或股静脉取血 首先分离出股动脉或股静脉(见狗股部手术)再进行股静脉或股动脉插管取血或直接取血，方法同颈外静脉，颈总动脉取血，也可以不手术分离血管，直接穿刺取血。

4. 心脏穿刺取血 狗麻醉后，固定于手术台上，前肢在背后交叉固定，暴露胸部，在左胸第 3～5 肋间剪去皮毛，触摸心跳位置，选心跳最明显处为穿刺点。右手持带有 6 号或 7 号针头的注射器，左手指引导在穿刺点肋间隙进针，垂直刺入心脏，当针头顺利进入心脏时，可感觉针头在随心跳搏动，血可自动涌入注射器；如不顺利，可将针头稍微轴向转动或调节刺入的深度，但不可左右摆动太大，以免损伤心肌或造成胸内大出血。采血后拔出注射器，用干棉球压迫止血。

（二）兔取血法

1. 耳缘静脉取血 把兔固定在箱内或仰卧固定于兔台上，在耳背部找到耳缘静脉拔去取血部位的被毛，用手指轻弹耳壳或用二甲苯或酒精棉球涂擦局部，使局部血管扩张，用带 5 号或 6 1/2

号针头注射器刺入血管内徐徐抽动针栓取血。取血不多时可以用针头或刀片直接刺破血管后让血液自然流出，用吸管取血，或直接滴入盛器中，采血完毕，用干棉球压迫止血。

2. 耳中央动脉取血　将兔先固定于兔箱内或固定于兔台上，在兔耳的中央找到一条颜色鲜红、较粗的血管，即中央动脉，用左手固定兔耳，右手持注射器，在其末端向心方向刺入动脉可取血，取血后用干棉球压迫止血。注意进针部位不能取在耳根部，因为该处软组织较多，容易穿透血管造成皮下出血，中央动脉容易发生痉挛性收缩，应让其充分扩张后取血。

3. 颈外静脉、颈总动脉、股静脉及股动脉取血　方法同狗颈外静脉、颈总动脉、股静脉、股动脉取血。

4. 心脏取血　方法同狗心脏取血。

(三) 大鼠和小鼠取血法

1. 尾静脉取血　用于小量取血，将鼠身固定或麻醉，鼠尾浸泡在45℃左右的温水中几分钟，或用二甲苯、酒精棉球涂擦，扩张尾部血管，擦干后，剪去尾尖0.3～0.5 cm，让血滴入盛器内或用血红蛋白吸管吸取，必要时，可从尾根向尾尖挤压取血。取血结束时，以干棉球压迫止血。此法小鼠每次可取血0.1 ml。

2. 眶后静脉丛取血　准备好长约10cm的玻璃管，一端烧制成直径1～1.5 mm，长约1 cm的毛细管，另一端渐大成喇叭形，事先充入1%肝素溶液浸润内壁并烤干备用。取血时，左手拇指和食指抓住两耳之间的头部皮肤，使头部固定，轻轻压迫动物的颈部两侧，阻断头部静脉血液回流，使眼球充分外突，眶后静脉丛充血，右手持毛细管与鼠面成45°角，刺入下眼睑与眼球之间，轻轻向眼底方向移动，并向下捻动，大鼠刺入约4～5 cm，小鼠约2～3 mm可达眶后静脉丛，稍加吸引，血流入毛细管，达到所需血量时，拔出玻管松开左手，自可止血。也可用带有7号针头的1 ml注射器代替玻管取血。这种方法小鼠一次可采血0.1～0.3 ml，大鼠可采血0.5～1 ml。见图1-22。

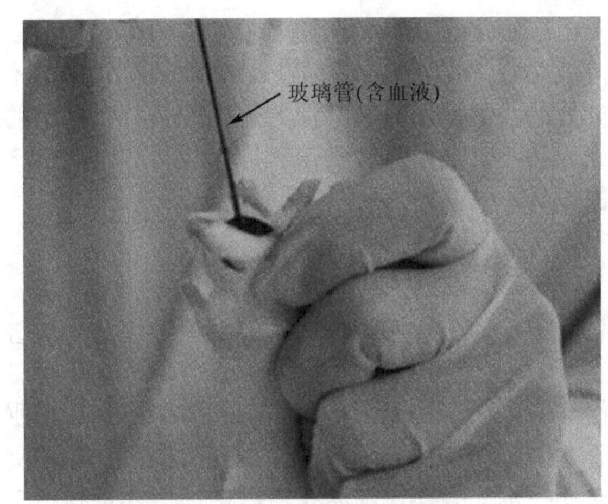

图1-22　小鼠眶后静脉丛取血

3. 断头取血　需血量大，而且不需动物存活时可用此方法。用利剪刀剪去鼠头，鼠颈向下，把血流入备有抗凝剂的容器中。注意防止动物毛等杂物流入容器引起溶血。此法小鼠可采血0.8～1.2 ml，大鼠约5.0～10.0 ml。

4. 颈静脉、颈动脉、股动脉、股静脉取血　方法同狗颈静脉、颈动脉、股动脉、股静脉取血，但操作较难。

(四) 豚鼠取血法

1. 耳缘切割取血　用刀片割破耳缘用1%肝素或20%枸橼酸钠涂抹切口边缘，血可流出，用吸管吸取血液或直接装入盛器。此法可采血0.5 ml，取血完毕，压迫止血。

2. 心脏取血　同狗心脏取血。也可在麻醉动物后开胸直接取血。此法可采血约15～20 ml。

七、实验动物的安乐死方法

动物实验结束后，不需继续观察的动物需要将其处死。另外，迅速繁殖而又不需要的动物，患病的动物，需要摘除某部位器官组织进一步检查的动物等都需要处死。

我们要用仁爱之心对待动物，应遵循动物实验伦理指导原则，要尽量减少动物死亡过程的痛苦。因此，处死动物的原则是安乐死。动物安乐死的目的是以人道的方式使动物死亡，它以最低程度的疼痛、最短的时间使动物失去知觉和痛觉。

安乐死的方法有三类：吸入性药剂法、非吸入性(化学性)药剂法及物理性方法。安乐死时最好先抑制动物的中枢神经而使其失去知觉，解除疼痛感。因此，首选为使用过量的化学性麻醉药剂。动物一旦被施予深度麻醉，之后使用的安乐死方法选择性较多，也较人道。如因科学研究所需无法使用麻醉剂，则使用物理性安乐死方法。

(一)吸入性药剂法

常见药物如二氧化碳、氮气及乙醚、三氟溴氯乙烷(halothane)、甲氧氟烷(methoxyflurane)、异氟醚(isoflurane)、安氟醚(enflurane)等麻醉药剂。需具备汽化器等专用设备，并设计合适的可透视性密闭容器，以易于观察动物 。部分的吸入性药剂对人体有害，需在通风良好场所执行。

适用于小鼠、大鼠、豚鼠和兔子等体重小于 7kg 的小型哺乳动物安乐死，可以对多个动物同时进行操作。

二氧化碳(CO_2)是实验动物常用的吸入性安乐死药剂，吸入 40% CO_2时很快达到麻醉效果，持续几分钟吸入 CO_2可导致动物死亡。它容易使用、价格便宜、无易燃易爆性、无异味，在通风良好的场所使用时较其他药剂更安全。CO_2法的操作方法：先将适量 CO_2灌入安乐死箱底部，再放入动物，之后再缓慢持续加入 CO_2，可减低动物死亡前的焦虑。动物停止呼吸后至少在箱内停留 5 min，检查动物确实死亡，再移除动物。

(二)非吸入性药剂法

多数为注射性药物，可采用静脉注射、腹腔注射或心脏注射，但是静脉注射是最佳选择。

1. 过量注射巴比妥钠 巴比妥钠是动物安乐死的首选药物，用于安乐死剂量是麻醉剂量的 3 倍。它人道、安全、正确投药时效果迅速，静脉注射时可使动物安详的沉睡至死。目前广泛使用于大部分动物的安乐死。使用此类药剂的缺点是必须对每只动物逐一进行操作。因为需要一定的操作技术，故操作者需要经过培训后才可执行动物注射安乐死。

2. 静脉注射氯化钾 深度麻醉中的动物可利用快速静脉注射氯化钾(KCl)来完成安乐死，兔注入 10% KCl 溶液 5～10 ml，狗注入 10% KCl 溶液 20～30 ml 可致死。但未麻醉动物禁止直接注射 KCl。

(三)物理性方法

包括颈椎脱臼、断头、放血等。只要有良好的技巧并有适当的工具配合，物理性方法也能迅速使动物解除疼痛并死亡。如未受过训练的人贸然实施物理性方法，不仅易造成操作者受伤，更可能使动物未完全死亡而导致极大的痛苦。因此，所有操作人员需接受完整的技术训练，并以尸体多次练习后才正式执行动物物理性安乐死。

1. 颈椎脱臼法 常用于小鼠和大鼠。方法：用左手或大镊子压住鼠头，右手抓住鼠尾向后拉，使颈推脱臼后动物迅速死亡。颈椎脱臼法可在动物清醒中或麻醉后进行。

2. 断头法 适用于小鼠、大鼠、豚鼠。方法：①可利用断头台(guillotine)砍断小型啮齿类动物的头颈部；②左手拇指和食指夹住鼠的肩部，用利剪在动物的颈部将头剪断。断头法可在动物清醒中或麻醉后进行。

3. 大量放血法 大小动物均可使用此方法。深度麻醉后，从颈总动脉或股动脉放血造成大出血休克而致死，实验中已分离出颈总动脉、股动脉的动物常用此法。

4. 破坏脑脊髓法 常用于青蛙和蟾蜍。右手抓住青蛙，背部朝外，拇指按压背部，食指按压头部前端，在鼓膜连线与头正中线的交叉处找到枕骨大孔(可触及凹陷)，右手持探针，刺入枕骨大孔，将探针尖端转向头端探入颅脑，捣毁脑组织，再将探针尖端转向尾端刺入椎管，破坏脊髓。如脑和脊髓成功破坏可感觉到动物四肢肌肉完全松弛。操作过程要注意不让分泌物溅入眼内。如不慎溅入应用水冲洗干净。

脊椎动物禁止使用的死亡方法包括：空气栓塞、打击头部、烧死、溺毙、快速冷冻、减压法、窒息或注射氯仿、氰化物等，这些方法不是动物安乐死法，有的甚至很不人道，或对人体有害。

八、急性动物实验常用手术方法

(一)切开、止血和结扎

1. 切开　根据实验的需要，先确定手术部位及切口大小，剪去被毛，必要时先进行皮肤的消毒。切开时先用左手撑平皮肤，使皮肤紧绷，右手正确持手术刀，刀刃与皮肤垂直，手指控制刀刃，手腕适当用力，要求一次切开皮肤全层，切口整齐笔直。切开皮肤后，要求按解剖层次用钝性分离组织(不可用刀切)，并注意止血。

2. 止血　止血是手术操作中的重要一环，常用的止血方法有：

(1)术前预防性止血：术前根据需要使用一些提高血凝的药物，如10%氯化钙、10%氯化钠溶液等。局麻时，在局麻药中配以肾上腺素，收缩局部血管，减少出血。

(2)术中止血

1)压迫止血：手术中如果少量出血，一般先用纱布在出血部位按压片刻，即可止血，如果仍不能止血，则要用钳夹止血。

2)钳夹止血：用止血钳垂直夹住出血点或血管断端停留一段时间后，取下血管钳。如果还不能止血，则要结扎止血。

3)结扎止血：压迫止血、钳夹止血无效或出血量较大时则需要结扎止血，出血的位置先用纱布压迫吸干后，看准出血点位置，用止血钳夹准冒血的血管或出血点，不能夹到太多组织，确认夹好后，用丝线结扎止血。结扎时，将结扎线绕过钳夹点下，再把钳尖稍翘起，打第一个结时，边扎紧边松开止血钳，再打第二个结，两人配合操作较好。

3. 结扎　结扎是手术操作中的基本技术，在动物实验的止血、缝合过程中，常需要结扎，尤其是动静脉插管、气管插管等常用的实验操作，而结扎的关键在于打结。下面介绍几种打结法及要点：

(1)结的种类

1)方结：最常用的结，也是最基本的结。由两个方向相反的单结组成，方结结扎较牢，不易滑脱，用于结扎止血及一般的缝合。在气管插管及静脉插管时多用此结。

2)三重结：是在方结的基础上再加上一个与第二单结相反(与第一单结相同)的结，用于较大血管的结扎及重要的组织缝合，在进行动脉插管时多用此结。

3)外科结：打第一单结时绕线两次，以增加摩擦面，因而使打第二单结不因组织张力而松动。此结较牢，但操作复杂，不常用。

4)假结与滑结：打第二个结时动作与第一结相同，形成假结；打方结时两手用力不均匀，将一个线头拉紧或紧线方向错误可产生滑结。假结与滑结不牢靠，不能用。见图1-23。

(2)打结法：有单手打法、双手打结法及器械打结法。

1)单手打结法：操作简便迅速，左右手均可作结，为常用的打结法(见图1-24)。

2)双手打结法：为最可靠的打结法，但操作较烦琐，适用于深部及较大血管的结扎。

3)器械打结法：用持针器、血管钳或镊子打结，此方法只适用结扎线过短或部位太深不便用手打结时。

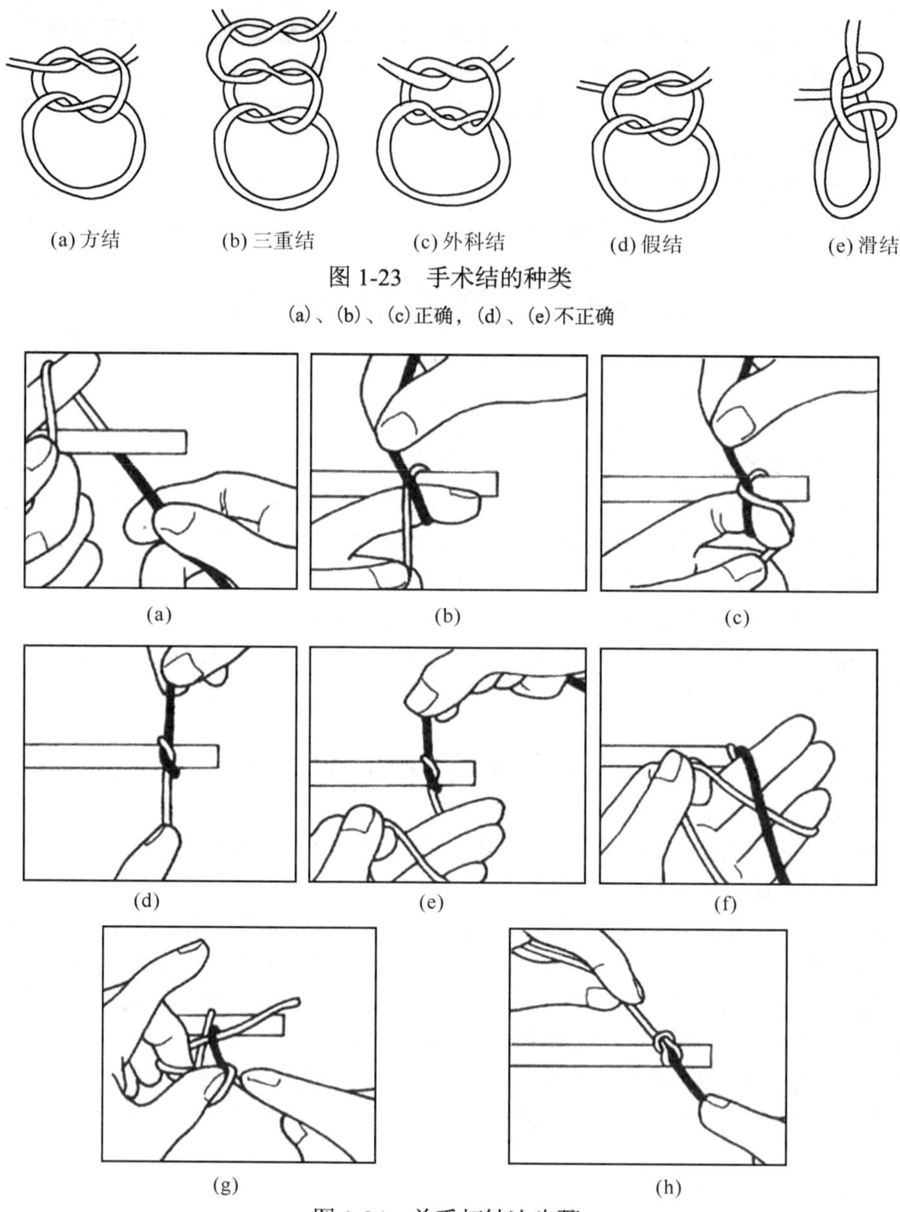

图 1-23 手术结的种类

(a)、(b)、(c)正确，(d)、(e)不正确

图 1-24 单手打结法步骤

(二)组织的分离

切口切开后常要进行组织分离，充分显露深层组织，找到所需的血管和神经。分离的方法有两种：

1. 锐性分离法 使用手术刀、剪刀直接切割，主要用于皮肤、黏膜及较韧的组织，如腹白线。没有血管的皮下组织、筋膜亦可采用此法。

2. 钝性分离法 使用止血钳、刀柄、手指等进行分离。肌肉、神经、血管的分离都采用此方法。

(1)肌肉组织的分离：在肌肉与其他组织之间，肌肉与肌肉之间，顺其纤维方向做钝性分离。肌肉内含有丰富小血管，若需切断，应用血管钳两边钳住，结扎后才切断。

(2)神经的分离：要顺其走向，用玻璃分针小心分离，分离前注意检查玻璃分针是否完好，千万不能损伤神经，影响实验结果。

(3) 血管的分离：大的血管用止血钳顺其走向小心分离，并注意血管旁有无分支，要避开血管的分支进行分离，如果不能避开则必须以血管钳作双重钳夹结扎后，再继续分离。小的血管需用玻璃分针小心分离。

(三) 颈部手术

颈部手术主要有气管、颈外静脉、颈总动脉插管术，迷走神经、减压神经、膈神经的分离术等。

1. 气管插管术 气管插管主要用于实验中动物的辅助呼吸以及呼吸的描记等。动物麻醉仰卧固定后(兔可先固定后在颈部以1%的普鲁卡因局麻)，剪去颈部正中的毛，左手撑平皮肤，右手持手术刀作颈正中皮肤切口，上起甲状软骨，下达胸骨上缘，也可以直接用剪刀沿正中线剪开。皮肤切开后用组织钳将两侧皮肤夹住，充分暴露视野，钝性分离皮下组织，确认没有血管可以用剪刀剪开，顺着肌纤维分开颈正中的胸骨舌骨肌，即可看到气管。用血管钳将气管与背后的软组织分开，穿稍粗的线备用。用手术刀或手术剪在甲状软骨下2 cm左右的位置，从气管软骨上横切一小口，再向头端剪一小切口，成一倒T型切口，向胸端插入口径合适的气管插管。用已备好的线迅速结扎好气管插管以免从气管切口上渗出的血液流入气管，造成窒息。如切开气管时，气管腔内有黏液，要用干棉球吸干净后再插入气管插管。结扎好气管插管后，将结扎线在气管插管的侧管上打结固定好，以免脱落。见图1-25。

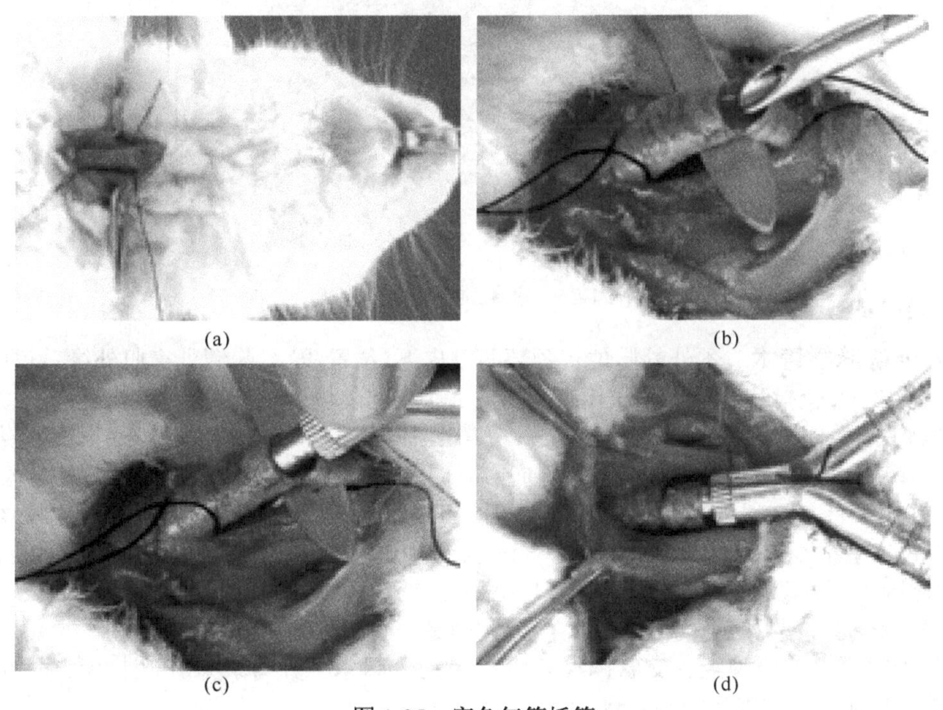

(a) (b) (c) (d)

图1-25 家兔气管插管

2. 颈总动脉插管术 颈总动脉插管主要用于测量动脉血压或放血。颈总动脉位于气管两侧稍深的位置。同气管插管的方法切开颈正中皮肤，切口长度依实验项目需要而定。用皮钳将皮肤及组织夹开，左手抓住组织钳，食指从下面托起，使颈部气管旁组织外翻，在气管两侧用血管钳分开斜行的胸锁乳突肌，可见到血管神经鞘(内有颈总动脉，迷走神经、交感神经等)。颈总动脉显粉红色，有搏动感的为颈总动脉，小心分离鞘膜，将颈总动脉分离出来。长度约3～4 cm，下穿两根$4^{\#}$丝线备用。备好充满0.3%～0.5%肝素生理盐水的动脉套管(可用玻璃动脉套管，也可用白塑料管拉制而成)。于远心端结扎血管，近心端丝线下方用动脉夹夹住血管，用手指或眼科镊托起颈总动脉，以锋利的眼科剪呈约45°角在动脉向心方向剪一小斜口，向心脏方向插入备好的动脉套管，结扎固定好插管的尖端，并将结扎线固定在动脉套管的小突起处或塑料管上。确认插管结扎固定好，连接好描记装置后才打开动脉夹。（见图 1-26）

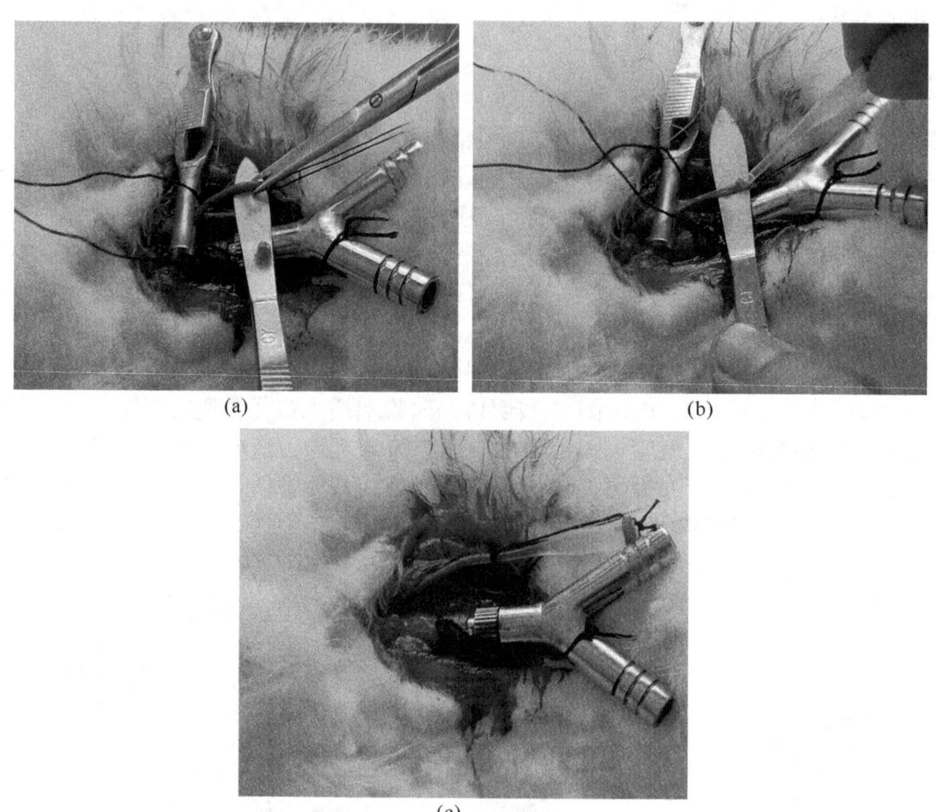

(a)　(b)　(c)

图 1-26　家兔颈总动脉插管术

3. 颈外静脉插管术　颈外静脉位于颈部两侧皮下（位置浅），胸锁乳突肌外缘。正中切开颈部皮肤后，用左手食指和中指将皮肤托起，在皮下小心向外侧分离即可找到暗红色，粗大壁薄的颈外静脉。用钝性分离将周围的软组织分开，分离出颈外静脉长约 3～4 cm，下穿两根丝线，远心端结扎，用镊子或手指托起静脉，用眼科剪向心方向剪一斜口，向心端插入备好的塑料管（采血管要事先充好 0.1%～0.5%肝素生理盐水，输血管要排净空气），如果观察中心静脉压则必须从右颈外静脉徐徐向内插入右心房口（兔大约 5～6 cm，狗约 10～15 cm）连接中心静脉压观察装置，看见液面随着呼吸上下波动则表示达到右心房口，用备好的丝线结扎固定。

颈外静脉插管主要用于输液、取血、给药和测量中心静脉压。

4. 迷走神经、减压神经、交感神经和膈神经的分离术　分离家兔颈部神经和血管时，应该根据“先神经后血管，先细后粗”的原则。

以分离颈总动脉的方法找到血管神经鞘。家兔的血管神经鞘除了迷走神经，交感神经外，还有减压神经。迷走神经是三条神经中最粗的一条神经，减压神经是其中最细的一条神经，位于迷走神经和交感神经之间，常与交感神经伴行，但位置常有变异。分离神经时，按减压神经、交感神经、迷走神经顺序依次分离。

小心分离血管神经鞘膜，找到最粗的迷走神经，先以玻璃分针细心地分离出迷走神经旁边的减压神经，穿线备用。减压神经如果成功分离，在连上引导电极及记录装置后可观察到先大后小的三角形群集放电波形，从监听器还可听到开火车样的声音。交感神经和迷走神经的分离方法与减压神经分离方法相同。

膈神经由第 4、5 颈神经腹支汇合而成，在颈部下 1/5 处与臂丛交叉进入胸腔，它不在颈部血管神经鞘内。在颈椎旁的肌肉上可见一细的垂直下行的膈神经，用玻璃分针在臂丛上方细心地分离出 2 cm 左右，下穿两根用生理盐水湿润的线，经引导电极可记录观察到群集放电波形，从监听器还可听到与呼吸运动节律相同的声音。见图 1-27。

迷走神经的分离主要用于观察心血管活动的神经调节，减压神经、膈神经的分离目的在于观察神经放电。

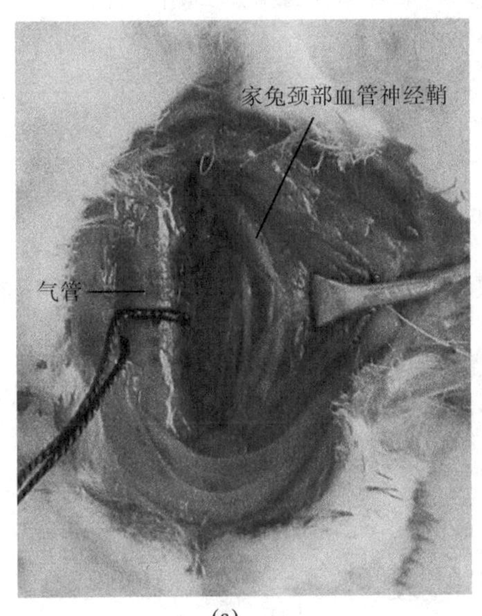

(a)

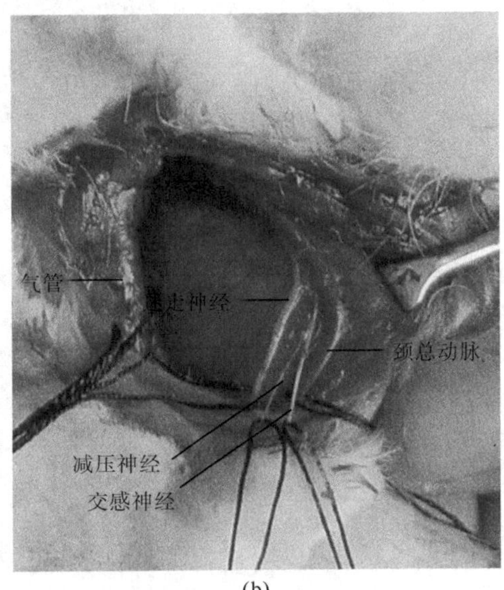

(b)

图 1-27　家兔颈部血管神经鞘内的血管和神经

(四) 腹部手术

腹部手术主要介绍输尿管插管术。

动物麻醉仰卧位固定于台上，剪去中下腹部的毛，做耻骨联合上缘向上的正中皮肤切口，兔长约 4～5 cm，狗长约 7～8 cm。沿腹白线剪开腹壁和腹膜，找到膀胱，将膀胱外翻，在膀胱底部两侧找到呈灰白色、条素状、质硬的输尿管，分开周围软组织，在输尿管下穿两根丝线，将靠膀胱端结扎，使输尿管内尿液充盈。用眼科剪向肾脏方向剪开输尿管一小斜口，插入充满生理盐水的小塑料管，可见尿液从塑料管内流出，结扎固定好插管。注意：两侧输尿管均应分离结扎。雄性动物应注意将输尿管和输精管区别。术中还要注意用温盐水纱布湿润手术视野以保持腹腔内和小肠的湿度、温度。

输尿管插管主要用于观察尿液量、质的变化。

(五) 股部手术

在股三角区，由外至内分别为股神经、股动脉、股静脉(图 1-28)。

1. 股动脉插管术　动物麻醉仰卧固定于台上，剪去腹股沟部位的毛，用手指触摸到股动脉搏动最明显处，沿着其走向做皮肤切口(注意：此处动脉、静脉位置较表浅)分离皮下筋膜，暴露出股三角区。在此三角区内，由外至内分别为股神经、股动脉、股静脉。用血管钳或玻璃分针小心分离出长约 3～4 cm 的股动脉(有搏动感)，远心端结扎，在近心端用动脉夹夹住，向心方向剪一斜口，插入充满 0.3%～0.5%肝素生理盐水的插管，结扎固定好插管。

股动脉插管主要供放血和测量动脉血压。

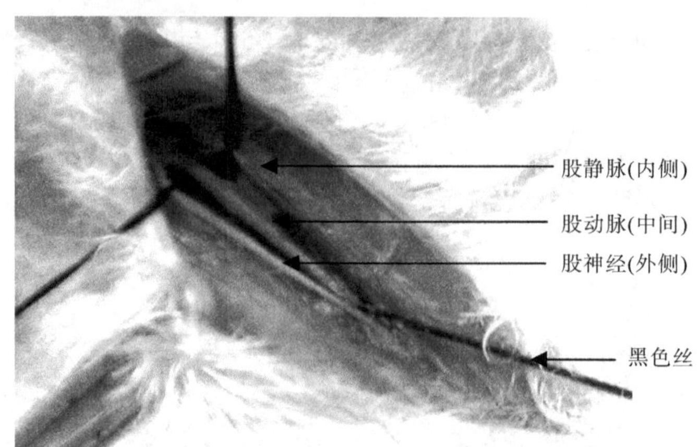

图 1-28　家兔股三角区的神经和血管

2. 股静脉插管　股静脉插管方法同股动脉，只是静脉血流方向与压力与动脉不同，在插管时不必用动脉夹夹住近心端。

股静脉插管主要供输血输液、采血、注射药物等，输液时要注意排空输液管内空气，多次采血时注意管内抗凝，可用 0.1%肝素生理盐水充满管腔。

（黄　凌）

第十六节　处方的基本知识

处方是医生根据病情需要开写的取药根据，包括药名、数量和用法等内容。处方体现选药和用法是否正确，关系到患者健康的恢复和生命的安全，所以医务人员必须以对人民负责的精神和严肃认真的态度对待处方。

1. 处方格式　一般医疗单位都印有处方纸，以求统一，处方包括以下几项：

(1)患者姓名、性别、年龄、门诊号、处方日期。

(2)处方上印有 Rp 或 R 的符号，旧拉丁文 Recipe“请取”的缩写。

(3)药名及药量。

(4)用法常以 Sig 或 S 开头(是拉丁文 Signa“标记”的简写)，但也可省略，直接写明具体用法即可。

(5)医生签名。

2. 开处方要注意以下事项

(1)字写要工整清楚，不要涂改。

(2)姓名、年龄、性别、日期都要填写，儿童年龄要具体是几个月、几岁，成人年龄有时可写“成”即可。

(3)药量对准药名写在后面，药量单位凡固体药以“克”为单位，液体药以“毫升”为单位的，可省去“克”、“毫升”字样，如果用“毫克”或“微克”或“国际单位”则必须写明。药量小数点必须写准确，小数点前如无整数，必须加零，如 0.3；整数后如无小数，也必须加小数点和零，如 3.0，以示准确，避免错误。一次处方药量应根据病情需要和药物性质酌定；一般药物以三日为宜；剧毒药应严格控制；病情变化快的时候只开一天甚至一次药量；慢性病可适当放宽，以减少患者就诊次数。

(4)开拉丁文处方时，药名字尾应写第二格。

(5)药物用法可用拉丁文缩写(表 1-13)，每日或每次剂量一般不应超过药典规定的极量，但病情特殊需要的不受此限。医生应在此剂量后另行签字，表示有意使用。

(6)一个处方同时用两种以上药物时应考虑有无配伍禁忌。处方完毕应仔细检查一遍，保证无误再签名交给患者，并向患者作必要说明。

3. 制剂与处方　药品经过加工制成利于应用和保存的成品，称药物制剂。制剂的形态称剂型。一般可分为液体、固体和软性三类剂型。不同制剂处方格式有所不同，但大致可分为两类。现将常用的不同剂型的特点及处方格式简介如下：

(1)单量处方：有些药物剂型的特点是每次用的单量是独立可分的。例如片剂每片单量是一定的，每次服用一片或几片都行。安瓿剂每支单量是一定的，每次注射一支或几支都行。属于这一类的剂型还有胶囊剂，共同处方格式如下：

R：药物及剂型名称，单位×总个数(片、支等)；

用法：每次多少量，每天几次，给药途径

习惯上如口服时可省写给药途径。

1)片剂(tabella)：片剂是药物与赋形剂混合后经压制成的圆片状制剂，具有含量准确，携带、保存、运输和服用方便等优点，是最常用的一种剂型。如果药物味苦，片剂外层包上一层糖衣，称为糖衣片。如果药物易被胃酸分解或对胃黏膜刺激性大，可以包一层肠溶衣，称为肠溶片。这种片剂在胃酸中不崩解，到达肠中才崩解。片剂的简单处方格式如下：

例：用盐酸小檗碱(berberinum)治疗痢疾，常用量 0.1 g/次，一天三次，给三天量，盐酸小檗碱片有 50 mg 和 0.1 g 两种。

拉丁处方：

R：Tab　berberini　0.1×9

Sig. 0.1　t. i. d

或 R：盐酸小檗碱片 0.1×9

用法：每次一片，一日三次。

(常简写为 Sig　0.1　t. i. d)

简写处方为：

R：盐酸小檗碱 0.1　t. i. d.×3

药典规定含有固定成分和含量的复方剂，可以不必写出含量。如复方阿司匹林(A·P·C 片)和复方甘草片等。

R：A·P·C　t. i. d.×3

2)注射剂(injection)：注射剂是供注射用的灭菌制剂，通常多装在叫安瓿的玻璃管内。所以又叫安瓿(Ampulla)，在水溶液不稳定的药物。如青霉素、链霉素等可将药粉封装在安瓿或密封闭小管内，临用时加入注射用水或生理盐水溶解后应用。

注射剂处方格式与片剂基本相同，有的药注射前要先做皮试，应加注明。

例 1：开写青霉素(penicillinum)治疗急性扁桃体炎处方，每次肌注 40 万单位，每天两次，三天用量。

R：Inj . penicillini 400 000×6

Sig. 400 000 U　i.m.　b.i.d.　AST(皮试后)

R：青霉素：注射剂 40 万 U×6

Sig. 皮试后 40 万 U i. m. b. i. d.

例 2：用阿托品(atropinum)注射剂，缓解内脏平滑肌痉挛，这一注射剂为含 0.5mg 硫酸阿托品 1ml 1 安瓿，处方可只写含量。

R：Inj. Atropini　0.5 mg×1

Sig. 0.5 mg　i.h. st.

或 R：阿托品注射剂 0.5 mg×1

用法：立即皮下注射 0.5 mg

（常简写为：Sig. 0.5 mg i.h. st.）

(2) 总量处方：有些药物剂型的特点是每次用的单量要临时从总量中分出，因此剂型上无一次用的单量，处方中剂量要写出所给总量。常用于内服的溶液剂、糖浆剂、酊剂和外用的软膏剂等。共同处方格式如下：

R：药物及剂型名称，浓度和总需要量

用法：每次多少量，每天几次，（或外用）

1) 溶液剂 (solutio)：溶液剂是指某挥发性药物溶解于水的澄清水溶液。两种以上药物同时溶解于水中，称为复方溶液。溶液可供口服、灌肠和外用。盛口服溶液剂药瓶，有 5ml 或 10ml 格的刻度标记，以便患者按格倒出服用。溶液剂的处方格式如下：

例：开催眠药水合氯醛 (Chlorali. Hydras) 处方。

R：10%　Sol. Chlorali. Hydratis　60.0

Sig. 10.0　h.s.

或 R：水合氯醛溶液 10%～60.0（也可写成 10%水合氯醛 60 ml）。

用法：临睡前服 10.0（常简写 Sig. 10.0 h. s.）

2) 糖浆剂 (syropus)：糖浆剂为浓度近饱和度 (85%) 的蔗糖水溶液在其中加入药物制成的剂型。糖浆味甜易服，且因含高浓度的糖，渗透压高，不易霉变。中草药合剂中常加糖作矫味剂，但因含糖量低容易长霉，须加适量防腐剂 0.1%～0.5%苯甲酸钠（或 0.03%～0.05%尼泊金）。糖浆剂常含有固定成分和浓度的药物。如小儿止咳糖浆，处方格式如下：

R：小儿止咳糖浆 100.0

用法：5.0. t. i. d.

3) 酊剂 (tinctura)：酊剂一般是指生药，用一定浓度的乙醇浸出或溶解的溶液（碘酊除外），供内服或外用。中草药常用浸渍法制成酊剂，可长期保存不易变坏，应在几天内用完。酊剂浓度不尽相同，但药典有统一规定，所以处方可省去浓度。处方格式与溶液剂同。

例：给胃肠绞痛患者开三次用量的颠茄 (belladonna) 酊，必要时服一次。

R：Tr. belladonnae　3.0

Aq. dest. ad　30.0

Sig. 5.0　S. O. S

或 R：颠茄酊　3.0

蒸馏水加至　30.0

Sig. 5.0　S.O.S

常简化如下，是否加水，由药房处理。

R：颠茄酊

Sig. 0.5　S. O. S

常用拉丁文缩写见表 1-13。

4. 小儿剂量的计算

(1) 根据体重计算

1) 1～6 个月：体重 (kg)=月龄×0.6+3（按出生时平均体重为 3 公斤，1～6 个月体重每月增加 0.6 kg 计算）。

2) 7～12 个月：体重 (kg)=月龄×0.5+3.6（按 7～12 个月的小儿体重平均每月增加 0.5 kg 计算）。

3) 1 周岁以上：体重 (kg)=岁数×2+7（按 1 周岁时平均体重为 9 kg，以后每年增加 2 kg 计算）。

例：异丙嗪（非那根）小儿剂量为 0.5 mg/kg 每次，7 岁儿童每次应给多少剂量？

如用注射剂，每安瓶 1 ml 含异丙嗪 25 mg，问应注射多少毫升？

该儿童体重=7×2+7=21 kg

表 1-13　处方中常见拉丁文简缩字表

分类	拉丁缩写	中文意义	分类	拉丁缩写	中文意义
药物制剂	Amp.	安瓿剂	用法	a.c	饭前
	Caps.	胶囊剂		a.m	上午
	Emul.	乳剂		AST.	皮试后
	Extr.	浸剂		b.i.d	每日二次
	Inj.	注射剂		h.s	睡前
	Lot.	洗剂		p.c.	饭后
	Loz.	喉片		p.m.	下午
	Mist(Mixt).	合剂		q.d.	每日一次
	Ocul.	眼膏		q.o.d.	隔日一次
	O1.	油剂		q.i.d.	每日四次
	Past.	糊剂		q.4.h.	每四小时一次
	Sol.	溶液剂		q.6.h	每六小量一次
	Syr.	糖浆剂		q.8.h	每八小时一次
	Tab.	片剂		q.m.	每晨
	Tr.	酊剂		q.n.	每晚
	Ung	软膏剂		p.r.n	必要时用(可反复用)
单位	gtt.	滴		s.o.s	必要时用(只用一次)
	g.或 gm.	克		st.(Stat)	立即
	i.u.	国际单位		t.i.d	每日三次
	μg (mog)	微克		aa.	各
	mg.	毫克		ad.	加至
	ml.	毫升		Aq.dest.	蒸馏水
给药途径	i.m.	肌肉注射		Co.	复方的
	i.v.	静脉注射		et	及
	p.o	口服		No.	数量
	p.r	直肠给药		S 或 Sig.	注明用法
	s.c.或 i.h	皮下注射			

一次药量=21×0.5 mg=10.5 mg(如用 12.5 mg 片，每次可用一片)

用注射剂量的计算：25 mg：1 ml=10.5 mg：X

$$X=\frac{10.5}{25}=0.42\text{ml}$$

此法简捷易行，但年幼者此量偏低，年长儿则此量偏大，应根据临床经验作适当增减。

(2)根据体表面积计算：因药物血浓度和作用与体表面积有平行关系，因此按体表面积计算药量更为合理，可按下列公式从体重计算体表面积：

$$体表面积(m^2)=体重(kg)\times 0.035(m^2)/kg+0.1(m^2)$$

30 kg 以上者，每增加体重 5 kg，增加体表面积 0.1 m^2。如 35 kg 为 1.2 m^2，40 kg 为 1.3 m^2，45 kg 为 1.4 m^2，50 kg 为 1.5 m^2。

$$药物用量=体表面积\times 药物量/平方米(mg/m^2)$$

药物量/平方米的求得方法：

1)药物由 mg/kg 换算成 mg/m^2，可根据身高和体重查得换算因子(表 1-14)后求得。

如某人身高 170 cm，体重 60 kg，从表 1-14 中查得换算因子 36。如某药用量为 3 mg/kg，按体表面积的药物用量为 3×36=108 mg/m^2。

2)如能在《药物手册》中直接查出药物/平方米，即可直接代进公式进行计算。

表 **1-14 身高、体重换算因子表**

身高(cm) 体重(kg)	40	50	60	70	80	100	110	120	130	140	150	160	170	180	190
5	22	19	17	15	14										
10	28	26	24	23	21	19	18								
15				26	25	24	22	21	19	18					
20					29	28	26	25	24	22	21				
25						30	28	21	26	24	23	21			
30						33	31	30	29	27	26	25			
35							34	32	31	30	28	27	26		
40								35	33	32	31	30	28	27	
45								37	35	34	33	31	30	29	28
50								38	37	36	35	34	32	31	30
55									39	38	37	35	34	33	32
60									41	39	38	37	36	35	34
65										41	40	39	38	36	35
70										42	41	40	39	38	37
75										44	43	41	40	41	38
80										45	44	43	42	42	40

(黄　凌)

第四章　天然药物化学基本知识及技能

天然药物化学成分的提取、分离和鉴定是贯穿于天然药物化学全部实验过程的基本操作单元。正确和熟练掌握实验基本操作技能是培养学生严格认真的科学态度与良好工作习惯、促进理论与实践结合的重要环节。天然药物主要来源于植物、动物、海洋生物、矿物和微生物等。大部分是植物类，其特点是所含成分复杂、结构相似产物共存、甚至同时含有多种活性成分。另外天然药物品种繁多，因地区用药习惯、文献的记载混乱等诸多原因，常致品名混乱。即使同一品种其所含成分和含量也因产地、药用部位、采集时间、贮存条件及存放时间等的不同而变化。因此，在实验之前，必须对材料进行品种鉴定。确定学名，记录采集地、时间和药用部位，标明鉴定人，并留样备查。研究天然药物时，应首先查阅有关文献资料，了解前人对该植物或同属植物中化学成分的分离、药理作用及临床研究概况，特别应查找调研活性成分的各种提取分离方法、工业生产方法，再根据具体条件进行设计，确定合理的提取分离技术路线。

第十七节　天然药物化学成分提取操作技术

一、溶剂提取法

天然产物按极性大体可分为三类：极性(亲水性)、非极性(亲脂性)、中等极性(亲水性与亲脂性均弱)。依据相似相溶的规律，亲水性化学成分易溶于极性溶剂，亲脂性化学成分易溶于非极性溶剂，通过对提取成分及与其共存成分的极性差异来选择提取溶剂是通用的方法，因此选择适当的溶剂是提取成功的关键。常用溶剂的极性从小至大排列顺序为：

石油醚 < 苯 < 无水乙醚 < 三氯甲烷 < 乙酸乙酯 <正丁醇< 丙酮 < 乙醇 < 甲醇 < 水

提取时各个环节涉及的影响因素较多，一般要考虑溶剂选择、提取方式、药材粉碎度、温度、时间、溶剂用量等。其中溶剂的正确选择是关键，既要考虑溶剂对有效成分的溶解能力，同时还要兼顾安全性、方便后处理、易得、廉价等因素。

1. 煎煮法　药材粉碎后按计算量置适当容器(尽量避免用铁质容器)中，加 10～15 倍量水加热煮沸。一般煎煮 2～3 次，第 1 次 1.5 h，第 2、3 次可酌减加水量和煎煮时间，过滤后合并滤液，浓缩即可得浸膏。

本法操作简单，是一种传统的提取方式，由于水是一种特殊的提取溶剂，可以溶胀破坏植物的细胞壁，同时先溶出的很多化学成分在水中可以产生增溶助溶作用，因此不仅仅是极性成分被提取出来，有些弱极性的成分也可以被提取出来。含挥发性成分及遇热易破坏成分的天然药物不宜用本法。含淀粉等多糖类较多的药材因煎煮后呈糊状，提取液黏稠，过滤困难，也不适宜采用本法。

2. 渗漉法　将药材粗粉置渗漉筒内，使溶剂自上而下匀速流动，达到提取天然产物的一种浸出法。方法是将渗漉筒固定在铁架台上，调节合适高度以方便接收，筒内下端放置纱布或滤纸，关闭渗漉筒。将药材放在容器中，加少量提取溶剂搅拌润湿后放入渗漉筒中，药材适当压紧。从渗漉筒上部加入提取溶剂将药材浸没，保持浸泡一定时间。打开渗漉筒，从下端接收渗漉液，渗漉速度一般每 100 g 药材 3～5 ml/min 为宜。装筒均匀、松紧合适，充分浸渍和控制流速为关键。通常收集渗漉液约为药材重量的 8～10 倍，或以成分鉴别实验来决定渗漉终点。生产上，则可将后期的稀渗漉液进行再利用来提高溶剂的浸出效率。因渗漉是在常温下操作，故适用于热敏成分的提取。根据提取成分的差异常用溶剂有酸水、碱水、不同浓度的乙醇和水等。溶剂消耗量大和提取时间长是本法的不足之处。渗漉装置见图 1-29。

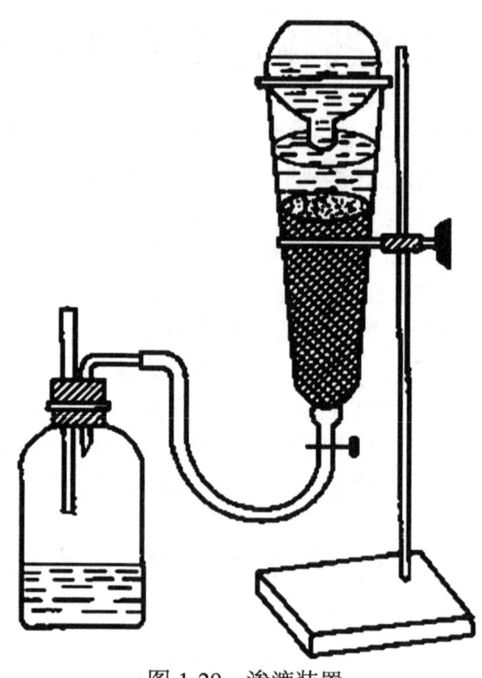

图 1-29 渗漉装置

3. 回流提取法 将药材粗粉置于圆底烧瓶中，添加 10 倍量左右乙醇或其他低沸点有机溶剂至烧瓶容量的 1/2～2/3 处，接上球形或直形冷凝管，置电热套或水浴中加热回流 2 h，趁热滤取提取液，药渣再用同等量新溶剂回流 2～3 次，若成分在溶剂中不易溶解或药材质地坚实不易溶出时，需适当延长每次提取时间或增加提取次数，合并滤液，浓缩即得提取物浸膏。本法提取效率较高，但脂溶性杂质多、不适用于热敏性成分的提取是其缺点。

4. 连续回流提取法 亦称索氏提取法(或沙氏提取法)，选取合适规格的索氏提取器，按照由下到上的顺序安装固定好索氏提取器(即先放置好热源，其次固定好溶剂瓶，再安装提取器中心部分，最后安装冷凝器)。整套仪器应保持垂直。将待提取的药材小心放入索氏提取器的中心部分，药材上端用重物(如玻璃球)压住，以免受溶剂浸泡时上浮飘起。取适量提取溶剂放入溶剂瓶中，并加沸石。打开冷凝水，调节热源进行加热回流提取。提取结束后首先关闭热源，待提取液完全冷却后再按由上到下的顺序拆卸仪器，并将提取液转移到合适的容器后浓缩即可。

本法弥补了分次加热提取法中需要溶剂量大并操作麻烦的不足，但提取时间较长，一般约需 4～10 h 才能提取完全，因此，对热敏成分慎用。

注意事项：

(1) 如果用非水溶剂提取则整套索氏提取器应无水干燥。

(2) 待提取样品放置的高度不应超过仪器中部的虹吸管高度。

(3) 溶剂使用量应低于溶剂瓶容积的 2/3。

(4) 整套仪器磨口连接部分要密闭。

5. 超声提取法 本法利用超声波高频率的振动，产生并传递强大的能量给药材和溶剂，使它们作高速度的运动，同时超声波产生的空化现象可击碎药材，加速药材中的成分溶入溶剂，从而增加了提出效率，因此超声提取法的提取效率较高。操作时只需把用溶剂浸泡的药材加上一定频率的超声波即可，本法操作简便，提取时间一般只需数十分钟，适用于各种溶剂对药材进行提取，不需高温也可达到提取实验目的，故也适用于对热敏成分的提取。工业化生产的设备目前还处于研究阶段。

二、水蒸气蒸馏法

水蒸气蒸馏法是指将含有挥发性成分的药材与水共蒸馏，使挥发性成分随水蒸气一并馏出的一种浸提方法。水蒸气蒸馏法只适用于具有挥发性、能随水蒸气馏出而不被破坏、与水不发生反应而又难溶于水的天然产物的提取。实验室用的水蒸气蒸馏装置见图 1-30。

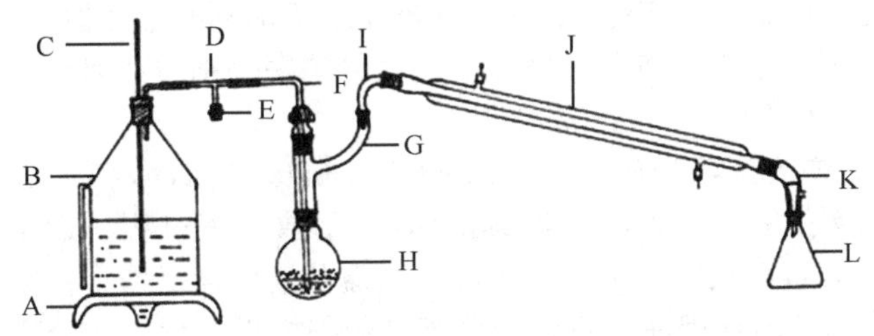

A.电炉 B.水蒸气发生器 C.安全管 D.T 形管 E.安全阀 F.导气管 G.Y 型管 H.蒸馏烧瓶 I.弯头 J.冷凝器 K.尾接管 L.接受器

图 1-30 实验室用水蒸气蒸馏装置

操作时将药材粗粉置蒸馏瓶中，加适量水充分润湿，药材体积为蒸馏瓶容量的 1/3 为宜。加热水蒸气发生器产生水蒸气，通入蒸馏瓶中，将药材中的挥发性成分共同蒸馏出来，经冷凝管冷凝后收集于接受瓶中。蒸馏中断或完成时，必须先打开三通管的螺旋夹，使与大气压相通后，才能停止加热水蒸气发生器，以免蒸馏瓶中液体倒吸入水蒸气发生器内。分离一些在水中溶解度较大的挥发性成分常采用盐析法，在蒸馏液中加入饱和量的氯化钠或硫酸铵等，促使挥发性成分自水中析出，或采用低沸点脂溶性溶剂萃取得到。

三、超临界流体萃取法

超临界流体是物质处于临界温度和临界压力以上时所形成的一种特殊的相态，其物理性质介于液体和气体之间，具有密度接近液体、黏度近于气体、扩散系数大于液体百倍、介电常数随压力增大而增加等特性，从而呈现出较液体溶剂更易于穿透样品介质的优点。超临界流体萃取法是利用超临界流体作为萃取剂从液体或固体样品中萃取化学成分的方法。应用本法提取天然产物，常用的萃取剂是超临界二氧化碳。在超临界状态下，将二氧化碳超临界流体与待分离的物质接触，利用程序升压使其有选择性地依次把不同极性、不同沸点和不同分子量的组分萃取出来。借助减压、升温的方法使超临界流体变成普通气体，被萃取物质则自动析出，从而达到分离提纯的实验目的。对极性大、分子量大的成分萃取需加入夹带剂如水、甲醇、乙醇等来增加极性、提高其溶解度。超临界二氧化碳萃取技术虽已显示很多优点，但由于工艺技术要求高，属高压设备，投资较大，工业化生产目前尚处于发展阶段。

第十八节 天然药物化学成分的分离、纯化操作技术

一、萃 取

萃取是天然药物化学实验中用于分离、纯化有效成分的常用操作之一。一般性萃取操作分析化学已经学过，这里不再赘述。

1. pH 梯度萃取法 pH 梯度萃取法是分离酸性、碱性、两性成分常用的手段。其原理是由于

溶剂系统 pH 变化改变了它们的存在状态(游离型或解离型)，从而改变了它们在溶剂系统中的分配系数。如混合黄酮苷元，由于结构中酚羟基的数目和位置不同，各自所呈现的酸性强弱不同，可使其首先溶于有机相(如三氯甲烷或乙醚)中，然后依次用5%碳酸氢钠、5%碳酸钠、1%氢氧化钠、4%氢氧化钠的水溶液萃取，黄酮苷元按照酸性从大到小的顺序被分别萃取到碱水层而达到分离的实验目的。分离碱性强弱不同的游离生物碱(如溶解于三氯甲烷中的各种生物碱)，可用 pH 由高至低的酸性缓冲溶液顺次萃取，使生物碱按碱性由强到弱的顺序分别萃取出来。亦可将生物碱的酸水溶液加氨水调节使 pH 逐步变大，然后每次 pH 增加到特定数值(依据具体生物碱是否游离确定)即用三氯甲烷萃取，生物碱按照碱性从小到大的顺序分别被萃取到三氯甲烷层而达分离的实验目的。

2. 逆流分溶法 逆流分溶法(countercurrent distribution，简称 CCD 法，亦称逆流分布法、反流分布法或逆流分配法)是一种多次、连续的液-液萃取分离过程。CCD 法分离过程示意图见图 1-31，经由若干乃至数百只管子组成的 Craig 逆流分溶仪器操作，作数百次甚至千余次两相溶剂的振摇、静止、分离、转移程序，将两个分配系数很接近的化合物分离。操作前首先根据分配层析的行为分析、推断和选择对混合物分离效果较好，即分配系数差异大的两种不相混溶的溶剂，通过实验测知要经多少次的萃取转移而达到真正的分离。本法操作条件温和，样品容易回收，特别适合于分离因子较小、中等极性、不稳定物质的分离。样品极性过大过小，或分配系数受浓度、温度影响过大时则不宜用本法分离。易于乳化的溶剂系统也不宜采用。

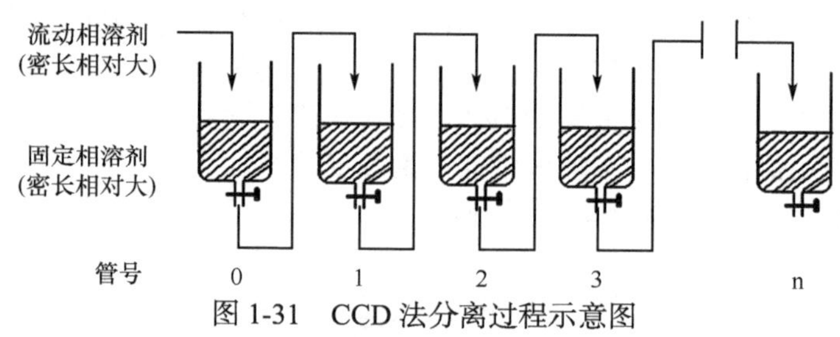

图 1-31 CCD 法分离过程示意图

3. 液滴逆流色谱法 液滴逆流色谱法又称液滴逆流分配法，原理类似逆流分溶法，是流动相在固定相的液柱中呈液滴形式垂直上升或下降达到样品分离的方法。对溶剂系统的选择基本同逆流分溶法，但要求两类溶剂能尽快分离成两相，并可生成有效的小液滴。由于流动相形成的液滴在细的分配萃取管中与固定相有效地接触、摩擦不断形成新的表面，促进了样品在两相溶剂中的分配，故其分离效果往往比逆流分配法好。且不会产生乳化现象，用氮气压驱动流动相，被分离物质亦不会因遇空气中的氧气而被氧化，特别适用于皂苷类的分离。虽然本法对高分子化合物的分离效果较差，处理样品量较小(1 g 以下)，但目前在皂苷、生物碱和酸性成分等天然产物的分离与精制方面已得到广泛应用，并取得良好的效果。商品化设备市场有销售。

4. 高速逆流色谱 高速逆流色谱亦属于逆流色谱的范畴，经过多年的发展，现在的高速逆流色谱一般是采用同步行星式的设计，主要是利用在高速旋转状态产生的二维离心力场的作用下使两种互不相溶的溶剂快速有效的对流，从而使样品能够快速进行多次萃取而进行分离，操作过程中的影响因素主要有溶剂体系的选择、旋转速度、流动相的流速、温度等影响。溶剂体系选择类似于传统色谱流动相的选择，不同的是高速逆流色谱溶剂选择是根据样品在固定相和流动相两者之间的分配比，待分离的样品的 K 值(分配系数)最好在 0.6～1.5 范围之内，这样才会有较好分离效果。转速主要体现在固定相的保留率上，一般转速越高固定相保留率也比较高，分离效果好。流速要适中，太大会降低固定相保留率，太低会造成拖尾。温度恒定对体系的重复性有着重要的影响，不同的温度即使同一个溶剂体系也可能有着不同的分离效果。选择溶剂系统的一般程序主要是查文献、条件选择、上机实验、体系优化这几个步骤。溶剂条件选择主要是判断待分离组分的分配系数如何，可以通过将体系加入试管，加入样品，观察上下相的颜色，同时再取等量的上下相溶液进行薄层色谱展开观察斑点大小来判断。一般上下两相的比重相差越大固定相的保留率越高，固定相一般为轻相溶剂。

二、柱色谱分离技术

1. 硅胶柱色谱　硅胶色谱是最常用的色谱方法，适用于亲脂性成分的分离，广泛用于萜类、甾体、强心苷、苯丙素、黄酮、醌类、生物碱等类化合物的分离。色谱用硅胶为多孔性物质，具有四面体硅氧烷交链结构，由于其骨架表面具有许多硅醇基(-Si-OH)而具有吸附性能。硅胶露置空气中极易吸收水分，此种水分几乎呈游离状态存在，当加热至 100℃左右能逐渐失去水分子，这种吸附和解吸附是可逆的。硅胶的活度与水分的含量有关(表 1-15)，含水量越高，则吸附力越弱，反之亦然。当游离水含量高达 17%以上时，其吸附能力极低，因而可作为分配色谱的支持剂。

表 1-15　硅胶含水量与活性的关系

硅胶含水量(%)	0	5	15	25	38
活　度	Ⅰ	Ⅱ	Ⅲ	Ⅳ	Ⅴ

由于硅胶容易吸水，因此在用前最好进行脱水活化。硅胶在 100℃加热就能逐渐失去所含的水分，加热到 100℃以上就可除去挥发性杂质。通常经 120℃加热活化 24h，可得活度为Ⅰ级的无水硅胶，但由于活度Ⅰ级的无水硅胶吸附力太强，在实际应用中分离效果并不好，而且还能引起某些化合物发生化学变化，所以在柱色谱法中最常用的是活度为Ⅱ、Ⅲ级的硅胶。常压柱色谱一般选用 200～300 目硅胶，加压柱色谱可选用薄层色谱用硅胶以增加分离效果。

(1)硅胶吸附色谱

1)色谱柱的选择：有多种色谱柱可供选择。现多用下端带有聚四氟开关和垂熔筛板的色谱柱。如果选用加压色谱方法则色谱柱的上端需带有标准磨口，同时下端开关能够控制流量。在用硅胶管做控制开关的色谱柱时，含氯的溶剂如三氯甲烷、二氯甲烷等对胶管的腐蚀很大，常会导致胶管的膨胀和变形，在使用时要经常检查下端连接的胶管，以防洗脱剂发生泄漏，造成柱中的洗脱剂流干，导致分离的失败。柱内径与柱长之比通常为 1：10～1：20，若色谱柱粗而短，则分离效果较差。若柱过长而细，分离效果虽好，但流速慢，消耗时间太长，上样量也受限。样品长时间吸附在硅胶上和长时间被光照射会使样品中的某些成分发生变化，过长的柱子装填均匀难度也较大，故一般对于分离复杂样品常先使用短而粗的柱子进行粗分，然后对于经过粗分且成分相对较简单的样品再用细而长的柱子进行分离。所用的色谱柱应比装入吸附剂的柱长再长一段，以便预留给洗脱剂一定空间。为了防止溶剂的挥发及减少溶剂的加入次数，色谱柱上可覆一盛装溶剂的玻璃瓶或分液漏斗。

2)吸附剂的用量：吸附剂的用量要根据被分离样品的组成及其是否容易被分开而决定。一般来说，吸附剂用量为样品量的 20～50 倍。若样品中所含成分的性质很相似，则吸附剂的用量要加大，可增至 100 倍或更大些。硅胶对极性小的化合物如不含氧萜烯类的吸附力较弱，根据分离效果其用量也可加大，可为样品量的 100～200 倍。

3)装柱方法：色谱柱中固定相要求填装均匀，且不带有气泡。若松紧不一致，则被分离物质的移动速度不规则，影响分离效果。装柱时首先将色谱柱垂直地固定在支架上，在管的下端塞少许脱脂棉，使棉花成为一个表面平整的薄层，然后用下述方法装柱。

a. 干装法：将硅胶均匀、不间断地倒入柱内。通常在柱的上端放一个漏斗，使硅胶成一细流状慢慢地加入柱内。必要时轻轻的敲打色谱柱，使其填装均匀，尤其是在填装较粗的色谱柱时，更应小心。色谱柱装好后打开下端活塞，然后沿管壁慢慢倒入洗脱剂(注意在洗脱剂倒入时，硅胶不得被冲起)，硅胶湿润后柱内不能带有气泡。如有气泡需通过搅拌等方法设法除去，也可以加完洗脱剂后通入压缩空气使气泡随洗脱剂从下端流出。

b. 湿装法：因湿法装柱容易赶走气泡，故一般以湿法装柱较好。首先将硅胶放置于烧杯中，加入一定量的洗脱剂，经充分搅拌，待硅胶内的气泡被除去后再一次性慢慢加入柱内。一边沉降一边添加，直到加完为止。硅胶的加入速度不宜太快，以免带入气泡。必要时可在色谱柱的管外用洗耳球轻轻敲打，使硅胶均匀的下降，有助于硅胶带入的气泡上升溢出。硅胶加完后，仍使洗脱剂流滴大约 2～3 个保留体积进行沉降（可反复用接收的洗脱剂），然后使色谱柱中高于硅胶面上的洗脱剂几乎全部流入接收瓶内，正确计量接受瓶中的溶剂量，总加入量与流出量之差即为色谱柱内包含的洗脱剂体积，即色谱柱的保留体积。知道保留体积多少，就能主动掌握大致在什么时候收集洗脱液，当变换洗脱剂的时候，也能估计到新洗脱剂的前沿在什么时候开始。

为了使色谱柱装的更加均匀，提高分离效果，同时也为了除去硅胶中含有的杂质，通常是色谱柱装好后，先不急于上样品，而是先用新配制的洗脱剂洗脱一段时间，待回收洗脱剂后不出现残渣时再上样品。

4）样品的加入：样品的加入有湿法加样和干法加样两种方法。湿法加样虽具有吸附剂对样品的死吸附较少和样品回收率较高等优点，但因所用溶剂较难选择、样品谱带较宽以及获得均匀的样品谱带较难等缺点，故较少使用。

a. 湿法加样：先将样品溶解于用作首先使用的洗脱剂的溶剂中，如果样品在首次使用的洗脱剂中溶解度小，可改用极性较小的其他溶剂，但溶剂的极性要尽可能的小，否则会大大降低分离效果，并有可能导致分离失败（必须完全溶解）。先将色谱柱中硅胶面上多余的洗脱剂放出，再用滴管将样品溶液慢慢加入，在加入样品时勿使柱面受到扰动，以免影响分离效果。

b. 干法加样：先将样品溶解在易溶的有机溶剂中。样品溶解体积不要太大，通常不要超过色谱柱保留体积的 30%，否则会造成死吸附过多和大量样品进入多孔性硅胶的内部，影响分离效果和降低样品回收率。但样品体积也不宜太小，体积太小会造成溶液过浓，同样会影响拌样质量进而影响分离效果。称取一定量硅胶（通常为色谱柱中硅胶量的 10%～15%），置于蒸发皿中，用滴管慢慢加入样品溶液，边加边搅拌，待硅胶已完全被样品溶液湿润时自然挥干溶剂（为提高效率可提前拌样），如果样品溶液还没有加完，则可重复上述步骤，直到加完为止。首先留下色谱柱中硅胶面上的洗脱剂少许，然后挥干溶剂后的附有样品的硅胶按干法装柱的方法装入柱内，但要注意在样品加入时不要使柱面受到扰动，加样后柱面要平整同时不得有气泡。

5）洗脱：样品全部加完后，打开活塞将多余液体徐徐放出，当液面与柱面相平时，再用少量溶剂洗涤盛样品的容器数次，洗液全部加入色谱柱内，当液面与柱面相同时，缓缓加入洗脱溶剂，使洗脱剂的液面高出柱面约 15 cm 在柱面上加入约 2～3 cm 厚的硅胶（慢慢加入，不要产生气泡），最后在硅胶上方加入一团脱脂棉，以防止每次加入洗脱溶剂时破坏色谱柱面，影响分离效果。流份的收集多按等馏分收集法收集。由于一个色带中往往含有多种成分，故一般不用按色带收集方法。等馏分收集法理论上说每份收集的体积越小，则将已分离开的成分又重新人为地合并到一起的机会就越少，但每份收集的体积太小，必然要大大的加大工作量。每份洗脱液的收集体积，应根据所用硅胶的量和样品的分离难易程度的具体情况而定，通常每份洗脱液的量不高于柱的保留体积或硅胶的用量。如所用硅胶的量为 200 g，则每份洗脱液收集的量最大为 200 ml。但若所用洗脱剂的极性较大或被分离成分的结构很相近，则每份的收集量还要小一些。为了及时了解洗脱液中各洗脱部分的情况，以便调节收集体积的多少和选择或改变洗脱剂的极性，现在多采用薄层色谱方法来检查。根据色谱的结果，可将成分相同的洗脱液合并或更换洗脱剂。采用薄层色谱方法来检查洗脱液的分离情况，既可在回收溶剂之前，也可在回收溶剂之后，可根据具体情况而定。通常当上样量较大时，在回收溶剂后进行；当上样量较少时，则在回收溶剂之前进行。回收溶剂后，用易溶的溶剂溶解，在放置过程中有时可得到单一成分结晶。如果仍是几种成分的混合物，则还需进行反复分离直至得到单体化合物。

在整个操作过程中，必须注意不使吸附剂表面的液体流干，否则会使色谱柱中进入气泡或形成裂缝。同时洗脱液流出的速度也不应太快，流速过快，柱中交换达不到平衡，也会影响分离效果。

6）洗脱剂的选择：硅胶、氧化铝等对天然药物中化学成分的吸附属于物理吸附，亦称表面吸附，是由于吸附剂表面分子与溶质及溶剂分子的分子间力相互作用而引起的。物理吸附的特点是无选择性、吸附与解吸附过程可逆、且可快速进行，吸附强弱及先后顺序大体遵循“相似相吸”的经验规律。在分离过程中溶质分子与溶剂分子、溶质分子相互间对吸附剂表面发生不断争夺。由于被分离物化学结构不同、性质不同，对吸附剂表面的争夺能力也不同，故可以通过色谱方法将不同化学结构的成分分离。同样，洗脱溶剂不同，其对吸附剂表面的争夺能力也不同，故其洗脱能力也不同。

硅胶、氧化铝等均为极性吸附剂，化合物的极性越强，吸附剂对其吸附力就越强、保留时间越长或 Rf 值就越小；洗脱剂的极性越大，其洗脱能力就愈强；吸附剂的含水量愈大，其对化合物的吸附力就愈弱。值得注意的是洗脱剂的洗脱能力与其极性虽有关系，但并不呈线性关系，如极性大体相同的三氯甲烷-丙酮混合液和三氯甲烷-甲醇混合液，其对化合物的洗脱能力可能会相差很大，有时用前者可以将不同化合物分开，用后者就不一定能分开，但也有可能相反，这是因为在分离过程中不仅要考虑化合物与吸附剂表面的相互作用，而且还要考虑化合物与洗脱剂间的相互作用，如形成分子间氢键、洗脱剂对化合物的溶解度等。

在选用洗脱剂时，应从低极性溶剂开始，逐步增加洗脱剂的极性，使吸附在吸附剂上的成分逐个被洗脱下来，从而达到分离的实验目的。如果样品极性小，可选用石油醚或（环）己烷作起始溶剂，如果样品极性较大则可选用三氯甲烷或乙酸乙酯等中等极性溶剂作起始溶剂，待起始溶剂洗脱力不够时，再逐渐加大洗脱剂的极性。

通常在进行柱分离之前，需要根据薄层色谱结果选用柱色谱的洗脱剂和用于馏分检查时的薄层色谱条件。值得注意的是薄层色谱的条件不能直接照搬到柱色谱中去，薄层色谱只能提供最初的起始洗脱剂和更换的洗脱剂。通常的做法是先用石油醚、三氯甲烷、乙酸乙酯等单纯的溶剂进行展开，如果最前沿斑点的 Rf 值在 0.2～0.3 之间，则该溶剂可以作为最初的起始溶剂，如果待分离化合物已经较纯则选用 Rf 值还要更小；选用好最初的起始溶剂后，将所选的溶剂与其他溶剂进行配对（溶剂的种类和比例均可进行多选），通过观察比较薄层色谱结果，根据分离效果选取最佳配对溶剂，从而决定加大洗脱剂极性的最佳溶剂；如果还需要选用第三种更换溶剂，则可通过双向薄层的方法进行。

（2）硅胶分配色谱

1）分配色谱原理：分配色谱法是用一种多孔性物质作为支持剂，将极性溶剂在色谱过程中固定在支持剂上作为固定相，用另一种极性较小的溶剂作为流动相进行洗脱的方法。由于流动相连续的加入，混合物中各成分一次又一次的在固定相与流动相之间按其分配系数进行无数次的分配，实际上就是流动相把成分从固定相中连续不断的提取出来并向前移动的过程。结果是在流动相中分配量大的成分移动速度快，保留时间短；在流动相中分配量小的成分移动速度慢，保留时间长，从而达到使混合物中各成分彼此分离的实验目的。硅胶中游离水含量达 17%以上使用时即为分配色谱。

分配色谱的基本操作与吸附色谱大体相同，但也有它的特殊性，在使用时要引起注意，否则会直接影响分离效果。

2）装柱：装柱前要先将支持剂与一定量的固定相搅拌混合均匀，然后将混有固定相的支持剂倒入盛有流动相溶剂的容器中赶出气泡，按一般湿法装柱方法进行操作。因分配色谱是使用不相互溶的两种溶剂，所以必须预先使两相溶剂放在一起振摇，待流动相用固定相饱和后再使用。否则，在色谱进行过程中当通过大量流动相溶剂时，会把支持剂中的固定相溶剂溶解出来，最后只剩下支持剂，也就不成为分配色谱，并有可能导致整个分离失败。

色谱柱固定相支持剂段直径与长度的比为通常为 1：10～20,，对分配系数较接近成分的分离，往往可加大到 1：40 以上。一般一米长的色谱柱的分离效果能相当于数百支逆流分溶管或数百个分液漏斗的萃取效果。

支持剂的用量通常较吸附色谱大，一般样品与支持剂的用量之比为 1：100～1000。其具体用量主要取决于分离的难易，对分配系数比较接近的成分的分离甚至可采用 1：10000。因物质的分配系数有随温度变化的特点，因此对要求较高的实验，色谱管最好能保温。

3）样品的加入：样品上柱有 3 种方法：如样品能溶于流动相溶剂，可用少量流动相溶剂溶解，加于柱顶再行洗脱；如样品难溶于流动相而易溶于固定相时，则可用少量固定相溶剂溶解，再用支持剂硅胶吸着，装于柱顶再行展开；如果样品在两相溶剂中的溶解度均不大，则可另选其他溶剂溶解后，加干燥支持剂拌匀，待溶剂挥发除尽后，加 0.5～1.0 倍量固定相溶剂拌匀，再装于柱顶。

4）洗脱：加样完毕后，用流动相溶剂进行洗脱，按等份收集各馏分，回收溶剂，用薄层色谱等方法检查，合并相同者。

在分配色谱进行过程中，要尽量使溶质在两相溶剂之间达到平衡，故流动相的流速要慢，通常要根据成分的分离难易程度来调整流速。

5）溶剂系统的选择：主要根据样品的溶解度来选择适当的溶剂系统，也可借助硅胶分配薄层色谱的结果来摸索分离条件，或者查阅前人分离同类型化合物时的资料作为参考。一般来讲，生物碱类或酸性物质可用缓冲溶液作固定相。

（3）特殊硅胶色谱：在硅胶中少量加入一些试剂，以改良硅胶的性能、提高分离效果，这种硅胶称为改良硅胶。如果加入的试剂能与天然药物成分形成络合物，则该种色谱称为传荷色谱或络合色谱。天然药物成分与试剂的络合力越强，则硅胶对其吸附力就越强，洗脱的保留时间越长或 Rf 就越小。在硅胶中常常加入的试剂有硝酸银、硼酸、硼砂等。加入的试剂量要适当，如硝酸银一般为 2.5%，其操作技术和硅胶吸附色谱相似。

2. 氧化铝柱色谱　氧化铝与硅胶一样同属于极性吸附剂，主要用于亲脂性化合物的分离。氧化铝具有价廉、吸附力强、载样量大等优点。但对于含有羧基的化合物、酸性较强的酚类化合物等能形成死吸附，对于一些对碱性敏感的化合物如内酯类、强心苷类、某些萜类等易发生内酯环开裂、酯的水解、异构化、聚合等副反应，同时由于氧化铝的颗粒较粗，影响了它的分离效果，故氧化铝主要用于一些对弱碱稳定的亲脂性成分特别是生物碱的分离和天然药物成分中杂质的脱除及精制。

通常使用的氧化铝有三种即碱性氧化铝、中性氧化铝和酸性氧化铝。碱性氧化铝主要用于对弱碱稳定的生物碱类、甾体类、醇类等化合物的分离，因对醛、酮类化合物有时可使其发生聚合等副反应，故一般不用。中性氧化铝可用于醛、酮、醌、某些苷类、内酯类等的分离。酸性氧化铝主要用于一些酚酸类化合物的分离。

氧化铝含水量与其吸附活性密切相关，其关系见表 1-16。

表 1-16　氧化铝含水量与活度的比较

氧化铝含水量（%）	0	3	6	10	15
活度	Ⅰ	Ⅱ	Ⅲ	Ⅳ	Ⅴ

氧化铝柱色谱的一般操作以及洗脱剂的选择、吸附力与结构的关系、样品用量、上样方法等与硅胶柱色谱大致相同，可参考硅胶柱色谱的方法进行。值得注意的是氧化铝的吸附力较强、载样量较大，分离同样量的样品可适当少用一些吸附剂。另外还要注意氧化铝色谱有对一些成分易产生死吸附，样品回收率较低，容易使一些成分发生副反应等缺点。

3. 聚酰胺柱色谱　聚酰胺（polyamide）系由酰胺聚合而成的一类大分子化合物。聚酰胺既有半化学吸附即氢键吸附色谱的性质，又有物理吸附色谱的性质，属于双重色谱吸附剂。聚酰胺广泛应用于黄酮类、醌类、酚酸类、木脂素类、生物碱类、萜类、甾体类、糖类以及氨基酸类等各种极性、非极性化合物的分离。特别是在黄酮类、醌类、酚酸类等多元酚类化合物、含有羧基的化合物以及含有羰基的化合物分离中具有独特的优势。同时聚酰胺色谱的应用也为其他类天然药物成分的分离提供了一种新的手段。

（1）聚酰胺预处理：聚酰胺具有许多种类，如锦纶 6、锦纶 66、锦纶 11 以及锦纶 1010 等（锦纶后的数字为取代基或酰胺单元中的碳原子数目），其中锦纶 6（聚己内酰胺）和锦纶 66（聚己二酰己二胺）在色谱中最常用。锦纶 6 和锦纶 66 既有亲水的性质，又有亲脂的性质，故它们既可用于分离水溶性成分，又可用于分离脂溶性成分。锦纶 11 和锦纶 1010 在色谱中用得较少。

无论是从市场上购买的聚酰胺，还是自己制备的聚酰胺，通常含有两类杂质。一种是锦纶的聚合原料单体（己内酰胺）以及小分子聚合物，另一种是由锦纶带来的蜡质（锦纶丝在制成后，表面层涂过一层蜡）。这些杂质在聚酰胺使用前均应设法除去，否则聚合原料单体及小分子聚合物能与酚类化合物形成复合物，蜡质能被有机溶剂洗脱下来，可与已分离的成分混合在一起，污染被分离的化合物。

除去聚合原料单体、小分子聚合物和蜡质等杂质一般可采用依次用 90%～95%乙醇溶液、5%氢氧化钠水溶液、10%醋酸水溶液洗涤的方法。其具体操作方法如下：

取聚酰胺颗粒，加入 90%～95%乙醇溶液浸泡，不断搅拌，除去气泡后湿法装入色谱柱中。用 3～4 倍量的 90%～95%乙醇溶液洗涤，洗至洗液澄明并蒸干后不留残渣或只留极少残渣为止。再用 2～3 倍量的 5%氢氧化钠水溶液、1 倍量的蒸馏水、2～3 倍量的 10%醋酸水溶液洗涤，最后用水洗至中性即可使用。

用于色谱后的聚酰胺一般用 5%氢氧化钠水溶液洗涤，即可把被吸附的物质洗脱除去，通常洗至洗液的颜色极淡为止。有时因鞣质等多元酚类与聚酰胺有不可逆吸附，用氢氧化钠水溶液一次很难洗脱干净。此时可用 5%氢氧化钠水溶液将它浸泡在色谱柱中，每天将柱中的氢氧化钠水溶液放出一次，并加入新的氢氧化钠水溶液浸泡，这样浸泡洗涤一周后，鞣质即可基本被除去，然后用蒸馏水洗至 pH 8～9，再用 2 倍量的 10%醋酸洗涤，最后用蒸馏水洗至中性，即可供色谱使用。

（2）装柱：根据所要分离的物质种类确定洗脱剂，如果所要分离的是多元酚类化合物、多硝基类化合物、羧酸类化合物（如黄酮类、醌类以及酚酸类等）等，所用的洗脱剂多为水和含水乙醇或含水甲醇溶液，则通常以水为溶剂装柱。首先将聚酰胺用蒸馏水浸泡 1 h，不断搅拌，除去聚酰胺中的气泡。在色谱柱中先加入少量蒸馏水，再以脱脂棉塞住色谱柱的底部，并除去脱脂棉中的气泡，然后将除去气泡的聚酰胺倒入色谱柱中，让其自然沉降待用。聚酰胺色谱有时因流速太慢，也可在色谱柱顶端连一个有自动控制的加压泵或在色谱柱下端连一个减压泵，以提高流速。在聚酰胺预处理过程中，杂质的脱除实际上是在色谱柱中进行的，故在预处理后不必重新装柱。如果所要分离的是萜类、皂苷类、甾体类、生物碱类、苯丙素类以及含有酚羟基较少的酚酸类化合物时，通常所用的洗脱剂是极性较小的有机溶剂，装柱所用的溶剂则要用柱色谱的起始溶剂。值得注意的是在聚酰胺预处理时，所用的溶剂是乙醇、酸、碱以及水等溶剂。虽然在预处理过程中色谱柱已装好，因预处理时最后的溶剂是水，不能用极性较小的有机溶剂直接更替水溶液，这样会导致整个分离的失败。应该先用乙醇将色谱柱中的水洗去，然后再用一个中等极性的溶剂如乙酸乙酯等将乙醇洗去，最后再用装柱所用溶剂将乙酸乙酯洗去（因为在聚酰胺处理过程中，聚酰胺颗粒内部已充满水或其他溶剂，故在用各类溶剂洗脱更替水或乙酸乙酯等溶剂时，要经过一个充分的浸泡时间，以便让聚酰胺颗粒内部的溶剂能充分的被更替掉）。

（3）加样：聚酰胺的载样量较大，通常每 100 g 聚酰胺颗粒可上 1.5～2.5 g 样品。可根据具体情况适当增加或减少，即如果样品较易分离或样品中的成分不太复杂则可以适当增加样品的用量，如果样品较难分离或样品中的成分较复杂则需适当减少样品的用量。具体上样方法，与硅胶、氧化铝等大体相同，可参考有关内容。如果起始的洗脱剂是比重比较大的溶剂如三氯甲烷、二氯甲烷等，则需先将色谱柱底端的溶剂放出（这类溶剂会将聚酰胺颗粒漂浮在溶剂表面），然后才能上样。上样后应在色谱柱的上端再加入适量的空白聚酰胺、滤纸和玻璃球。在停止洗脱时，最好将色谱柱顶端多余的大比重溶剂放出，以免聚酰胺漂浮起来而搅乱色带。

如果是利用聚酰胺柱色谱除去天然药物中的鞣质，样品上柱量则可大大增加。通常可通过观察鞣质在色谱柱上形成橙红色色带的移动情况来确定是否还可继续加入样品，当样品加至橙红色色带移至柱的近底端时，则停止加样。

拌样常用起始洗脱剂进行溶解，如果样品在起始洗脱剂中不溶解，可用甲醇、乙醇、丙酮、乙醚等易挥发的有机溶剂溶解。拌入聚酰胺颗粒的干粉中，拌匀后将溶剂减压蒸去再自然挥干（不能残存有机溶剂），然后用洗脱剂浸泡装入柱中。

（4）洗脱：聚酰胺柱色谱用的洗脱剂分为半物理吸附即氢键吸附色谱用洗脱剂和物理吸附色谱用洗脱剂。当主要为氢键吸附色谱时，常用的洗脱剂是水和不同浓度的乙醇溶液，先用水洗脱，然后依次用不同浓度的乙醇进行洗脱，乙醇溶液的浓度由低到高如10%、30%、60%、95%等。如仍有物质没有被洗脱下来，则可采用 3.5%的氨水洗脱。当主要为物理吸附色谱时（亦有观点说当用极性较小的溶剂如乙酸乙酯、乙酸乙酯－甲醇、氯仿、氯仿－甲醇、氯仿－丙酮等进行洗脱时，聚酰胺中的酰胺基和酰胺基通过氢键吸附的水分子则可作为极性固定相，其色谱行为类似于正向分配色谱行为），常用的洗脱剂与硅胶、氧化铝柱色谱大体相同，即均为常用的有机溶剂。值得注意的是含氯的溶剂对聚酰胺小分子聚合物有一定的溶解力，容易污染样品，应尽量避免使用。一般根据洗脱液的颜色或蒸干后的残留量确定是否更换洗脱剂，当洗脱液的颜色很淡或蒸干后残渣很少时更换下一种溶剂。以适当体积分瓶收集（通常是每一个柱保留体积为一份，如果样品较易分离或样品中的成分不太复杂，则可适当增加每份的体积；反之，如果样品较难分离或样品中的成分较复杂，则可适当减少每份的体积），减压浓缩（以水或含水醇溶液为洗脱剂时要减压浓缩。因为这些溶剂的沸点较高，在较高温度下长时间加热，会引起某些成分特别是含酚羟基的化合物发生化学变化），分别进行薄层检查（最好使用聚酰胺薄膜），相同者合并后根据结果决定是否再反复用其他色谱手段分离。有时分瓶浓缩后可析出结晶。

4. 大孔吸附树脂色谱 大孔吸附树脂是一种大分子聚合物，能对物质进行吸附是因为它具有多孔性和含有一些能吸附物质的官能团。其孔的结构、孔径、孔体积、孔的面积和含有官能团的性质及官能团数实验目的多少等是影响大孔吸附树脂吸附性能的主要因素。从分离机理上来讲，它既有物理吸附，又有半化学吸附（氢键吸附），还兼具有分子筛的作用（即排阻色谱）。

大孔吸附树脂虽有许多品种，吸附能力和可吸附物质的种类也有区别，但其共同之处是它们都具有多孔性，并具有较大的比表面积，都属于不溶性的大分子聚合物，对酸、碱以及氧化剂等都较稳定，使用后可再生反复使用等。按大孔吸附树脂的化学结构特点和易吸附分离的化学物质的性能，可将大孔吸附树脂分为非极性大孔吸附树脂、中极性大孔吸附树脂、极性大孔吸附树脂和强极性大孔吸附树脂。

（1）树脂的预处理：大孔吸附树脂的许多品种是由悬浮聚合法制成的。聚合开始后，生成的高分子链溶解在单体与致孔剂组成的混合体系中，随着大分子链逐渐增大，就会从混合体系中析出。因此商品吸附树脂在出厂前没有经过彻底清洗，不可避免地会残留一些致孔剂、小分子聚合物、原料单体、分散剂及防腐剂等。所以在使用前必须经过预处理，以除去树脂中含有的杂质。此外，商品吸附树脂都是含水的，在储存过程中有可能会因失水而缩孔，通过合理的预处理方法还可以使树脂的孔得到最大限度的恢复。

树脂的预处理可以在普通容器（如不锈钢桶）中进行。先将所需要的树脂装到大桶中用蒸馏水浸泡，使树脂层松散、展开，将树脂的细微粉末和机械杂质洗去。然后将水滤干加入乙醇或丙酮，用乙醇或丙酮浸泡一段时间后再加入色谱柱中慢速洗涤，洗至乙醇或丙酮溶液澄明且蒸干后不留或只有很少残渣为止，最后用蒸馏水将乙醇或丙酮洗出，即可使用。有时因长期存放变干，或对树脂的纯度有更高的要求，则可依次在色谱柱中用甲醇、甲苯、乙醇、水洗涤，这样不仅能洗出有机杂质，还可洗出小分子聚合物，对于变干缩孔的树脂还能使其孔的结构恢复至最佳状态。

（2）上样与洗脱：大孔吸附树脂较常用的是非极性大孔吸附树脂，因此通常是以水为溶剂进行装柱，将大孔吸附树脂置于烧杯中，加水后充分搅拌，赶尽气泡，放置。因为粒度小的树脂较难沉降，故搅拌后放置的时间要较长，如急于将上清液倒掉，往往损失较大。在色谱柱的底部放一些脱脂棉，厚度 1～2 cm 即可，用玻璃棒将其压平。在上述准备好的树脂中加入少量的水，搅拌后倒入保持垂直的色谱柱中，使树脂沉降，让水流出。如果把粒度大小范围较大的树脂和多量的水搅拌后分几次倒入，则色谱柱上下部的树脂粒度往往会不一致，影响分离效果，故最好一次性将树脂倒入。此外，在装柱过程中不要让气泡进入色谱柱。如有气泡进入，样品溶液与树脂的接触就不均匀，同样影响分离效果。最后在色谱柱的顶部加一层干净的脱脂棉，以免加液时把树脂冲散。

实际上树脂经过预处理或再生后，色谱柱已经装好，无需再装。

将水放至与色谱柱上部柱床水平面相同时，在色谱柱上部加入样品溶液(多数为水溶液)，一边从色谱柱下部放出色谱柱中的原有溶剂，一边从色谱柱上部补加样品溶液，此时色谱柱的流速要适当。流速太慢会浪费时间，流速太快不利于树脂对样品的吸附，易造成谱带的扩散，影响分离效果和上样量。上样量与分离实验目的和被分离物的性质有关，如果是用于天然药物有效部位的分离及精制，树脂对所需要的成分吸附力较强，且不能被起始洗脱剂所洗脱，可通过薄层色谱或其他化学鉴别方法来确定上样量。即不时对洗脱液进行检查，当所需成分开始被洗脱出柱时，立即停止加样。当需要较精细的分离时，则上样量要适当减小。

常用的洗脱方法是依次用水、不同浓度如 10%、30%、50%、95%的乙醇或甲醇溶液等进行洗脱。回收溶剂，用薄层色谱或其他方法进行检测，相同者合并。一般是当洗脱液蒸干后留有很少残渣时，就可更换下一个洗脱剂。通常洗脱流速越快，载样量就越小，分离效果就越不好。洗脱流速越慢，载样量就越大，分离效果就越好。但流速过慢会延长工作周期，故要选择适当的流速。一般选用每小时 1.5 个柱床体积的流速较好。

(3) 树脂的再生：大孔吸附树脂经再生后可反复使用。通常树脂使用以后，会在树脂表面和内部残留一些杂质，先用乙醇将其洗至无色，再用水将乙醇洗去，即可再用。当树脂反复使用几次后，由于在柱床内部残留的杂质较多和有部分树脂碎裂，可先用水从色谱柱的下部进行加压反洗，使色谱柱床松散、展开，将树脂的细微粉末和机械杂质洗去。然后用乙醇将色谱柱中的水洗出，并用乙醇浸泡适当时间，再用乙醇将树脂洗至无色，最后用水将乙醇洗去即可。如果树脂颜色较深，可依次用水、稀酸、稀碱、丙酮、乙醇、水等溶剂进行洗涤再生。如果树脂经过多次反复使用，致使色谱柱床挤压过紧或树脂破碎过多，影响流速和分离效果，可将树脂从色谱柱中取出，用水漂洗去除过小的颗粒和悬浮的杂质，然后用乙醇等溶剂浸泡洗去杂质，再重新装柱。

5. 凝胶柱色谱　凝胶色谱法是 20 世纪 60 年代发展起来的一种分离分析方法，所使用的固定相“凝胶”具有分子筛的性质，所需设备简单，操作方便，获得结果正确可靠。缺点是凝胶的价格昂贵，但因凝胶可以再生，故可反复多次使用。凝胶色谱不仅用于生物大分子的分离和分子量的测定，还用于生物化学和天然药物化学成分的分离。凝胶色谱常用的固定相有葡聚糖凝胶(如 Sephadex G-10、G-15、G-25 等)、羟丙基交联葡聚糖凝胶(如 Sephadex LH20)等。

凝胶的种类繁多，其分离原理随凝胶的不同而不同，有的具有离子交换的作用，有的具有形成氢键的作用，但大多数凝胶都具有分子筛的作用。下面仅就分子筛作用做一介绍。

当被分离物质加入到色谱柱中后，被分离物质会随洗脱液的流动而移动。但不同体积的分子移动的速度并不相同，体积大的物质(阻滞作用小)会沿凝胶颗粒间的空隙随洗脱液移动，流程短、移动速度快，先被洗出色谱柱。体积小的物质(阻滞作用大)可通过凝胶网孔进入凝胶颗粒内部，然后再随洗脱液扩散出来，所以其流程长、移动速度慢，后被洗脱出柱。分子筛色谱的基本分离原理就是按被分离物质体积(分子量)的大小先后被洗脱出柱，体积大的先出柱，体积小的后出柱。当两种以上不同体积的物质均能进入凝胶颗粒内部时，由于它们被排阻和扩散的程度不同，在色谱柱内经过的时间和路程也不同，所以可以得到分离。

(1) 凝胶的选择：凝胶的交联度与凝胶孔径的大小有直接的关系，交联度越大，孔径越小，吸水膨胀就越少，小分子化合物的移动速度就越慢；反之，交联度越小，孔径越大，吸水膨胀就越大，小分子化合物的移动速度就越快。因此小分子化合物的分离宜用交联度较大的凝胶，大分子化合物的分离则宜用交联度较小的凝胶分离，大分子与小分子化合物的分离宜用交联度较大的凝胶。如多肽类和低分子量物质的脱盐可采用 Sephadex G-10、G-15 等交联度较大的凝胶，对分子量再大一些物质的脱盐可采用 Sephadex G-25 等交联度较小的凝胶。分离极性较小的物质可选用具有一定亲脂性的凝胶如 Sephadex LH-20。

通常如分离分子量相差悬殊的物质时，使用较粗的颗粒如 100～150 目，采用慢速洗脱，即可达到要求。但对于分子量比较接近，洗脱曲线之间易引起重叠的样品，不但要选择合适的凝胶类型、粒度，而且对商品凝胶还要作适当的处理。通常凝胶的粒度越细，分离效果越好，但流速慢，因此要根据实际情况选择合适的粒度和合适的流速。为了使凝胶颗粒均匀，除去影响流速的过细颗粒，可采用搅拌后静置，倾倒悬浮有过细凝胶颗粒的上清液除去凝胶的单体、粉末和碎片。

交联葡聚糖凝胶的商品通常为干燥的颗粒，使用前必须经过充分溶胀，Sephadex G 型必须在水中应用(为了加快溶胀，缩短溶胀时间，可在沸水浴上进行)。Sephadex LH-20 亦可用有机溶剂或水与有机溶剂的混合溶剂进行溶胀。在装柱前，凝胶的溶胀必须彻底，否则由于凝胶继续溶胀，会逐渐降低流速，影响色谱柱的均一性，甚至会造成色谱柱的胀裂。

(2)装柱：粗分时可选用较短的色谱柱，如果要提高分离效果则可适当增加柱的长度，但柱太长会大大降低流速。在色谱柱的下端要装有砂芯滤板或脱脂棉，为了减少样品在洗脱离开凝胶后扩散造成拖尾现象，滤板下面的空间要尽量小。为使柱床装的均匀，要尽量一次装柱。整个凝胶色谱过程最好维持在恒压恒速状态下进行。

先将色谱柱校正于垂直位置，在柱顶部放置一个漏斗(直径约为柱径的一半)。然后在色谱柱中加满水或洗脱剂，在搅拌下通过漏斗缓缓加入凝胶悬浮液，色谱柱出口的流速维持常规流速。凝胶颗粒沉积色谱柱底后关紧色谱柱，使其自然沉积达 1～2 cm 时再打开色谱柱，凝胶沉降的高度直到达到所需高度时为止。去除漏斗再用大量的水或洗脱液洗涤过夜。

色谱柱装填的是否均匀对分离效果影响很大，因此在使用前必须检查装柱的质量。最简单的方法是直接观察色谱床有没有气泡或纹路，如果在柱的背景上放一根与柱平行的日光灯管则观察更为方便。如果色谱柱床有气泡或纹路，必须重新装柱。一般化合物的制备分离达到这样的装柱质量即可应用。

但较精细的检查色谱柱床是否均匀的方法(如测定生物大分子的分子量时需要装柱质量必须非常高)，是用完全被凝胶排阻的标准有色物质来检查，如蓝色葡聚糖、细胞色素 C 等。具体检查方法可参考相关专著。

(3)上样：凝胶色谱具体的加样量与凝胶的吸水量有关，吸水量越大，可加入样品的量就越大。当为制备性分离时，样品体积最多可用到总床体积的 0.25 倍。样品在上柱前要过滤或离心，如果被分离物质沉淀与温度有关，则必须使样品温度与色谱温度一致。

装好的色谱柱至少要用相当于 3 倍量柱床体积的洗脱液平衡，待平衡液流至床表面以下 1～2 mm 时，关闭出口，用滴管吸取样品溶液，在床表面上约 1 cm 高度，沿色谱柱柱壁周边徐徐加入样品溶液。加完后打开出口，使样品完全渗入色谱床。再关闭出口，用少量洗脱液将柱壁残留的样品洗下，再打开出口，至溶液渗入柱内，再关闭出口。在柱床上面覆以一层脱脂棉，以保护柱床表面，然后加入洗脱液进行洗脱。

(4)洗脱：对于水溶性物质的洗脱，常以水或不同离子强度的酸、碱、盐的水溶液或缓冲溶液作为洗脱剂，洗脱剂的 pH 与被分离物质的酸碱性有关。通常在酸性洗脱剂中碱性物质容易洗脱，在碱性洗脱剂中酸性物质容易洗脱。多糖类物质以水溶液洗脱最佳。为了增加样品的溶解度，可使用含盐的洗脱剂，在洗脱剂中加入盐类的另一个作用是盐类可以抑制交联葡聚糖和琼脂糖凝胶的吸附性质。对于水溶性较小或水不溶的物质可选用有机溶剂作为洗脱剂。对于阻滞较强的成分，也可使用水与有机溶剂的混合溶剂作为洗脱剂如水－甲醇、水－乙醇、水－丙酮等。芳香类化合物在高交联度的凝胶上有阻滞作用，这种阻滞作用与洗脱剂有关，有些洗脱剂可降低或消除这种阻滞作用。例如用交联葡聚糖 G-25 测定肽的分子量时，以苯酚—醋酸—水 1∶1∶1(重量∶体积∶体积)为洗脱剂时，芳香基团的肽就不被阻滞。

(5)收集和检出：凝胶色谱的流速较慢，每份的体积较小，收集的馏分较多，如果样品为一般天然产物可用薄层色谱进行检识合并。

(6)凝胶的再生和干燥：凝胶色谱的载体不会与被分离物发生任何作用，因此通常使用过的凝胶不须经过任何处理，只要在色谱柱用完之后，用洗脱剂稍加平衡即可进行下一次色谱。但有时往往有一些“污染物”沉积在柱床表面或是柱床表面的凝胶改变颜色，此时可将此部分的凝胶用刮刀刮去，加一些新溶胀的凝胶再进行平衡；如果整个色谱柱有微量污染，可用 0.8%氢氧化钠(同时含 0.5 mol/L 氯化钠)溶液处理。如果色谱柱床污染严重，则必须将凝胶再生，重新装柱后方可使用。

色谱柱经多次反复使用后，如发现凝胶色泽改变，流速降低，表面有污染物等情况时，可用下法再生。用 50℃左右的 2%氢氧化钠和 0.5 mol/L 氯化钠的混合液浸泡后，再用水洗净即可。

经常使用的凝胶以湿态保存较好，在其中加入适当的抑菌剂可放置一年，不需要干燥，尤其是琼脂糖，干燥操作比较麻烦，干燥后又不易溶胀，通常多以湿法保存。如需进行干燥时，应先将凝胶按一般再生方法彻底浮选，除去碎片，以大量水洗去杂质，然后用逐步提高乙醇浓度的方法使之脱水皱缩(依次用 70%、90%、95%乙醇溶液脱水)，然后在 60～80℃条件下干燥或用乙醚洗涤干燥。

(7)凝胶柱的保养：交联葡聚糖是多糖类物质，极易染菌，由微生物分泌的酶能水解多糖的苷键。为了抑制微生物的生长，磷酸离子和所有底物必须在凝胶床保存之前完全除去，将色谱柱真空保存或低温保存，但温度不可过低，介质的离子强度要高一些，以防冻结。

防止微生物常用的方法是在凝胶中加入一些抑菌剂，如叠氮钠(0.02%)，三氯叔丁醇(0.01%～0.02%)等。

6. 离子交换柱色谱　利用离子交换树脂对各种离子的亲和力不同，从而使能离子化的化合物分离的方法称为离子交换色谱法。离子交换树脂是一种不溶性的球状固体，具有很大的表面积，能吸收大量的水。离子交换树脂的分子中含有可离解性的酸性基团或碱性基团，这些可离解性的基团在水溶液中能离解出本身的离子，并与溶液中的其他阳离子或阴离子交换。这种交换反应是可逆的，并遵守质量作用定律。虽然离子交换反应是可逆反应，但由于是在色谱柱上进行的，当连续不断添加新的交换溶液时，交换反应的平衡就会不断地向正反应方向进行，直到交换完全，所以可以把交换树脂上的离子全部洗脱下来。当一定量的溶液通过离子交换树脂时，由于溶液中的离子不断地被交换到树脂柱上，其浓度不断下降，所以溶液中的物质也可以完全被交换到树脂上。根据这一原理，可以将天然药物的提取物通过离子交换树脂，将酸性成分或碱性成分或酸碱两性成分交换到树脂上，然后再用更强交换能力的溶剂将其洗脱下来，从而达到与其他成分分离的实验目的。

离子交换剂现在广泛使用的是合成离子交换树脂。合成离子交换树脂是一大类大分子化合物，按其可交换的离子可分为阳离子交换树脂和阴离子交换树脂两大类，按其可交换基团的酸碱性强弱又可分为强酸性、弱酸性阳离子交换树脂和强碱性、弱碱性阴离子交换树脂等。当分子中含有酸性基团，并能交换阳离子的交换树脂称为酸性阳离子交换树脂；当分子中含有碱性基团，并能交换阴离子的交换树脂则称为碱性阴离子交换树脂。

(1)离子交换树脂的选择：因为在色谱柱中被分离物会向下流动不断与新树脂接触，因此不会产生逆交换。如果有两种以上的离子时，还可以利用离子交换能力的差异把各成分分别洗脱，从而达到分离的实验目的，所以离子交换色谱一般都在色谱柱中进行。在进行离子交换树脂柱色谱之前，首先要对不同规格树脂的性能如交换量大小、颗粒大小、耐热性、酸碱度等有所了解，然后根据具体要求选择合适规格的树脂，并进行预处理。

(2)离子交换树脂的预处理：通常新树脂中都含有合成时混入的小分子有机物和铁、钙等杂质，而且也多以比较稳定的但不适合于作离子交换色谱的钠型或氯型存在。所以在进行离子交换以前都要进行预处理，一是通过预处理除去杂质，二是将钠型或氯型转为 H 型或 OH 型。首先用蒸馏水将新树脂浸泡 1～2 天，充分溶胀后，将其装在色谱柱中按下法进行处理。

1) 强酸性阳离子交换树脂的预处理：这类新树脂通常是钠型。先用树脂体积 20 倍量的 7%～10%的盐酸溶液以每分钟每平方厘米（色谱柱横截面积）1 ml 的流速进行交换，树脂转为 H 型后，用水洗至洗脱液呈中性。然后再用树脂体积 10 倍量的 4%氢氧化钠（或氯化钠）溶液进行交换，转为钠型后，用水洗至洗脱液中不含钠离子（蒸干水后的残渣灼烧时无黄色火焰出现）。再重复一次上述操作（钠型转为 H 型，H 型再转为钠型，反复操作的实验目的一是除去树脂中的杂质，二是活化树脂，使其容易进行交换）。最后以树脂体积 10 倍量的 4%盐酸溶液将其转为 H 型，并用蒸馏水将其洗到流出液呈中性。

2) 强碱性阴离子交换树脂的预处理：这类新树脂通常是氯型。先用树脂体积 20 倍量的 4%氢氧化钠水溶液将其转变成 OH 型，并用树脂体积 10 倍量的水进行洗涤。然后再用 10 倍量的 4%盐酸溶液将其转变为氯型，并用蒸馏将其洗至流出液呈中性。再重复一次上述操作（氯型转为 OH 型，OH 型再转为氯型），最后再用 10 倍量的 4%氢氧化钠溶液将其转呈 OH 型。因 OH 型树脂在放置过程中易吸收空气中的二氧化碳，故保存时要注意。多数是临用时才将其由氯型转变成 OH 型。

3) 弱酸性阳离子交换树脂的预处理：这类新树脂通常也是钠型。先用树脂体积 10 倍量 4%盐酸溶液将其转为 H 型，并用水洗至洗脱液呈中性。然后再用树脂体积 10 倍量的 4%氢氧化钠溶液将其转为钠型（此时体积膨胀），并用树脂体积 10 倍量的水洗涤（注意此时流出液仍然呈弱碱性）。再重复一次上述操作（钠型转为 H 型，H 型再转为钠型，最后以树脂体积 10 倍量的 4%盐酸溶液将其转为 H 型，并用蒸馏水将其洗到流出液呈中性。

4) 弱碱性阴离子交换树脂的预处理：这类新树脂通常是氯型。预处理方法与强碱性阴离子交换树脂基本相同，只是转变为氯型后用蒸馏水洗涤时，因为水解的关系不容易被洗至中性，通常用树脂体积 10 倍量的水洗涤即可。

（3）装柱：将离子交换树脂置于烧杯中，加水后充分搅拌，赶出气泡。放置几分钟后待大部分树脂沉降后，倾去上面的细小微粒。因为粒度小的树脂较难沉降，故搅拌后放置的时间要较长一些，如急于将上清液倒掉，往往损失较大。在色谱柱的底部放一些脱脂棉，厚度 1～2cm 即可，用玻璃棒将其压平。在上述准备好的树脂中加入少量的水，搅拌后倒入保持垂直的色谱柱中，使树脂沉降，让水流出。如果把粒度大小范围较大的树脂和多量的水搅拌后分几次倒入，则色谱柱上下部的树脂粒度往往会不一致，影响分离效果，故最好一次性将树脂倒入。此外，在装柱过程中不要让气泡进入色谱柱。如有气泡进入，样品溶液与树脂的接触就不均匀，同样影响分离效果。最后在色谱柱的顶部加一层干净的脱脂棉，以免加液时把树脂冲散，粗分时可不用。

（4）样品的交换：将适当浓度的天然药物提取液或所需分离（交换）的样品配成适当浓度的酸水或碱水溶液（实验目的是使样品解离成离子），以适当的流速通过离子交换树脂柱，直到被分离的成分全部被交换到树脂上为止（可用显色反应或根据 pH 进行检查判断）。然后用蒸馏水洗涤，除去附在树脂柱上的杂质。

（5）样品的洗脱：当溶液通过离子交换树脂柱时，亲和力强的离子先被交换而被吸附在色谱柱的上部，亲和力弱的离子后被交换而被吸附在色谱柱下部，不被交换的物质通过树脂直接流出。当用一种洗脱剂进行洗脱时，则亲和力弱的（被交换在色谱柱下部的离子）离子先被洗脱下来。常用的洗脱剂有强酸、强碱、盐类、不同 pH 的缓冲溶液等。既可以是单一浓度的，也可以是由低浓度到高浓度依次进行洗脱。

对于总碱性物质如生物碱的精制，可用碱如氢氧化钠、氨水等把树脂先进行碱化交换，使生物碱变为游离型，然后再用有机溶剂进行回流洗脱或从色谱中直接进行洗脱。对于总酸性物质如有机酸的精制，则可用酸先进行酸化交换，使有机酸变为游离型，然后再用有机溶剂进行洗脱。

（6）离子交换树脂的再生：离子交换树脂是一类可反复使用的大分子吸附剂。使用过的树脂，如果还要继续交换同一个样品，可把盐型转换为游离型即可继续使用。如果要改为交换其他样品，则需要用预处理的方法进行再生，然后再继续使用。如果长时间不用，则可转换为盐型后加水将其保存在广口瓶中。

（靳德军）

第五章　药剂学基本知识及技能

第十九节　中国药典凡例

总　　则

一、《中华人民共和国药典》2015 年版简称《中国药典》，依据《中华人民共和国药品管理法》组织制定和颁布实施。《中国药典》一经颁布实施，其同品种的上版标准或其原国家标准即同时停止使用。

《中国药典》由一部、二部、三部、四部及其增补本组成。一部收载中药，二部收载化学药品，三部收载生物制品，四部收载通则和药用辅料。除特别注明版次外，《中国药典》均指现行版《中国药典》。

本部为《中国药典》四部。

二、国家药品标准由凡例与正文及其引用的通则共同构成。本部药典收载的凡例与通则对未载人本部药典的其他药品标准具同等效力。

三、凡例是为正确使用《中国药典》进行药品质量检定的基本原则，是对《中国药典》正文、通则与药品质量检定有关的共性问题的统一规定。

四、凡例和通则中采用“ 除另有规定外” 这一用语，表示存在与凡例或通则有关规定不一致的情况时，则在正文中另作规定，并按此规定执行。

五、正文中引用的药品系指本版药典收载的品种，其质量应符合相应的规定。

六、正文所设各项规定是针对符合《药品生产质量管理规范》(good manufacturing practices，GMP)的产品而言。任何违反 GMP 或有未经批准添加物质所生产的药品，即使符合《中国药典》或按照《中国药典》没有检出其添加物质或相关杂质，亦不能认为其符合规定。

七、《中国药典》的英文名称为 Pharmacopoeia of the People’s Republic of China；英文简称为 Chinese Pharmacopoeia；英文缩写为 ChP。

正　　文

八、《中国药典》各品种项下收载的内容为标准正文。正文系根据药物自身的理化与生物学特性，按照批准的处方来源、生产工艺、贮藏运输条件等所制定的、用以检测药品质量是否达到用药要求并衡量其质量是否稳定均一的技术规定。

九、药用辅料标准正文内容一般包括：①品名(包括中文名、汉语拼音与英文名)；②有机物的结构式；③分子式、分子量与 CAS 编号；④来源；⑤制法；⑥性状；⑦鉴别；⑧理化检查；⑨含量测定；⑩类别；⑪贮藏；⑫标示等。

通　　则

十、通则主要收载制剂通则、通用检测方法和指导原则。制剂通则系按照药物剂型分类，针对剂型特点所规定的基本技术要求；通用检测方法系各正文品种进行相同检查项目的检测时所应采用的统一的设备、程序、方法及限度等；指导原则系为执行药典、考察药品质量、起草与复核药品标准等所制定的指导性规定。

名称与编排

十一、正文收载的药品中文名称通常按照《中国药品通用名称》收载的名称及其命名原则命名,《中国药典》收载的药品中文名称均为法定名称；本版药典收载的原料药英文名除另有规定外，均采用国际非专利药名(international nonproprietary names，INN)。

有机药物的化学名称系根据中国化学会编撰的《有机化学命名原则》命名，母体的选定与国际纯粹与应用化学联合会(international union of pure and applied chemistry，IUPAC)的命名系统一致。

十二、药品化学结构式按照世界卫生组织(world health organization，WHO)推荐的“药品化学结构式书写指南”书写。

十三、正文按药品中文名称笔画顺序排列，同笔画数的字按起笔笔形的顺序排列；通则包括制剂通则、通用检测方法和指导原则，按分类编码；索引分按汉语拼音顺序排序的中文索引以及英文名和中文名对照的索引。

项目与要求

十四、制法项下主要记载药品的重要工艺要求和质量管理要求。

(1)所有药品的生产工艺应经验证，并经国务院药品监督管理部门批准，生产过程均应符合《药品生产质量管理规范》的要求。

(2)来源于动物组织提取的药品，其所用动物种属要明确，所用脏器均应来自经检疫的健康动物，涉及牛源的应取自无牛海绵状脑病地区的健康牛群；来源于人尿提取的药品，均应取自健康人群。上述药品均应有明确的病毒灭活工艺要求以及质量管理要求。

(3)直接用于生产的菌种、毒种、来自人和动物的细胞、DNA 重组工程菌及工程细胞，来源途径应经国务院药品监督管理部门批准并应符合国家有关的管理规范。

十五、性状项下记载药品的外观、臭、味、溶解度以及物理常数等，在一定程度上反映药品的质量特性。

(1)外观性状是对药品的色泽和外表感观的规定。

(2)溶解度是药品的一种物理性质。各品种项下选用的部分溶剂及其在该溶剂中的溶解性能，可供精制或制备溶液时参考；对在特定溶剂中的溶解性能需作质量控制时，在该品种检查项下另作具体规定。药品的近似溶解度以下列名词术语表示：

1)极易溶解：系指溶质 lg(ml)能在溶剂不到 1 ml 中溶解；

2)易溶：系指溶质 lg(ml)能在溶剂 1～不到 10 ml 中溶解；

3)溶解：系指溶质 lg(ml)能在溶剂 10～不到 30 ml 中溶解；

4)略溶：系指溶质 lg(ml)能在溶剂 30～不到 100 ml 中溶解；

5)微溶：系指溶质 lg(ml)能在溶剂 100～不到 1000 ml 中溶解；

6)极微溶解：系指溶质 lg(ml)能在溶剂 1000～不到 1000 ml 中溶解；

7)几乎不溶或不溶系指溶质 lg(ml)在溶剂 10 000 ml 中不能完全溶解。

实验法：除另有规定外，称取研成细粉的供试品或量取液体供试品，于(25±2)℃ 一定容量的溶剂中，每隔 5 min 强力振摇 30 s；观察 30 min 内的溶解情况，如无目视可见的溶质颗粒或液滴时，即视为完全溶解。

(3)物理常数包括相对密度、馏程、熔点、凝点、比旋度、折光率、黏度、吸收系数、碘值、皂化值和酸值等；其测定结果不仅对药品具有鉴别意义，也可反映药品的纯度，是评价药品质量的主要指标之一。

十六、鉴别项下规定的实验方法，系根据反映该药品某些物理、化学或生物学等特性所进行的药物鉴别实验，不完全代表对该药品化学结构的确证。

十七、检查项下包括反映药品的安全性与有效性的实验方法和限度、均一性与纯度等制备工艺要求等内容；对于规定中的各种杂质检查项目，系指该药品在按既定工艺进行生产和正常贮藏过程中可能含有或产生并需要控制的杂质(如残留溶剂、有关物质等)；改变生产工艺时需另考虑增修订有关项目。

对于生产过程中引入的有机溶剂，应在后续的生产环节予以有效去除。除正文已明确列有“残留溶剂”检查的品种必须对生产过程中引入的有机溶剂依法进行该项检查外，其他未在“残留溶剂”项下明确列出的有机溶剂或未在正文中列有此项检查的各品种，如生产过程中引入或产品中残留有机溶剂，均应按通则“残留溶剂测定法”检查并应符合相应溶剂的限度规定。

供直接分装成注射用无菌粉末的原料药，应按照注射剂项下相应的要求进行检查，并应符合规定。

各类制剂，除另有规定外，均应符合各制剂通则项下有关的各项规定。

十八、含量测定项下规定的实验方法，用于测定原料及制剂中有效成分的含量，一般可采用化学、仪器或生物测定方法。

十九、类别系按药品的主要作用与主要用途或学科的归属划分，不排除在临床实践的基础上作其他类别药物使用。

二十、制剂的规格，系指每一支、片或其他每一个单位制剂中含有主药的重量(或效价)或含量(%)或装量。注射液项下，如为“1ml：10 mg”，系指1 ml中含有主药10 mg；对于列有处方或标有浓度的制剂，也可同时规定装量规格。

二十一、贮藏项下的规定，系为避免污染和降解而对药品贮存与保管的基本要求，以下列名词术语表示：

(1)遮光：系指用不透光的容器包装，例如棕色容器或黑纸包裹的无色透明、半透明容器；

(2)避光：系指避免日光直射；

(3)密闭：系指将容器密闭，以防止尘土及异物进入；

(4)密封：系指将容器密封以防止风化、吸潮、挥发或异物进入；

(5)熔封或严封系指将容器熔封或用适宜的材料严封，以防止空气与水分的侵入并防止污染；

(6)阴凉处：系指不超过20℃；

(7)凉暗处：系指避光并不超过20℃；

(8)冷处：系指2～10℃；

(9)常温：系指10～30℃。

除另有规定外，贮藏项下未规定贮藏温度的一般系指常温。

二十二、制剂中使用的原料药和药用辅料，均应符合本版药典的规定；本版药典未收载者，必须制定符合药用要求的标准，并需经国务院药品监督管理部门批准。

同一原料药用于不同制剂(特别是给药途径不同的制剂)时，需根据临床用药要求制定相应的质量控制项目。

制剂生产使用的药用辅料，应符合现行国务院药品监督管理部门关于药用辅料管理的有关规定，以及本版药典四部药用辅料(通则0251)的有关要求。

本版药典收载的药用辅料标准是对在品种【类别】项下规定相应用途辅料的基本要求。

制剂生产企业使用的药用辅料即使符合本版药典药用辅料标准，也应进行药用辅料标准的适用性验证。

药用辅料标准适用性验证应充分考虑药用辅料的来源、工艺，以及制备制剂的特点、给药途径、使用人群以及使用剂量等相关因素的影响。

药用辅料生产用原料以及生产工艺应得到国家药品监督管理部门的认可，药用辅料生产全过程中不得加入任何未经许可的物质成分。

在采用本药典收载的药用辅料时，还应考虑制备制剂的给药途径、制剂用途、配方组成、使用剂量等其他因素对其安全性的影响。根据制剂的安全风险的程度，选择相应等级的药用辅料。特别是对注射剂、眼用制剂等高风险制剂，在适用性、安全性、稳定性等符合要求的前提下应尽可能选择供注射用级别的药用辅料。

采用本版药典收载的药用辅料对制剂的适用性及安全性等可能产生影响时，生产企业应根据制剂的特点，采用符合要求的药用辅料，并建立相应的药用辅料标准，经药品监管部门批准后执行。

检验方法和限度

二十三、采用本版药典规定的方法进行检验时应对方法的适用性进行确认。

二十四、本版药典正文收载的所有品种，均应按规定的方法进行检验。如采用其他方法，应将该方法与规定的方法做比较实验，根据实验结果掌握使用，但在仲裁时仍以本版药典规定的方法为准。

二十五、本版药典中规定的各种纯度和限度数值以及制剂的重(装)量差异，系包括上限和下限两个数值本身及中间数值。规定的这些数值不论是百分数还是绝对数字，其最后一位数字都是有效位。

实验结果在运算过程中，可比规定的有效数字多保留一位数，而后根据有效数字的修约规则进舍至规定有效位。计算所得的最后数值或测定读数值均可按修约规则进舍至规定的有效位，取此数值与标准中规定的限度数值比较，以判断是否符合规定的限度

二十六、原料药的含量(%)，除另有注明者外，均按重量计。如规定上限为 100% 以上时，系指用本药典规定的分析方法测定时可能达到的数值，它为药典规定的限度或允许偏差，并非真实含有量；如未规定上限时，系指不超过 101.0％ 。

制剂的含量限度范围，系根据主药含量的多少、测定方法误差、生产过程不可避免偏差和贮存期间可能产生降解的可接受程度而制定，生产中应按标示量 100%投料。如已知某一成分在生产或贮存期间含量会降低，生产时可适当增加投料量，以保证在有效期内含量能符合规定。

标准品与对照品

二十七、标准品与对照品系指用于鉴别、检查、含量测定的标准物质。标准品系指用于生物检定或效价测定的标准物质，其特性量值一般按效价单位(或 p g)计物质；对照品系指采用理化方法进行鉴别、检查或含量测定时所用的标准物质，其特性量值一般按纯度(%)计。

标准品与对照品的建立或变更批号，应与国际标准品或原批号标准品或对照品进行对比，并经过协作标定。然后按照国家药品标准物质相应的工作程序进行技术审定，确认其质量能够满足既定用途后方可使用。

标准品与对照品均应附有使用说明书，一般应标明批号、特性量值、用途、使用方法、贮藏条件和装量等。

标准品与对照品均应按其标签或使用说明书所示的内容使用或贮藏。

计　　量

二十八、实验用的计量仪器均应符合国务院质量技术监督部门的规定。

二十九、本版药典采用的计量单位

(1)法定计量单位名称和单位符号如下：

1)长度：米(m)、分米(dm)、厘米(cm)、毫米(mm)、微米(/nm)、纳米(nm)；

2)体积：升(L)、毫升(ml)、微升(μl)；

3)质(重)量：千克(kg)、克(g)、毫克(mg)、微克(μg)、纳克(ng)、皮克(pg)；

4)物质的量：摩尔(mol)、毫摩尔(mmol)；

5)压力：兆帕(MPa)、千帕(kPa)、帕(Pa)；

6)温度：摄氏度(℃)；

7)动力黏度：帕秒(Pa · s)毫帕秒(mPa · s)；

8)运动黏度：平方米每秒(m^2/s)、平方毫米每秒(mm^2/ S)；

9)波数：厘米的数(c n T 1)；

10)密度：千克每立方米(k g /m^3)克每立方厘米(g /cm^3)；

11)放射性活度：吉贝可(GBq)、兆贝可(MBq)、千贝可(kBq)、贝可(Bq)。

(2)本版药典使用的滴定液和试液的浓度，以 mol/L(摩尔/ 升)表示者，其浓度要求精密标定的滴定液用“ X X X 滴定液(Y Y Y mol/L)” 表示；作其他用途不需精密标定其浓度时，用“Y Y Ymol/L X X X 溶液”表示，以示区别。

(3)有关的温度描述，一般以下列名词术语表示：

1)水浴温度：除另有规定外，均指 98～100℃；

2)热水：系指 70～80℃；

3)微温或温水：系指 40～50℃；

4)室温(常温)：系指 10～30℃；

5)冷水：系指 2～10℃；

6)冰浴：系指约 0℃；

7)放冷：系指放冷至室温。

(4)符号“%”表示百分比，系指重量的比例；但溶液的百分比，除另有规定外，系指溶液 100ml 中含有溶质若干克；乙醇的百分比，系指在 20℃ 时容量的比例。此外，根据需要可采用下列符号：

1)%(g/g)：表示溶液 100 g 中含有溶质若干克；

2)%(ml/ml：表示溶液 100 ml 中含有溶质若干毫升；

3)%(ml/g)：表示溶液 100 g 中含有溶质若干毫升；

4)%(g /ml)：表示溶液 100 ml 中含有溶质若干克。

(5)缩写“ppm”表示百万分比，系指重量或体积的比例。

(6)缩写“ppb”表示十亿分比，系指重量或体积的比例。

(7)液体的滴，系在 20℃ 时，以 1.0 ml 水为 20 滴进行换算。

(8)溶液后标示的“(1→10)”等符号，系指固体溶质 1.0 g 或液体溶质 1.0 ml 加溶剂使成 10 ml 的溶液；未指明用何种溶剂时，均系指水溶液；两种或两种以上液体的混合物，名称间用半字线“-” 隔开，其后括号内所示的“：”符号，系指各液体混合时的体积(重量)比例。

(9)本版药典所用药筛，选用国家标准的 R40/3 系列，分等如下：

筛号	筛孔内径($\overline{x} \pm s$)	目号
一号筛	2000±70	10 目
二号筛	850±29	24 目
三号筛	355±13	50 目
四号筛	250±9.9	65 目
五号筛	180±7.6	80 目

六号筛	150±6.6	100 目
七号筛	125±5.8	120 目
八号筛	90±4.6	150 目
九号筛	75±4.1	200 目

粉末分等如下：

1)最粗粉：指能全部通过一号筛，但混有能通过三号筛不超过 20 % 的粉末；

2)粗粉：指能全部通过二号筛，但混有能通过四号筛不超过 40 % 的粉末；

3)中粉：指能全部通过四号筛，但混有能通过五号筛不超过 60 % 的粉末；

4)细粉：指能全部通过五号筛，并含能通过六号筛不少于 95% 的粉末；

5)最细粉：指能全部通过六号筛，并含能通过七号筛不少于 95 % 的粉末；

6)极细粉：指能全部通过八号筛，并含能通过九号筛不少于 95 % 的粉末。

(10)乙醇未指明浓度时，均系指 95 %(ml/ml)的乙醇。

三十、计算分子量以及换算因子等使用的原子量均按最新国际原子量表推荐的原子量。

精　确　度

三十一、本版药典规定取样量的准确度和实验精密度。

(1)实验中供试品与试药等“称重”或“量取”的量，均以阿拉伯数码表示，其精确度可根据数值的有效数位来确定，如称取“0.1 g”，系指称取重量可为 0.06～0.14 g；称取“2 g”，系指称取重量可为 1.5～2. 5 g；称取“2.0 g”，系指称取重量可为 1.95～2.05 g；称取“2.00 g”，系指称取重量可为 1.995～2. 005 g。

“精密称定”系指称取重量应准确至所取重量的千分之一；“称定”系指称取重量应准确至所取重量的百分之一；“精密量取”系指量取体积的准确度应符合国家标准中对该体积移液管的精密度要求；“量取”系指可用量筒或按照量取体积的有效位数选用量具。取用量为“约”若干时，系指取用量不得超过规定量的±10%。

(2)恒重，除另有规定外，系指供试品连续两次干燥或炽灼后称重的差异在 0.3 mg 以下的重量；干燥至恒重的第二次及以后各次称重均应在规定条件下继续干燥 1 h 后进行；炽灼至恒重的第二次称重应在继续炽灼 30 min 后进行。

(3)实验中规定“按干燥品(或无水物，或无溶剂)计算”时，除另有规定外，应取未经干燥(或未去水，或未去溶剂)的供试品进行实验，并将计算中的取用量按检查项下测得的干燥失重(或水分，或溶剂)扣除。

(4)实验中的“空白实验”，系指在不加供试品或以等量溶剂替代供试液的情况下，按同法操作所得的结果；含量测定中的“并将滴定的结果用空白实验校正”，系指按供试品所耗滴定液的量(ml)与空白实验中所耗滴定液的量(ml)之差进行计算。

(5)实验时的温度，未注明者，系指在室温下进行；温度高低对实验结果有显著影响者，除另有规定外，应以(25±2)℃：为准。

试药、试液、指示剂

三十二、实验用的试药，除另有规定外，均应根据通则试药项下的规定，选用不同等级并符合国家标准或国务院有关行政主管部门规定的试剂标准。试液、缓冲液、指示剂与指示液、滴定液等，均应符合通则的规定或按照通则的规定制备。

三十三、实验用水，除另有规定外，均系指纯化水。酸碱度检查所用的水，均系指新沸并放冷至室温的水。

三十四、酸碱性实验时，如未指明用何种指示剂，均系指石蕊试纸。

动 物 实 验

三十五、动物实验所使用的动物应为健康动物，其管理应按国务院有关行政主管部门颁布的规定执行。

动物品系、年龄、性别、体重等应符合药品检定要求。

随着药品纯度的提高，凡是有准确的化学和物理方法或细胞学方法能取代动物实验进行药品质量检测的，应尽量采用，以减少动物实验。

说明书、包装、标签

三十六、药品说明书应符合《中华人民共和国药品管理法》及国务院药品监督管理部门对说明书的规定。

三十七、直接接触药品的包装材料和容器应符合国务院药品监督管理部门的有关规定，均应无毒、洁净，与内容药品应不发生化学反应，并不得影响内容药品的质量。

三十八、药品标签应符合《中华人民共和国药品管理法》及国务院药品监督管理部门对包装标签的规定，不同包装标签其内容应根据上述规定印制，并应尽可能多地包含药品信息。

三十九、麻醉药品、精神药品、医疗用毒性药品、放射性药品、外用药品和非处方药品的说明书和包装标签，必须印有规定的标识。

（张鹏威）

第二十节 常用检查法

本部分内容为中国药典 2015 年版四部部分内容。在 2010 年以前，本部分内容均在药典各部附录部分。

0921 特性检查法 崩解时限检查法

本法系用于检查固体制剂在规定条件下的崩解情况。

崩解系指口服固体制剂在检查时限内全部崩解溶散或成碎粒，除不溶性包衣材料或破碎的胶囊壳外，应全部通过筛网。如有少量不能通过筛网，但已软化或轻质上漂且无硬心者，可作符合规定论。

凡规定检查溶出度、释放度或融变时限的制剂，不再进行崩解时限查。

一、片 剂

仪器装置：采用升降式崩解仪，主要结构为一能升降的金属支架与下端镶有筛网的吊篮，并附有挡板。

升降的金属支架上下移动距离为(55±2)mm，往返频率为每分钟 30～32 次。

吊篮：玻璃管 6 根，管长(77.5±2.5)mm；内径 21.5 mm，壁厚 2 mm；透明塑料板 2 块，直径 90mm，厚 6mm，板面有 6 个孔，孔径 26 mm；不锈钢板 1 块(放在上面一块塑料板上)，直径 90mm，厚 1mm，板面有 6 个孔，孔径 22 mm；不锈钢丝筛网 1 张(放在下面一块塑料板下)，直径 90 mm，筛孔内径 2.0 mm；以及不锈钢轴 1 根（固定在上面一块塑料板与不锈钢板上），长 80 mm。将上述玻璃管 6 根垂直于 2 块塑料板的孔中，并用 3 只螺丝将不锈钢板、塑料板和不锈钢丝筛网固定，即得。

挡板：为一平整光滑的透明塑料块，相对密度 1.18～1.20，直径（20.7±0.15）mm，厚（9.5±0.15）mm；挡板共有 5 个孔，孔径 2 mm，中央 1 个孔，其余 4 个孔距中心 6 mm，各孔间距相等；挡板侧边有 4 个等距离的V形槽，V形槽上端宽 9.5 mm，深 2.55 mm，底部开口处的宽与深度均为 1.6 mm。

检查法：将吊篮通过上端的不锈钢轴悬挂于金属支架上，浸入 1000 ml 烧杯中，并调节吊篮位置使其下降时筛网距烧杯底部 25 mm，烧杯内盛有温度为（37±1）℃的水，调节水位高度使吊篮上升时筛网在水面下 15 mm 处。

除另有规定外，取药片 6 片，分别置上述吊篮的玻璃管中，启动崩解仪进行检查，各片均应在 15 min 内全部崩解。如有 1 片崩解不完全，应另取 6 片，按上述方法复试，均应符合规定。

薄膜衣片按上述装置与方法检查，并可改在盐酸溶液（9→1000）中进行检查，应在 30 min 内全部崩解。如有 1 片不能完全崩解，应另取 6 片，按上述方法复试，均应符合规定。

糖衣片按上述装置与方法检查，应在 1h 内全部崩解。如有 1 片不能完全崩解，应另取 6 片，按上述方法复试，均应符合规定。

肠溶衣片按上述装置与方法，先在盐酸溶液（9→1000）中检查 2h，每片均不得有裂缝、崩解或软化现象；继将吊篮取出，用少量水洗涤后，每管各加入挡板 1 块，再按上述方法在磷酸盐缓冲液（pH6.8）中进行检查，1 h 内应全部崩解。如有 1 片不能完全崩解，应另取 6 片，按上述方法复试，均应符合规定。

含片：除另有规定外，按上述装置和方法检查，各片均应在 30 min 内全部崩解或溶化。如有 1 片不能完全崩解，应另取 6 片复试，均应符合规定。

可溶片：除另有规定外，水温为 15～25℃，按上述装置和方法检查，各片均应在 3 min 内全部崩解并溶化。如有 1 片不能完全崩解，应另取 6 片复试，均应符合规定。

结肠定位肠溶片：除另有规定外，按上述装置照品种项下规定检查，各片在盐酸溶液（9→1000）及 pH6.8 以下的磷酸盐酸缓冲液中均应不释放或不崩解，而在 pH7.8～8.0 的磷酸盐酸缓冲液中 1h 内应全部释放或崩解，片心应崩解。如有 1 片不能完全崩解，应另取 6 片复试，均应符合规定。

泡腾片：取 1 片，置 250 ml 烧杯中，烧杯内盛有 200 ml 水，水温为 15～25℃，有许多气泡放出，当片剂或碎片周围的气体停止逸出时，片剂应崩解、溶解或分散在水中，无聚集的颗粒剩留。除另有规定外，按上述方法检查 6 片，各片均应在 5 min 内崩解。如有一片不能完全崩解，应另取 6 片复试，均应符合规定。

二、胶　囊　剂

硬胶囊剂或软胶囊剂，除另有规定外，取供试品 6 粒，按片剂的装置与方法（如胶囊漂浮于液面，可加档板）检查。硬胶囊应在 30 min 内全部崩解，软胶囊应在 1 h 内全部崩解。软胶囊可改在人工胃液中进行检查。如有 1 粒不能完全崩解，应另取 6 粒复试，均应符合规定。

肠溶胶囊剂：除另有规定外，取供试品 6 粒，按上述装置与方法，先在盐酸溶液（9→1000）中检查 2 h，每粒的囊壳均不得有裂缝或崩解现象；继将吊篮取出，用少量水洗涤后，每管各加入挡板一块，再按上述方法，改在人工肠液中进行检查，1h 内应全部崩解。如有 1 粒不能完全崩解，应另取 6 粒复试，均应符合规定。

三、滴　丸　剂

按片剂的装置，但不锈钢丝网的筛孔内径应为 0.425 mm；除另有规定外，取滴丸 6 粒，按上述方法检查，应在 30 min 内全部溶散，包衣滴丸应在 1 h 内全部溶散。如有 1 粒不能全部溶散，应另取 6 粒复试，均应符合规定。以明胶为基质的滴丸，可改在人工胃液中进行检查。

【附注】 人工胃液：取稀盐酸 16.4 ml，加水约 800 ml 与胃蛋白酶 10 g，摇匀后，加水稀释成 1000 ml，即得。

人工肠液：即磷酸盐缓冲液（含胰酶）（pH6.8）（通则 8004）。

0931 溶出度与释放度测定法

溶出度系指药物从片剂或胶囊剂等固体制剂在规定溶剂中溶出的速度和程度。在缓释、控释制剂、肠溶制剂及透皮贴剂等制剂中也称释放度。

一、仪 器 装 置

（一）第一法（篮法）

（1）转篮分篮体与篮轴两部分，均为不锈钢金属材料制成。篮体 A 由不锈钢丝网[丝径为（0.28±0.03）mm，孔径（0.40±0.04）mm]焊接而成，呈圆柱形，内径为（20.2±1.0）mm，上下两端都有金属边缘。篮轴 B 的直径为（9.75±0.35）mm，轴的末端连一金属片，作为转篮的盖；盖上有通气孔[孔径（2.0±0.5）mm]；盖边系两层，上层外径与转篮外径同，下层直径与转篮内径同；盖上的 3 个弹簧片与中心呈 120°。转篮旋转时摆动幅度不得超过 1.0 mm。

（2）操作容器为 1000ml 的圆底烧杯，内径为 98～106 mm，高 160～175 mm；烧杯上有一有机玻璃盖，盖上有两孔，中心孔为篮轴的位置，另一孔供取样或测温度用。为使操作容器保持恒温，应外套水浴；水浴的温度应能使容器内溶剂的温度保持在（37±0.5）℃。转篮底部离烧杯底部的距离为（25±2）mm。

（3）电动机与篮轴相连，转速可任意调节在每分钟 50～200 转，稳速误差不超过±4%。运转时整套装置应保持平稳，不得晃动或振动。

（4）仪器应装有 6 套操作装置，可一次测定 6 份供试品。取样点位置应在转篮上端距液面中间，离烧杯壁 10mm 处。

测定法　除另有规定外，量取经脱气处理的溶剂 900ml，注入每个操作容器内，加温使溶剂温度保持在（37±0.5）℃，调整转速使其稳定。取供试品 6 片（个），分别投入 6 个转篮内，将转篮降入容器中，立即开始计时，除另有规定外，至 45min 时，在规定取样点吸取溶液适量，立即经不大于 0.8μm 微孔滤膜滤过，自取样至滤过应在 30s 内完成。

取滤液，照各药品项下规定的方法测定，算出每片（个）的溶出量。

结果判断：6 片（个）中每片（个）的溶出量，按标示含量计算，均应不低于规定限度（Q）；除另有规定外，限度（Q）为标示含量的 70%。如 6 片（个）中仅有 1 片（个）低于规定限度，但不低于 Q－10%，且其平均溶出量不低于规定限度时，仍可判为符合规定。如 6 片（个）中有 1 片（个）低于 Q－10%，应另取 6 片（个）复试；初、复试的 12 片（个）中仅有 2 片（个）低于 Q－10%，且其平均溶出量不低于规定限度时，亦可判为符合规定。供试品的取用量如为 2 片（个）或 2 片（个）以上时，算出每片（个）的平均溶出量，均不得低于规定限度（Q）；不再复试。

（二）第二法（浆法）

除将转篮换成搅拌桨外，其他装置和要求与第一法同。搅拌桨的形状尺寸如图所示，由不锈钢金属材料制成。旋转时摆动幅度 A、B 不得超过±0.5mm。

取样点应在桨叶上端距液面中间，离烧杯壁 10mm 处。

测定法　除另有规定外，量取经脱气处理的溶剂 900 ml，注入每个操作容器内，加温使溶剂温度保持在(37±0.5)℃。取供试品 6 片(个)，分别投入 6 个操作容器内[用于胶囊剂测定时，如胶囊上浮，可用一小段耐腐蚀的金属线轻绕于胶囊外壳或装入沉降篮(呈圆柱形，内径为 12 mm，长 25 mm，由 10 根不锈钢丝丝径为(1±0.1)mm 焊接而成。周围以间隔 3.5 mm 的不锈钢丝螺旋缠绕，上下两端以 2 根不锈钢丝十字形固定，一端可开关]，立即启动旋转并开始计时，除另有规定外，至 45 min 时，在规定取样点吸取溶液适量，立即经 0.8 μm 微孔滤膜滤过，自取样至滤过应在 30s 内完成。取滤液，照各药品项下规定的方法测定，算出每片(个)的溶出量。

结果判断：同第一法。

(三)第三法(小杯法)

(1)搅拌桨：形状尺寸如图 4 所示，由不锈钢制成；桨杆上部直径为(9.75±0.35)mm，桨杆下部直径为(6.0±0.2)mm，旋转时摆动幅度 A、B 不得超过±0.5mm，取样点应在桨叶上端距液面中间，离烧杯壁 6 mm 处。桨叶底部离烧杯底部的距离为(15±1)mm。

(2)操作容器为 250 ml 的圆底烧杯，内径为(62±3)mm，高为(126±6)mm，烧杯上有一有机玻璃盖，盖上有一开口，为放置搅拌桨、取样及测温用。其他要求同第一法(2)。

(3)电动机与桨杆相连，转速可任意调节在每分钟 25～100 转，稳速误差不超过每分钟±1 转。转动时整套装置应保持平稳，不得晃动或振动。

测定法：除另有规定外，量取经脱气处理的溶剂 100～250ml 注入每个操作容器内，以下操作同第二法。

结果判断：同第一法。

(四)第四法(浆碟法)

方法 1：搅拌桨、溶出杯按第二法，溶出杯中放入用于放置贴片的不锈钢 网碟(图 1-32)。

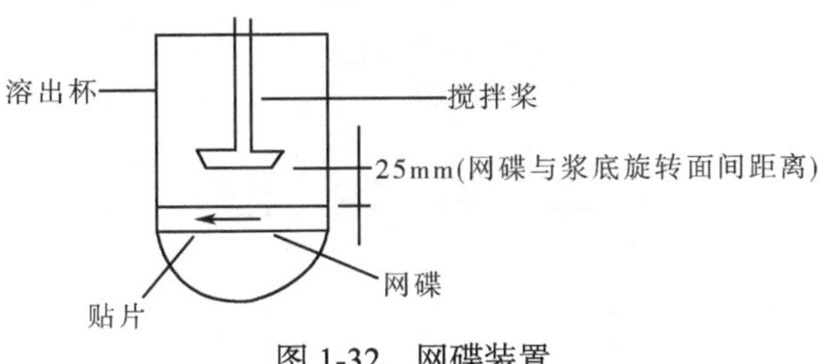

图 1-32　网碟装置

方法 2：除将方法 1 的网碟换成图 1-33 所示的网碟外，其他装置和要求与方法 1 相同。

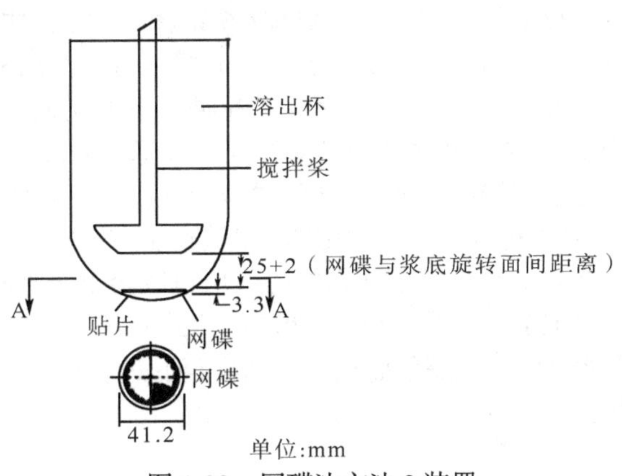

图 1-33　网碟法方法 2 装置

(五) 第五法(转筒法)

溶出杯按第二法，但搅拌桨另用不锈钢转筒装置替代。组成搅拌装置的杆和转筒均由不锈钢制成，其规格尺寸见图 1-34。

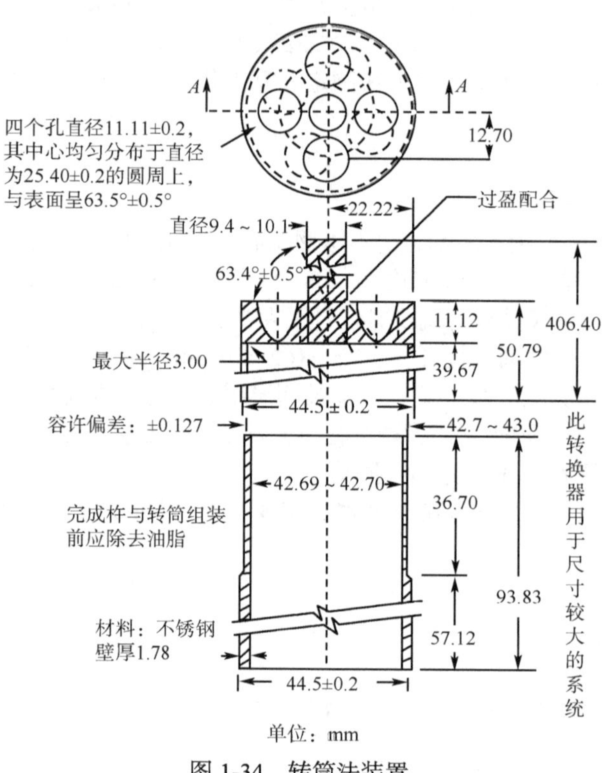

图 1-34 转筒法装置

二、测 定 法

(一) 第一法和第二法

普通制剂测定前，应对仪器装置进行必要的调试，使转篮或桨叶底部距溶出杯的内底部(25±2)mm。分别量取溶出介质置各溶出杯内，实际量取的体积与规定体积的偏差应在±1%范围之内，待溶出介质温度恒定在(37±0.5)℃后，取供试品 6 片(粒、袋)，如为第一法，分别投入 6 个干燥的转篮内，将转篮降入溶出杯中；如为第二法，分别投入 6 个溶出杯内(当品种项下规定需要使用沉降篮时，可将胶囊剂先装入规定的沉降篮内；品种项下未规定使用沉降篮时，如胶囊剂浮于液面，可用一小段耐腐蚀的细金属丝轻绕于胶囊外壳。沉降篮的形状尺寸如图 1-35 所示)。注意避免供试品表面产生气泡，立即按各品种项下规定的转速启动仪器，计时；至规定的取样时间(实际取样时间与规定时间的差异不得过±2%)，吸取溶出液适量(取样位置应在转篮或桨叶顶端至液面的中点，距溶出杯内壁 10 mm 处；需多次取样时，所量取溶出介质的体 积之和应在溶出介质的 1%之内，如超过总体积的 1%时，应及时补充相同体积的温度为(37±0.5)℃的溶出介质，或在计算时加以校正)，立即用适当的微孔滤膜滤过，自取样至滤过应在 30s 内完成。取澄清滤液，照该品种项下规定的方法测定，计算每片(粒、袋)的溶出量。

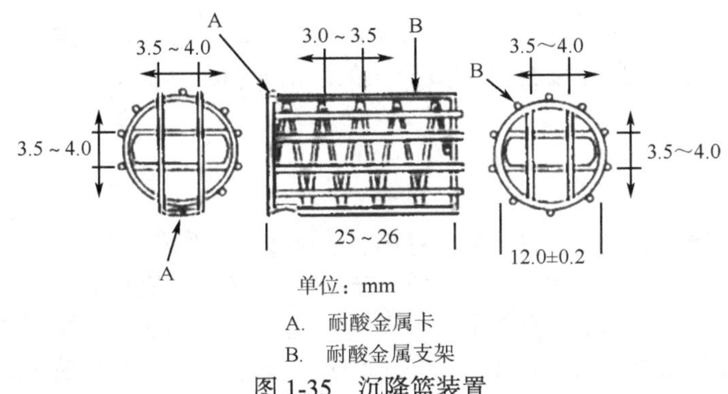

图 1-35　沉降篮装置

缓释制剂或控释制剂照普通制剂方法操作，但至少采用 3 个取样时间点，在规定取样时间点，吸取溶液适量，及时补充相同体积的温度为(37±0.5)℃的溶出介质，滤过，自取样至滤过应在 30s 内完成。照各品种项下规定的方法测定，计算每片(粒)的溶出量 。

肠溶制剂按方法 1 或方法 2 操作。

方法 1　酸中释放量：除另有规定外，量取 0.1 mol/L 盐酸溶液 750 ml，注入每个容器，加温使溶液温度保持在(37±0.5)℃，调整转速并保持稳定，取 6 片(个)分别投入转篮或容器中，按各药品项下规定的方法，开动仪器运转 2 h，立即在规定取样点吸取溶液适量，立即经 0.8μm 微孔滤膜滤过，自取样至滤过应在 30 s 内完成，滤液按各药品项下规定的方法测定，算出每片(个)的酸中释放量。

缓冲液中释放量：上述酸液中加入 0.2 mol/L 磷酸钠溶液 250 ml(必要时用 2 mol/L 盐酸溶液或 2 mol/L 氢氧化钠溶液调节 pH 至 6.8±0.05)，继续运转 45 min，或按各药品项下规定的时间，在规定取样点吸取溶液适量，滤过，自取样至滤过应在 30 秒内完成，滤液按各药品项下规定的方法测定，算出每片(个)的缓冲液中溶出量。

方法 2　酸中释放量：除另有规定外，量取 0.1 mol/L 盐酸溶液 900 ml，注入每个容器中，照方法 1 酸中释放量项下进行测定。

缓冲液中释放量：弃去上述各容器中酸液，立即加入磷酸盐缓冲液(pH6.8)[取 0.1 mol/L 盐酸溶液和 0.2 mol/L 磷酸钠溶液，按 3：1 混合均匀，必要时用 2 mol/L 盐酸溶液或 2 mol/L 氢氧化钠溶液调节 pH 至 6.8±0.05]900 ml，或将每片(个)转移入另一盛有磷酸盐缓冲液(pH6.8)900 ml 的容器中，照(一)法缓冲液中释放量项下进行测定。

(二)第三法

普通制剂测定前，应对仪器装置进行必要的调试，使桨叶底部 距溶出杯的内底部(15±2)mm。分别量取溶出介质置各溶出杯内，介质的体积 150～250 ml，实际量取的体积与规定体积的偏差应在± 1%范围之内(当品种项下规定需要使用沉降装置时，可将胶囊剂先装入规定的沉降装置内；品种项下未规定使用沉降装置时，如胶囊剂浮于液面，可用一小段耐腐蚀的细金属丝轻绕于胶囊外壳)。以下操作同第二法。取样位置应在桨叶顶端至液面的中点，距溶出杯内壁 6mm 处。缓释制剂或控释制剂照第三法普通制剂方法操作，其余要求同第一法和第二法项下缓释制剂或控释制剂。

(三)第四法

透皮贴剂分别量取溶出介质置各溶出杯内，实际量取的体积与规定体积的偏差应在±1%范围之内，待溶出介质预温至(32±0.5)℃；将透皮贴剂固定于两层碟片之间(方法 1)或网碟上(方法 2)，溶出面朝上，尽可能使其保持平整。再将网碟水平放置于溶出杯下部，并使网碟与桨底旋转面平行，两者相距(25±2)mm，按品种正文规定的转速启动装置。在规定取样时间点，吸取溶出液适量，及时补充相同体积的温度为(32±0.5)℃的溶出介质，其他操作同第一法和第二法项下缓释制剂或控释制剂。

(四)第五法

透皮贴剂：分别量取溶出介质置各溶出杯内，实际量取的体积与规定体积的偏差应在±1%范围之内，待溶出介质预温至(32±0.5)℃；除另有规定外，按下述进行准备，除去贴剂的保护套，将有黏性的一面置于一片铜纺上，铜纺的边比贴剂的边至少大1 cm，将贴剂的铜纺覆盖面朝下放置于干净的表面，涂布适宜的胶黏剂于多余的铜纺边。如需要，可将胶黏剂涂布于贴剂背面。干燥1min，仔细将贴剂涂胶黏剂的面安装于转筒外部，使贴剂的长轴通过转筒的圆心。挤压铜纺面除去引入的气泡。将转筒安装在仪器中，实验过程中保持转筒底部距溶出杯内底部(25±2)mm，立即按品种正文规定的转速启动仪器。在规定取样时间点，吸取溶出液适量，及时补充相同体积的温度为(32±0.5)℃的溶出介质。同法测定其他透皮贴剂。

其他操作同第一法和第二法项下缓释制剂或控释制剂。

以上五种测定法中，当采用原位光纤实时测定时，辅料的干扰应可以忽略，或可以通过设定参比波长等方法消除；原位光纤实时测定主要适用于溶出曲线和缓释制剂溶出度的测定。

三、结果判定

1. 普通制剂 符合下述条件之一者，可判为符合规定：

(1)6片(粒、袋)中，每片(粒、袋)的溶出量按标示量计算，均不低于规定限度(Q)；

(2)6片(粒、袋)中，如有1～2片(粒、袋)低于但不低于Q–10%，且其平均溶出量不低于Q；

(3)6片(粒、袋)中，有1～2片(粒、袋)低于Q，其中仅有1片(粒、袋)低于Q–10%，但不低于Q–20%，且其平均溶出量不低于Q时，应另取6片(粒、袋)复试；初、复试的12片(粒、袋)中有1～3片(粒、袋)低于Q，其中仅有1片(粒、袋)低于Q–10%，但不低于Q–20%，且其平均溶出量不低于Q。

以上结果判断中所示的10%、20%是指相对于标示量的百分率(%)。

2. 缓释制剂或控释制剂 除另有规定外，符合下述条件之一者，可判为符合规定：

(1)6片(粒)中，每片(粒)在每个时间点测得的溶出量按标示量计算，均未超出规定范围；

(2)6片(粒〉中，在每个时间点测得的溶出量，如有1～2片(粒)超出规定范围，但未超出规定范围的10%，且在每个时间点测得的平均溶出量未超出规定范围；

(3)6片(粒)中，在每个时间点测得的溶出量，如有1～2片(粒)超出规定范围，其中仅有1片(粒)超出规定范围的10%，但未超出规定范围的20%，且其平均溶出量未超出规定范围，应另取6片(粒)复试；初、复试的12片(粒)中，在每个时间点测得的溶出量，如有1～3片(粒)超出规定范围，其中仅有1片(粒)超出规定范围的10%，但未超出规定范围的20%，且其平均溶出量未超出规定范围。

以上结果判断中所示超出规定范围的10%、20%是指相对于标示量的百分率(%)，其中超出规定范围10%是指：每个时间点测得的溶出量不低于低限的–10%，或不超过高限的+10%；每个时间点测得的溶出量应包括最终时间测得的溶出量。

3. 肠溶制剂 除另有规定外，符合下述条件之一者，可判为符合规定：

(1)酸中溶出量：①6片(粒)中，每片(粒)的溶出量均不大于标示量的10%；②6片(粒)中，有1～2片(粒)大于10%，但其平均溶出量不大于10%。

(2)缓冲液中溶出量：①6片(粒)中，每片(粒)的溶出量按标示量计算均不低于规定限度(Q)；除另有规定外，Q应为标示量的70%；②6片(粒)中仅有1～2片(粒)低于Q，但不低于Q–10%，且其平均溶出量不低于 Q；③6 片(粒)中如有 1～2 片(粒)低于 Q，其中仅有 1 片(粒)低于 Q–10%，但不低于 Q–20%，且其平均溶出量不低于 Q 时，应另取 6 片(粒)复试；初、复试的 12 片(粒)中有 1～3 片(粒)低于 Q，其中仅有 1 片(粒)低于 Q–10%，但不低于 Q–20%，且其平均溶出量不低于 Q。

以上结果判断中所示的 10%、20%是指相对于标示量的百分率(%)。

4. 透皮贴剂　除另有规定外，同缓释制剂或控释制剂。

【溶出条件和注意事项】

(1)溶出度仪的适用性及性能确认实验除仪器的各项机械性能应符合上述规定外，还应用溶出度标准片对仪器进行性能确认实验，按照标准片的说明书操作，实验结果应符合标准片的规定。

(2)溶出介质应使用各品种项下规定的溶出介质，除另有规定外，室温下体积为 900 ml，并应新鲜配制和经脱气处理；如果溶出介质为缓冲液，当需要调节 pH 时，一般调节 pH 至规定 pH±0.05 之内。

(3)取样时间应按照品种各论中规定的取样时间取样，自 6 杯中完成取样的时间应在 1 min 内。

(4)除另有规定外，颗粒剂或干混悬剂的投样应在溶出介质表面分散投样，避免集中投样。

0942 最低装量检查法

本法适用于固体、半固体和液体制剂。除制剂通则中规定检查重(装)量差异的制剂及放射性药品外，按下述方法检查，应符合规定。

检　查　法

(1)重置法(适用于标示装量以重量计的制剂)除另有规定外，取供试品 5 个(50 g 以上者 3 个)，除去外盖和标签，容器外壁用适宜的方法清洁并干燥，分别精密称定重量，除去内容物，容器用适宜的溶剂洗净并干燥，再分别精密称定空容器的重量，求出每个容器内容物的装量与平均装量，均应符合下表的有关规定。如有 1 个容器装量不符合规定，则另取 5 个(50 g 以上者 3 个)复试，应全部符合规定。

(2)容置法(适用于标示装量以容量计的制剂)除另有规定外，取供试品 5 个(50 ml 以上者 3 个)，开启时注意避免损失，将内容物转移至预经标化的干燥量入式量筒中(量具的大小应使待测体积至少占其额定体积的 40%)，黏稠液体倾出后，除另有规定外，将容器倒置 15 min，尽量倾净。2 ml 及以下者用预经标化的干燥量入式注射器抽尽。读出每个容器内容物的装量，并求其平均装量，均应符合表 1-17 的有关规定。如有 1 个容器装量不符合规定，则另取 5 个(50 ml 以上者 3 个)复试，应全部符合规定。

表 1-17　液体制剂装量规定

标示装量	注射液及注射用浓溶液		口服及外用固体、半固体、液体；黏稠液体	
	平均装量	每个容器装量	平均装量	每个容器装量
20g(ml)以下	—	—	不少于标示装量	不少于标示装量的 93%
20g(ml)至 50g(ml)	—	—	不少于标示装量	不少于标示装量的 95%
50g(ml)以上	不少于标示装量	不少于标示装量的 97%	不少于标示装量	不少于标示装量的 97%

【附注】　对于以容量计的小规格标示装量剂，可改用重量法或按品种项下的规定方法检查。平均装量与每个容器装量(按标示装量计算百分率)，取三位有效数字进行结果判断。

(张鹏威)

第六章　药物分析学基本知识及技能

第二十一节　电子天平的使用方法与校正

电子天平是根据电磁力平衡原理，直接称量，全量程不需要砝码，放上被测物质后，在几秒钟内达到平衡，直接显示读数，具有称量速度快、精度高的特点。它的支撑点采取弹簧片代替机械天平的玛瑙刀口，用差动变压器取代升降枢装置，用数字显示代替指针刻度。因此具有体积小、使用寿命长、性能稳定、操作简便和灵敏度高的特点。此外，电子天平还具有自动校正、自动去皮、超载显示、故障报警等功能。

一、电子天平的一般使用方法

⑴检查天平盘内是否干净，必要的话予以清扫；检查天平是否水平，若不水平，调节底座螺丝，使气泡位于水平仪中心；检查硅胶是否变色失效，若变色应及时更换硅胶。

⑵按仪器要求通电预热至所需时间。

⑶预热足够时间后打开天平开关，天平则自动进行灵敏度及零点调节。待稳定标志显示后，可进行正式称量。

⑷称量时将洁净称量瓶或称量纸置于称盘上，关上侧门，轻按一下去皮键，天平将自动校对零点，然后逐渐加入待称物质，直到所需重量为止。

⑸称量结束应及时除去称量瓶(纸)，关上侧门，切断电源，并做好使用情况登记。

二、电子天平的快捷称量方法

⑴直接称量法：在显示屏显示为0.000 0 g时，打开天平侧门，将被测物小心置于秤盘上，关闭天平门，待数字不再变动后即得被测物的质量。打开天平门，取出被测物，关闭天平门。

⑵去皮称量法：将容器置于秤盘上，关闭天平门，待天平稳定清零，显示屏显示重量为0.000 0 g，取出容器，变动容器中物质的量，将容器放回托盘，不关闭天平门粗略读数，看质量变动是否达到要求，若在所需范围之内，则关闭天平门，读出质量的准确值。

三、使用天平的注意事项

⑴在开关门，放取称量物时，动作必须轻缓，切不可用力过猛或过快，以免造成天平损坏。

⑵对于过热或过冷的称量物，应使其回到室温后方可称量。

⑶称量物的总质量不能超过天平的称量范围。在固定质量称量时要特别注意。

⑷所有称量物都必须置于一定的洁净干燥容器(如烧杯、表面皿、称量瓶等)中进行称量，以免沾染腐蚀天平。

⑸为避免手上的油脂汗液污染，不能用手直接拿取容器。称取易挥发或易与空气作用的物质时，必须使用称量瓶以确保在称量的过程中物质质量不发生变化。

四、电子天平的校正

电子天平是一种高精密的测量仪器仪表，在电子天平的选择与使用维护中，使用前都必须得对电子天平先进行校正实验。电子天平的校正方式有两种，一种是内校，一种是外校。

1. 内校

(1)天平应预热，时间大概在2～3 h之间。

(2)天平应该呈水平状，如不是要调好。

(3)天平称盘没有称量物品时应稳定的显示为零位。

(4)按“CAL”键，启动天平的内部校准功能，稍后电子天平显示“C”，表示正在进行内部校准。

(5)当电子天平显示器显示为零位时，说明电子天平应已经校准完毕。

如果在校正中出现错误，电子天平显示器将显示“Err”，显示时间很短，应该重新清零，重新进行校正。

2. 外校

(1)天平应预热30 min以上。

(2)天平应处于水平状态。

(3)天平称盘没有称量物品时应稳定的显示为零位。

(4)按“CAL”键，启动天平的校准功能。

(5)天平的显示器上显示外部校正砝码的重量值。

(6)将符合精度要求的标准砝码放在天平的称盘上。

(7)当电子天平的显示值不变时，说明外部的校正工作已经完成，可以将标准砝码取出。

(8)天平显示零位处于待用状态。

如果在校正中出现错误，电子天平显示器将显示“Err”，显示时间很短，应该重新清零，重新进行校正。或者天平移动位置，天气温差变化等都应该积极地做校准。

（黄 艳）

第二十二节 常用容量分析仪器的使用方法与校正

药物分析实验常常在容量仪器中进行，因此容量仪器的使用方法很重要，使用方法不正确，即使很准确地容量仪器也会得到不正确的结果。在容量分析中，用来准确测量溶液体积有：滴定管、移液管、刻度吸管和容量瓶等。

一、容量仪器的使用方法

1. 滴定管的使用方法

(1)滴定管使用前的准备

1)检漏：滴定管洗净后，先检查是否漏水。先关闭旋塞，将滴定管充满水，用滤纸在旋塞周围和管尖处检查。直立两分钟，再用滤纸检查。如漏水，酸式管涂凡士林；碱式滴定管使用前应先检查橡皮管是否老化，检查玻璃珠是否大小适当，若有问题，应及时更换。

2)洗涤与润洗：滴定管使用前必须先洗涤，洗涤时以不损伤内壁为原则。

酸式滴定管洗涤前，关闭旋塞，倒入约10 ml洗液，打开旋塞，放出少量洗液洗涤管尖，然后边转动边向管口倾斜，使洗液布满全管。最后从管口放出(也可用铬酸洗液浸洗)。然后用自来水冲净。再用蒸馏水洗三次，每次 10～15 ml。

碱式滴定管可以将管尖与玻璃珠取下，放入洗液浸洗。管体倒立入洗液中，用吸耳球将洗液吸上洗涤。

滴定管在使用前还必须用滴定液润洗三次，每次 10～15 ml，润洗液弃去。

3）装液排气泡：将滴定液注入至零线以上，检查活塞周围是否有气泡。滴定液装入必须直接注入，不能使用漏斗或其他器皿辅助。

酸式滴定管排气泡的方法：开大活塞使溶液冲出，排出气泡。

碱式滴定管排气泡的方法：将碱式滴定管管体竖直，左手拇指捏住玻璃珠，使橡胶管弯曲，管尖斜向上约 45°，挤压玻璃珠处胶管，使溶液冲出，以排除气泡。

4）读数：放出溶液后（装满或滴定完后）需等待 1～2min 分钟后方可读数。读数时，将滴定管从滴定管架上取下，左手捏住上部无液处，保持滴定管垂直。视线与弯月面最低点刻度水平线相切。视线若在弯月面上方，读数就会偏高；若在弯月面下方，读数就会偏低。一般初读数为 0.00 或 0～1 ml 之间的任一刻度，以减小体积误差。

（2）滴定

1）滴定操作方法：滴定时，应将滴定管垂直地夹在滴定管夹上，滴定台应呈白色，滴定管离锥瓶口约 1 cm。

酸式滴定管操作方法：用左手控制旋塞，拇指在前，食指中指在后，无名指和小指弯曲在滴定管和旋塞下方之间的直角中。转动旋塞时，手指弯曲，手掌要空。右手三指拿住瓶颈，瓶底离台约 2～3 cm，滴定管下端深入瓶口约 1 cm，微动右手腕关节摇动锥形瓶，边滴边摇使滴下的溶液混合均匀。摇动锥形瓶的规范方式为：右手执锥形瓶颈部，手腕用力使瓶底沿顺时针方向画圆，要求使溶液在锥形瓶内均匀旋转，形成漩涡，溶液不能有跳动。管口与锥瓶应无接触。

碱式滴定管操作方法：滴定时，以左手握住滴定管，拇指在前，食指在后，用其他指头辅助固定管尖。 用拇指和食指捏住玻璃珠所在部位，向前挤压胶管，使玻璃珠偏向手心，溶液就可以从空隙中流出。

2）滴定速度：液体流速由快到慢，起初可以“连滴成线”，之后逐滴滴下，快到终点时则要半滴半滴的加入。半滴的加入方法是：小心放下半滴滴定液悬于管口，用锥形瓶内壁靠下，然后用洗瓶冲下。

3）终点：当锥形瓶内指示剂指示终点时，立刻关闭活塞停止滴定。用洗瓶淋洗锥形瓶内壁。取下滴定管，右手执管上部无液部分，使管垂直，目光与液面平齐，读出读数。读数时应估读一位。

（3）注意事项

1）滴定时，左手不允许离开活塞，放任溶液自己流下。

2）滴定时，目光应集中在锥形瓶内的颜色变化上，不要去注视刻度变化，而忽略反应的进行。

3）一般每个样品要平行滴定三次，每次均从零线开始，每次均应及时记录在实验记录表格上，不允许记录到其他地方。

4）使用碱式滴定管时，用力方向要平，以避免玻璃珠上下移动；不要捏到玻璃珠下侧部分，否则有可能使空气进入管尖形成气泡；挤压胶管过程中不可过分用力，以避免溶液流出过快。

2. 容量瓶的使用方法

（1）检漏：容量瓶使用前要先检漏。加水至标线附近，盖好瓶塞后，左手用食指按住塞子，其余手指拿住瓶颈标线以上部分，右手指尖托住瓶底，将瓶倒立 2 min，如不漏水，将瓶直立，转动瓶塞 180°，再倒立 2 min，如不漏可使用。

（2）溶液的配制：将准确称量的待溶固体置于小烧杯中，加溶剂溶解，然后将溶液定量转入容量瓶中。

定量转移完成后就可以加溶剂稀释，当溶剂加至容量瓶鼓肚的 3/4 处时，塞上塞子，用食指和中指夹住瓶塞，将瓶拿起，按同一方向轻轻摇转，使溶液初步混合均匀(注意不能倒转)，继续加溶剂至距标线约 1 cm 处，等 1～2 min，使附在瓶颈内壁的溶液流下后，再用滴管滴加溶剂至弯液面下缘与标线相切。

定容后盖上瓶塞，用食指按住塞子，其余手指拿住瓶颈标线以上部分，另一只手指尖托住瓶底，将容量瓶倒转，使气泡上升到顶，使瓶振荡，正立后再次倒转进行振荡，如此反复 15～20 次以上，使溶液混合均匀。

(3)定量稀释溶液：用移液管移取一定体积的溶液置容量瓶中，加溶剂至距标线约 1 cm 处，等 1～2 min，使附在瓶颈内壁的溶液流下后，再用滴管滴加溶剂至弯液面下缘与标线相切，然后盖上瓶塞，振摇使溶液混合均匀。

(4)使用注意事项

1)若振荡后液面下降，为正常现象，不要加蒸馏水补齐。

2)热溶液应先冷至室温再配制。

3)不要用容量瓶长期存放溶液，未用完的溶液应转移至试剂瓶中保存。若移液和振荡的过程中溶液和洗液洒落渗漏至瓶外，不论多少，必须重配。

4)定量转移溶液时，右手拿玻璃棒，左手拿烧杯，使烧杯嘴紧靠玻璃棒，玻璃棒的下端靠在瓶颈内壁上，使溶液沿玻璃棒和内壁流入容量瓶中，烧杯中溶液流完后，将烧杯沿玻璃棒向上提，并逐渐竖直烧杯，将玻璃棒放回烧杯中，用洗瓶冲洗玻璃棒和烧杯壁数次，将洗液用如上方法定量转入容量瓶中。

3. 移液管、刻度吸管的使用方法 移液管是准确移取一定量液体的工具。它是一根细长中间膨大的玻璃管，在管的上端有刻度线。膨大部分标有它的容积和标定时的温度。如需吸取 5.00 ml、10.00 ml、25.00 ml 等整数，用相应大小的移液管。量取小体积且不是整数时，一般用刻度吸管。刻度吸管是带有多刻度的玻璃管，用它可以吸取不同体积的溶液。

(1)洗涤与润洗：使用前，应先将移液管洗净，直至内壁不挂水珠为止，再用被移溶液润洗三次。方法与洗涤滴定管一样。

(2)吸取与放出溶液：吸取溶液时，右手拇指及中指捏住管颈标线以上的地方，将移液管插入供试品溶液液面以下，左手拿洗耳球轻轻将溶液吸上，眼睛注意正在上升的液面位置，移液管应随容器内液面下降而下降，当液面上升到刻度标线以上约 1 cm 时，迅速用右手食指堵住管口，取出移液管，用滤纸条拭干移液管下端外壁，并使与地面垂直，稍微松开右手食指，使液面缓缓下降，此时视线应平视标线，直到弯月面与标线相切，立即按紧食指，使液体不再流出，并使出口尖端接触容器外壁，以除去尖端外残留溶液。再将移液管移入准备接受溶液的容器中，使其出口尖端接触器壁，使容器微倾斜，而使移液管直立，然后放松右手食指，使溶液自由地顺壁流下，待溶液停止流出后，一般等待 15 s 拿出。

使用刻度吸管时，通常是液面由某一刻度下降到另一刻度，两刻度之差就是放出的溶液的体积，注意目光与刻度线平齐。实验中应尽可能使用同一刻度吸管的同一区段的体积，最好用上段的体积。

(3)注意事项

1)移液管使用后，应洗净放在移液管架上。

2)移液管和刻度吸管在实验中应与溶液一一对应，不应串用以避免沾染。

3)吸取溶液时，将移液管插入供试品溶液液面下约 1 cm，不应伸入太多，以免管尖外壁沾有溶液过多，也不应伸入太少，以免液面下降后而吸空。

4)移液管及刻度吸管多用橡皮吸球(洗耳球)吸取溶液，对有毒、挥发刺激性，腐蚀性溶液更不可用嘴直接吸取。

5)需精密量取 5、10、20、25、50 ml 等整数溶液，应选用相应大小的移液管。

6)使用同一移液管量取不同浓度溶液时要充分注意荡洗，应先量取较稀的一份，然后量取较浓的一份。在吸取第一份溶液时，高于标线的距离最好不超过 1 cm，然后再往下放至标线，这样吸取第二份不同浓度的溶液时，可以吸得再高一些荡洗管内壁，以消除第一份的影响。

二、容量仪器的校正

1. 滴定管 在洗净的滴定管中加入蒸馏水，并调整至弯月面恰与刻度零位相切，由滴定管中放出 5 ml 水，至已称好重量的小锥形瓶中，盖好瓶塞，称重，计算放出水的重量(m)，根据该温度下水的密度(ρ)，计算放出水的实际体积(V)，V=m/ρ。用同样的方法放出 10 ml、15 ml、20 ml 等的重量，并计算出滴定管各部分的实际容积。实际容积与标示容积之差应小于允差。如一等滴定管，5 ml 的允差为±0.01 ml，10 ml 的为±0.02 ml，25 ml 的为±0.03 ml，50 ml 的为±0.05 ml。

2. 容量瓶 将容量瓶洗净、晾干，在分析天平上称定重量，加水使弯月面至容量瓶的标线处，再称定重量，两次称量的差即为瓶中水的重量(m)，查出水在该温度下的密度(ρ)，即可计算出容量瓶的容积(V)，V=m/ρ。实际容积与标示容积之差应小于允差。如一等容量瓶 100 ml 的允差为 0.10 ml，50 ml 的允差为 0.05 ml，25 ml 的允差为±0.03 ml。

3. 移液管 在洗净的移液管内吸入水并使弯月面恰在标线处，然后把水放入预先已称好重量的小锥形瓶中，盖好瓶塞，称重，计算放入水的重量(m)。查出水在该温度下的密度(ρ)，即可计算出移液管的容积(V)，V=m/ρ。实际容积与标示容积之差应小于允差。如一等移液管，100 ml 的允差为±0.10 ml，50 ml 的允差为±0.08 ml，25 ml 的允差为±0.05 ml。

三、玻璃仪器的洗涤要求

1. 洁净剂及其使用范围 最常用的洁净剂有肥皂、去污粉、洗液(清洁液)、洗衣粉、有机溶剂等。肥皂、去污粉、洗衣粉等一般用于可以用刷子洗刷的仪器，如烧瓶、烧杯、量杯、试剂瓶等；洗液多用于不便用刷子洗刷的仪器，如滴定管、移液管、容量瓶、比色管、玻璃垂熔漏斗、凯氏烧瓶等特殊要求与形状的仪器，也用于洗涤长久不用的玻璃仪器和刷子刷不下的污垢。用洗液洗涤仪器，是利用洗液本身与污物起化学反应的作用，将污物洗去，故要浸泡一定时间，有时间可加热一下，使有充分作用的机会；有机溶剂可用于洗净有油腻的仪器，如氯仿、乙醚等可洗除油垢；乙醇、丙酮、乙醚等可以洗刷刚洗净而带水的仪器。

2. 洗液配制 取 10 g 重铬酸钾，加水 20 ml，加热溶解、冷却，徐徐加入 175 ml 浓硫酸，不断搅拌，即成棕褐色溶液，储存在密闭的玻璃瓶中，备用。

3. 洗涤玻璃仪器的注意事项

(1)一般的玻璃仪器(如烧瓶、烧杯等)：先用自来水冲洗一下，然后用肥皂、洗衣粉、或去污粉擦洗，再用自来水清洗，最后用适量的蒸馏水冲洗三次。

(2)精密或难洗的仪器(滴定管、移液管、容量瓶、比色管、垂熔玻璃漏斗等)；先用自来水冲洗后、沥干，再用洗液处理一段时间后，然后用自来水清洗，最后用蒸馏水冲洗三次。

(3)滴定管、容量瓶、移液管、纳氏比色管及刻度吸管均不可用毛刷或其他粗糙东西擦洗内部，以免造成内壁划痕，容量不准或损坏，每次用毕应及时用自来水将内壁冲净(专用的滴定管为例外)，沥干后再用重铬酸钾洗液洗涤，用自来水冲洗干净，再用蒸馏水冲内壁三次，外壁 1～3 次，倒挂，自然沥干，不应在烘箱中烘烤。

(黄 艳)

第二十三节 薄层色谱法

薄层色谱法系将供试品溶液点样于薄层板上，经展开、检视后所得的色谱图，与适宜的对照物按相同方法所得的色谱图比较，用于药品的鉴别或杂质检查的方法。

一、仪器与材料

1. 薄层板

(1) 自制薄层板：除另有规定外，玻璃板要求光滑、平整，洗净后不附水珠，晾干。最常用的固定相有硅胶 G、硅胶 GF_{254}、硅胶 H 和硅胶 H F_{254}。其次有硅藻土、硅藻土 G、氧化铝、氧化铝 G、微晶纤维素、微晶纤维素 F_{254} 等。其颗粒大小，一般要求粒径为 5～40 μm。

薄层涂布，一般可分为无黏合剂和含黏合剂两种。前者系将固定相直接涂布于玻璃板上，后者系在固定相中加入一定量的黏合剂，一般常用 10%～15%煅石膏（$CaS0_2 \cdot 2H_2O$ 在 140℃加热 4h），混匀后加水适量使用，或用羧甲基纤维素钠水溶液（0.2 %～0.5 %）适量调成糊状，均匀涂布于玻璃板上。使用涂布器涂布应能使固定相在玻璃板上涂成一层符合厚度要求的均匀薄层。

(2) 市售薄层板：分普通薄层板和高效薄层板，如硅胶薄层板、硅胶 GF_{254} 薄层板、聚酰胺薄膜和铝基片薄层板等。高效薄层板的粒径一般为 5～7 μrn。

2. 点样器　常用微量注射器或定量毛细管，应能使点样位置正确、集中。

3. 展开容器　应使用适合薄层板大小的玻璃制薄层色谱展开缸，并有严密的盖子，底部应平整光滑，或有双槽。

二、操 作 方 法

1. 薄层板制备

(1) 自制薄层板：除另有规定外，将 1 份固定相和 3 份水在研钵中按同一方向研磨混合，去除表面的气泡后，倒人涂布器中，在玻璃板上平稳地移动涂布器进行涂布（厚度为 0.2～0.3 mm），取下涂好薄层的玻璃板，置水平台上于室温下晾干后，在 110 ℃活化 30min，即置有干燥剂的干燥箱中备用。

(2) 市售薄层板：临用前一般应在 110 ℃活化 30min。聚酰胺薄膜不需活化。铝基片薄层板可根据需要剪裁，但须注意剪裁后的薄层板底边的硅胶层不得有破损。如在贮放期间被空气中杂质污染，使用前可用适宜的溶剂在展开容器中上行展开预洗，110 ℃活化后，置干燥器中备用。

2. 点样　除另有规定外，用点样器点样于薄层板上，一般为圆点，点样基线距底边 2.0 cm，样点直径为 2～4 mm（高效薄层板为 1～2 mrn），点间距离可视斑点扩散情况以不影响检出为宜，一般为 1.0～2.0 cm（高效薄层板可不小于 5 mm）。点样时必须注意勿损伤薄层板表面。

3. 展开　展开缸如需预先用展开剂饱和，可在缸中加入足够量的展开剂，必要时在壁上贴两条与缸一样高、宽的滤纸条，一端浸入展开剂中，密封顶盖，使系统平衡或按各品种项下的规定操作。

将点好供试品的薄层板放入展开缸中，浸入展开剂的深度为距薄层板底边 0.5～1.0 cm（切勿将样点浸入展开剂中），密封顶盖，待展开至适宜的展距（如：20 cm 的薄层板，展距一般为 10～15 crn；10 cm 的高效薄层板，展距一般为 5 cm 左右），取出薄层板，晾干，按各品种项下的规定检侧。

展开可以单向展开，即向一个方向进行；也可以进行双向展开，即先向一个方向展开，取出，待展开剂完全挥发后，将薄层板转动 90°，再用原展开剂或另一种展开剂进行展开；亦可多次展开。

4. 显色与检视　荧光薄层板可用荧光猝灭法；普通薄层板，有色物质可直接检视，无色物质可用物理或化学方法检视。物理方法是检出斑点的荧光颜色及强度；化学方法一般用化学试剂显色后，立即覆盖同样大小的玻璃板，检视。

三、系统适用性实验

按各品种项下要求对检测方法进行系统适用性实验，使斑点的检测灵敏度、比移值(Rf)和分离效能符合规定。

1. 检测灵敏度 检测灵敏度系指杂质检查时，供试品溶液中被测物质能被检出的最低量。一般采用对照溶液稀释若干倍的溶液与供试品溶液和对照溶液在规定的色谱条件下，在同一块薄层板上点样、展开、检视，前者应显示清晰的斑点。

2. 比移值(Rf) 比移值系指从基线至展开斑点中心的距离与从基线至展开剂前沿的距离的比值。鉴别时，可用供试品溶液主斑点与对照品溶液主斑点的比移值进行比较，或用比移值来说明主斑点或杂质斑点的位置。

$$\mathrm{Rf}=\frac{\text{从基线至展开斑点中心的距离}}{\text{从基线至展开前沿的距离}}$$

除另有规定外，Rf应在0.2～0.8。

3. 分离效能 鉴别时，在对照品与结构相似药物的对照品制成混合对照溶液的色谱图中，应显示两个清晰分离的斑点。杂质检查的方法选择时，可将杂质对照品用供试品自身稀释对照溶液溶解制成混合对照溶液，也可将杂质对照品用待测组分的对照品溶液溶解制成混合对照溶液，还可采用供试品以适当的降解方法获得的溶液，上述溶液点样展开后的色谱图中，应显示两个清晰分离的斑点。

四、测 定 法

1. 鉴别 可采用与同浓度的对照品溶液，在同一块薄层板上点样、展开与检视。供试品溶液所显主斑点的颜色(或荧光)与位置(Rf)应与对照品溶液的主斑点一致，而且主斑点的大小与颜色的深浅也应大致相同。或采用供试品溶液与对照品溶液等体积混合，应显示单一、紧密的斑点；或选用与供试品化学结构相似的药物对照品与供试品溶液的主斑点比较，两者Rf应不同，或将上述两种溶液等体积混合，应显示两个清晰分离的斑点，

2. 杂质检查 可采用杂质对照品法、供试品溶液的自身稀释对照法，或两法并用，供试品溶液除主斑点外的其他斑点应与相应的杂质对照品溶液或系列浓度杂质对照品溶液的相应主斑点比较，或与供试品溶液的自身稀释对照溶液或系列浓度自身稀释对照溶液的相应主斑点比较，不得更深。

通常应规定杂质的斑点数和单一杂质量，当采用系列自身稀释对照溶液时，也可规定估计的杂质总量。

（黄 艳）

第二十四节 高效液相色谱法

高效液相色谱法系采用高压输液泵将规定的流动相泵入装有填充剂的色谱柱，对供试品进行分离测定的色谱方法。注入的供试品，由流动相带入柱内，各组分在柱内被分离，并依次进入检测器，由积分仪或数据处理系统记录和处理色谱信号。

一、对仪器的一般要求和色谱条件

所用的仪器为高效液相色谱仪。仪器应定期检定并符合有关规定。

1. 色谱柱 反相色谱系统使用非极性填充剂，常用的色谱柱填充剂为化学键合硅胶，以十八烷基硅烷键合硅胶最为常用，辛基硅烷键合硅胶和其他类型的硅烷键合硅胶（如氰基键合硅烷和氨基键合硅烷等）也有使用。正相色谱系统使用极性填充剂，常用的填充剂有硅胶等。离子交换色谱系统使用离子交换填充剂；分子排阻色谱系统使用凝胶或高分子多孔微球等填充剂；对映异构体的分离通常使用手性填充剂。

填充剂的性能（如载体的形状、粒径、孔径、表面积、键合基团的表面覆盖度、含碳量和键合类型等）以及色谱柱的填充。直接影响供试品的保留行为和分离效果。分析分子量小于 2000 的化合物应选择孔径在 15 nm 以下的填料，分析分子量大于 2000 的化合物则应选择孔径在 30 nm 以上的填料。

除另有规定外，普通分析柱的填充剂粒径一般在 3～10 μm，粒径更小（约 2 μm）的填充剂常用于填装微径柱（内径约 2 mm）。

使用微径柱时，输液泵的性能、进样体积、检侧池体积和系统的死体积等必须与之匹配；如有必要，色谱条件也需作适当的调整。当对其测定结果产生争议时，应以品种项下规定的色谱条件的测定结果为准。

以硅胶为载体的键合固定相的使用温度通常不超过 40 ℃，为改善分离效果可适当提高色谱柱的使用温度，但不宜超过 60 ℃。

流动相的 pH 应控制在 2～8 之间。当 pH 大于 8 时，可使载体硅胶溶解；当 pH 小于 2 时，与硅胶相连的化学键合相易水解脱落。当色谱系统中需使用 pH 大于 8 的流动相时，应选用耐碱的填充剂，如采用高纯硅胶为载体并具有高表面覆盖度的键合硅胶填充剂、包覆聚合物填充剂、有机-无机杂化填充剂或非硅胶基键合填充剂等；当需使用 pH 小于 2 的流动相时，应选用耐酸的填充剂，如具有大体积侧链能产生空间位阻保护作用的二异丙基或二异丁基取代十八烷基硅烷键合硅胶填充剂、有机-无机杂化填充剂等。

2. 检测器 最常用的检测器为紫外检测器，包括二极管阵列检测器，其他常见的检测器有荧光检测器、蒸发光散射检测器、示差折光检测器、电化学检测器和质谱检测器等。

不同的检测器，对流动相的要求不同。如采用紫外检测器，所用流动相应符合紫外-可见分光光度法项下对溶剂的要求，采用低波长检测时，还应考虑有机相中有机溶剂的截止使用波长，并选用色谱级有机溶剂。蒸发光散射检测器和质谱检测器通常不允许使用含不挥发性盐组分的流动相。

3. 流动相 反相色谱系统的流动相首选甲醇-水系统（采用紫外末端波长检测时首选乙腈-水系统），如经试用不适合时，再选用其他溶剂系统。应尽可能少用含有缓冲液的流动相，必须使用时，应尽可能选用含较低浓度缓冲液的流动相，由于 C_{18} 链在水相环境中不易保持伸展状态，故对于十八烷基硅烷键合硅胶为固定相的反相色谱系统，流动相中有机溶剂的比例通常应不低于 5%，否则 C_{18} 链的随机卷曲将导致组分保留值变化，造成色谱系统不稳定。

各品种项下规定的条件除固定相种类、流动相组分、检测器类型不得改变外，其余如色谱柱内径、长度、载体粒度、流动相流速、混合流动相各组分的比例、柱温、进样量、检测器的灵敏度等，均可适当改变，以适应供试品并达到系统适用性实验的要求。其中，调整流动相组分比例时，以组分比例较低者（小于或等于 50%）相对于自身的改变量不超过±30%且相对于总全的改变量不超过±10%为限，如 30%相对改变量的数值超过总量的 10%时，则改变量以总量的±10%为限。

对于必须使用特定规格的填充剂方能满足分离要求的品种，可在该品种项下注明。

二、系统适用性实验

色谱系统的适用性实验通常包括理论板数、分离度、重复性和拖尾因子四个参数。其中，分离度和重复性尤为重要。

按各品种项下要求对色谱系统进行适用性实验，即用规定的对照品溶液或系统适用性实验溶液在规定的色谱系统进行实验，必要时，可对色谱系统进行适当调整，以符合要求。

1. 色谱柱的理论板数(*n*)　用于评价色谱柱的分离效能。由于不同物质在同一色谱柱上的色谱行为不同，采用理论板数作为衡量柱效能的指标时，应指明测定物质，一般为待测组分或内标物质的理论板数。

在规定的色谱条件下，注入供试品溶液或各品种项下规定的内标物质溶液，记录色谱图，量出供试品主成分峰或内标物质峰的保留时间 t_R(以分钟或长度计，下同，但应取相同单位)和峰宽(W)，按 $n=16(t_R/W)^2$ 计算色谱柱的理论板数，见图 1-36。

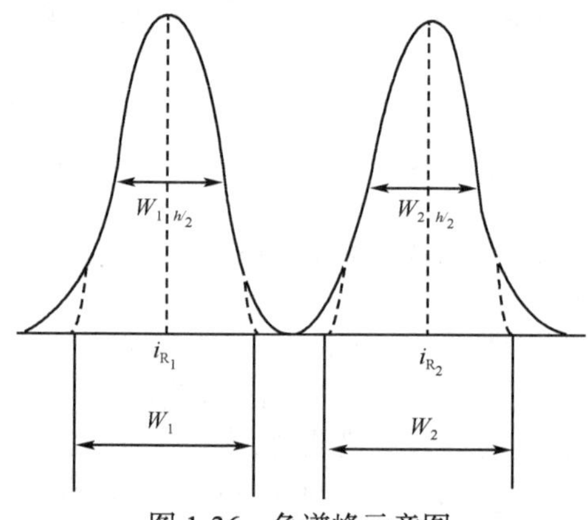

图 1-36　色谱峰示意图

2. 分离度(*R*)　用于评价待测组分与相邻共存物或难分离物质之间的分离程度，是衡量色谱系统效能的关键指标。可以通过测定待测物质与已知杂质的分离度，也可以通过测定待测组分与某一添加的指标性成分(内标物质或其他难分离物质)的分离度，或将供试品或对照品用适当的方法降解，通过测定待测组分与某一降解产物的分离度，对色谱系统进行评价与控制。

无论是定性鉴别还是定量分析，均要求待测峰与其他峰、内标峰或特定的杂质对照峰之间有较好的分离度。除另有规定外，待测组分与相邻共存物之间的分离度应大于 1.5。分离度的计算公式为：

$$R=\frac{2(t_{R_2}-t_{R_1})}{W_1+W_2}$$

3. 重复性　用于评价连续进样中，色谱系统响应值的重复性能。采用外标法时，通常取各品种项下的对照品溶液，连续进样 5 次，除另有规定外，其峰面积测量值的相对标准偏差应不大于 2.0%；采用内标法时，通常配制相当于 80%、100%和 120%的对照品溶液，加入规定量的内标溶液，配成 3 种不同浓度的溶液，分别至少进样 2 次，计算平均校正因子。其相对标准偏差应不大于 2.0%。

4. 拖尾因子(*T*)　用于评价色谱峰的对称性。为保证分离效果和测量精度，应检查待测峰的拖尾因子是否符合各品种项下的规定。拖尾因子计算公式为：

$$T=\frac{W_{0.05h}}{2d_1}$$

峰宽及峰高测定如图 1-37 所示。除另有规定外，峰高法定量时 T 应在 0.95～1.05。

峰面积法测定时，若拖尾严重，将影响峰面积的准确测量。必要时，应在各品种项下对拖尾因子作出规定。

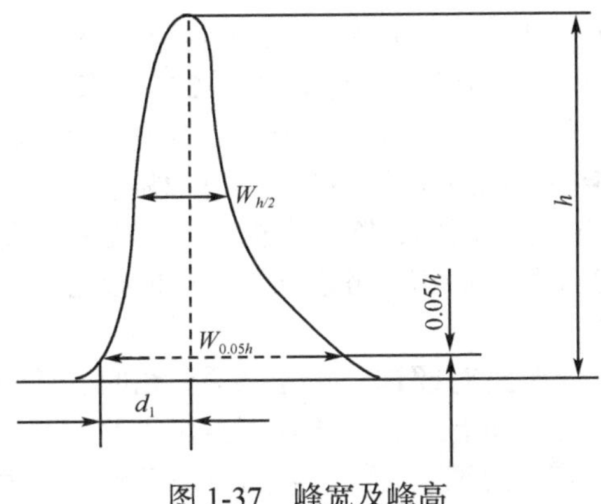

图 1-37　峰宽及峰高

三、测　定　法

1. 内标法　按各品种项下的规定，精密称(量)取对照品和内标物质，分别配成溶液，各精密量取适量，混合配成校正因子测定用的对照溶液。取一定量注入仪器，记录色谱图。测量对照品和内标物质的峰面积或峰高，按下式计算校正因子：

$$校正因子(f)=\frac{A_s / C_s}{A_R / C_R}$$

式中，A_S为内标物的峰面积或峰高；A_R为对照品的峰面积或峰高；C_S为内标物质的浓度；C_R为对照品的浓度。

再取各品种项下含有内标物质的供试品溶液，注入仪器，记录色谱图，测量供试品中待测成分和内标物质的峰面积或峰高，按下式计算含量：

$$含量(C_x)=f\frac{A_x}{A_s' / C_s'}$$

式中，C_X为供试品的浓度；A_X为供试品的峰面积或峰高；A_S'为内标物的峰面积或峰高；C_S'为内标物质的浓度；f为校正因子。

采用内标法可避免因样品前处理及进样体积误差对测定结果的影响。

2. 外标法　按各品种项下的规定，精密称(量)取对照品和供试品，配制成溶液，分别精密取一定量，注入仪器，记录色谱图，测量对照品溶液和供试品溶液中待测成分的峰面积(或峰高)，按下式计算含量：

$$含量(C_X)=\frac{A_X \times C_R}{A_R}$$

式中，C_X为供试品的浓度；A_X为供试品的峰面积或峰高；A_R为对照品的峰面积或峰高；C_R为对照品的浓度。

由于微量注射器不易精确控制进样量，当采用外标法测定供试品中成分或杂质含量时，以定量环或自动进样器进样为好。

3. 加校正因子的主成分自身对照法　测定杂质含量时，可采用加校正因子的主成分自身对照法，在建立方法时，按各品种项下的规定，精密称(量)取杂质对照品和待测成分对照品各适量，配制测定杂质校正因子的溶液，进样，记录色谱图，按上述 1 法计算杂质的校正因子。此校正因子可直接载入各品种项下，用于校正杂质的实测峰面积。这些需作校正计算的杂质，通常以主成分为参照，采用相对保留时间定位，其数值一并载入各品种项下。

测定杂质含量时，按各品种项下规定的杂质限度，将供试品溶液稀释成与杂质限度相当的溶液作为对照溶液，进样，调节检测灵敏度(以噪声水平可接受为限)或进样量(以柱子不过载为限)，使对照溶液的主成分色谱峰的峰高约达满量程的 10%～25%或其峰面积能准确积分[通常含量低于 0.5%的杂质峰面积的相对标准偏差(RSD)应小于 10%；含量在 0.5%～2%的杂质，峰面积的 RSD 应小于 5%；含量大于 2%的杂质，峰面积的 RSD 应小于 2%]。然后，取供试品溶液和对照品溶液适量，分别进样，供试品溶液的记录时间，除另有规定外，应为主成分色谱峰保留时间的 2 倍，测量供试品溶液色谱图上各杂质的峰面积，分别乘以相应的校正因子后与对照溶液主成分的峰面积比较，依法计算各杂质含量。

4. 不加校正因子的主成分自身对照法 测定杂质含量时，若没有杂质对照品，也可采用不加校正因子的主成分自身对照法。同上述 3 法配制对照溶液并调节检测灵敏度后，取供试品溶液和对照溶液适量，分别进样，前者的记录时间，除另有规定外，应为主成分色谱峰保留时间的 2 倍，测量供试品溶液色谱图上各杂质的峰面积并与对照溶液主成分的峰面积比较，计算杂质含量。

若供试品所含的部分杂质未与溶剂峰完全分离，则按规定先记录供试品溶液的色谱图Ⅰ，再记录等体积纯溶剂的色谱图Ⅱ、色谱图Ⅰ上杂质峰的总面积(包括溶剂峰)，减去色谱图Ⅱ上的溶剂峰面积，即为总杂质峰的校正面积。然后依法计算。

5. 面积归一化法 按各品种项下的规定，配制供试品溶液，取一定量注入仪器，记录色谱图。测量各峰的面积和色谱图上除溶剂峰以外的总色谱峰面积，计算各峰面积占总峰面积的百分率。

用于杂质检查时，由于峰面积归一化法测定误差大，因此，通常只用于粗略考查供试品中的杂质含量。除另有规定外，一般不宜用于微量杂质的检查。

（黄　艳）

第二篇　药用植物学与生药学实验

第一章　综合性实验

实验一　药用植物细胞、细胞后含物的观察

一、实验目的

(1)熟悉药用植物细胞的结构特征。

(2)掌握药用植物细胞后含物的主要类型及显微特征。

(3)掌握显微透化片的制备方法和原理。

二、实验原理

细胞是生命活动的基本单位。一个典型的植物细胞外面包围着一层比较坚韧的细胞壁，壁内的物质总称为原生质体。原生质体主要包括细胞质、细胞核和细胞器三部分。同时细胞中还含有多种非生命物质，它们是原生质的代谢产物，称为后含物。另外，还存在一些生理活性物质。根据细胞的结构和生命活动的方式，可以把构成生物有机体的细胞分为原核细胞和真核细胞两大类。高等植物和绝大多数低等植物均由真核细胞构成。

三、仪器与材料

普通光学显微镜，载玻片，盖玻片，刀片，解剖针，镊子，酒精灯，培养皿，纱布，小玻棒、牙签，擦镜纸，吸水纸。

蒸馏水，水合氯醛试剂，稀甘油，稀碘液。

洋葱(*Allium cepa* L.)鳞叶，马铃薯(*Solanum tuberosum* L.)块茎，天花粉(*Trichosanthis Radix*)粉末，葛根(*Puerariae Lobatae Radix*)粉末，大黄(*Rhei Radix et Rhizoma*)粉末，甘草(*Glycyrrhizae Radix et Rhizoma*)粉末，黄柏(*Phellodendri Chinensis Cortex*)粉末，半夏(*Pinelliae Rhizoma*)粉末。

四、实验方法

1. 细胞的观察

(1)洋葱内表皮细胞的制片：取一载玻片，用滴管在其中央部位加蒸馏水一滴；用镊子撕取洋葱鳞叶内表皮一小块(2～5 mm^2)，置于加有蒸馏水的载玻片上，用解剖针展平，将盖玻片沿水滴一侧慢慢盖下，防止产生气泡；如果蒸馏水过多，可用吸水纸沿盖玻片一侧吸掉多余的水分。

(2)洋葱内表皮细胞基本构造的观察：将制好的洋葱内表皮装片镜检，先置于低倍镜下观察，再换以高倍镜。

观察要点：在低倍镜下可见洋葱内表皮细胞为长方形，排列紧密，没有细胞间隙；在高倍镜

下可见：细胞壁、细胞质、细胞核和液泡。

(3)碘试液染色观察：在盖玻片一侧滴加碘试液，使其渗入盖玻片下方，洋葱内表皮细胞染色后，观察可见细胞核呈深黄色，细胞质呈浅黄色，液泡未染色。

2. 淀粉粒的观察

(1)马铃薯淀粉粒的观察：取马铃薯块茎一小块，用刀片刮取少许，放于载玻片中央，滴蒸馏水一滴，加盖玻片，观察其淀粉粒类型。

(2)天花粉、葛根淀粉粒的观察：取样、制片和观察方法同马铃薯淀粉粒的观察。

3. 草酸钙结晶的观察

(1)大黄草酸钙结晶的观察：取大黄粉末少许，放在载玻片中央，加水合氯醛溶液一滴，用小玻棒搅拌均匀，在酒精灯上微微加热至近沸腾，可随时补加水合氯醛，避免蒸干；待冷却后，滴加稀甘油一滴，搅拌均匀，加盖玻片置显微镜下观察。

(2)甘草草酸钙结晶的观察：方法同大黄草酸钙结晶的观察。

(3)黄柏草酸钙结晶的观察：方法同大黄草酸钙结晶的观察。

(4)半夏草酸钙结晶的观察：方法同大黄草酸钙结晶的观察。

五、注 意 事 项

(1)在临时制片中，盖上盖玻片后，不要让溶液溢到盖玻片的上表面，以免污染物镜镜头。

(2)制作水合氯醛透化片时，所取的粉末量要适当。粉末量偏多，不易透化完全；粉末量偏少，将遗漏一些显微特征。同时，要透化完全，如果透化不完全，观察到的则是大块的植物碎片，不能达到理想的观察效果；透化时，可用镊子夹住盖玻片的一端，在酒精灯的火焰上来回轻移，而不要固定在一个位置进行烧烤。

六、报 告 要 求

(1)绘洋葱鳞片表皮细胞 3～5 个，并标注各结构名称。

(2)绘马铃薯、葛根、天花粉的淀粉粒图，并标明淀粉类型、名称。

(3)绘大黄、甘草、黄柏、半夏的晶体图，并标明晶体类型名称。

七、思 考 题

(1)细胞后含物的概念是什么？后含物的形态特征在生药鉴定中有什么重要意义？

(2)制备水合氯醛透化片的原理是什么？

（曾念开）

实验二　药用植物的组织构造观察

一、实 验 目 的

(1)熟悉药用植物保护组织、机械组织及输导组织的构造及功能。

(2)掌握叶类表皮细胞、气孔及气孔类型；皮类生药中的石细胞及纤维；根类生药中的导管类型及形态特征。

二、实验原理

植物细胞分化为组织，承担一定生理功能。植物组织有多种类型，可简单分为分生组织和成熟组织。位于植物的生长部位，具有持续或周期性分裂能力的细胞群，称为分生组织。根据在植物体中所处的位置，分生组织可分为三种：顶端分生组织、侧生分生组织和居间分生组织。分生组织分裂产生的细胞，经生长、分化后，逐渐丧失分裂能力，形成各种具有特定形态结构和生理功能的组织，这些组织称为成熟组织。根据生理功能的不同，成熟组织又分为薄壁组织（基本组织）、保护组织、分泌组织、输导组织和机械组织。

三、仪器与材料

普通光学显微镜，载玻片，盖玻片，刀片，镊子，酒精灯，培养皿，纱布，小玻棒、牙签，擦镜纸，吸水纸。

蒸馏水，水合氯醛试剂，稀甘油。

粗毛玉叶金花（*Mussaenda hirsutula* Miq.）新鲜叶，白花曼陀罗（*Datura metel* L.）新鲜叶；黄柏（*Phellodendri Chinensis Cortex*）生药粉末，白鲜皮（*Dictamni Cortex*）生药粉末，人参（*Ginseng Radix et Rhizoma*）生药粉末，桔梗（*Platycodi Radix*）生药粉末；南瓜[*Cucurbita moschata*（Duch. ex Lam.）Duch. ex Poiret]茎石蜡横切片，向日葵（*Helianthus annuus* L.）茎石蜡纵切片。

四、实验方法

1. 保护组织的观察　用镊子分别撕取粗毛玉叶金花和白花曼陀罗的叶表皮一小片，加蒸馏水制片，镜检。

观察要点：表皮细胞的形态特征，气孔的构造及轴式，腺毛（腺鳞），非腺毛等形态特征。

2. 机械组织的观察　取黄柏、白鲜皮粉末少许，水合氯醛透化后，稀甘油装片，置显微镜下观察。

观察要点：石细胞及纤维的形状、大小、胞腔大小、纹孔及层纹。

3. 输导组织的观察

（1）分别取人参、桔梗粉末少许，水合氯醛透化后，稀甘油装片，置显微镜下观察。

观察要点：导管的形态、表面的纹理及导管的类型。

（2）南瓜茎、向日葵茎中导管的观察：取南瓜茎横切片、向日葵茎纵切片，置显微镜下观察。

观察要点：导管的形态、表面的纹理及导管的类型。

五、注意事项

用镊子撕取叶表皮时，不要把叶肉撕下，否则达不到好的观察效果。

六、报告要求

（1）绘粗毛玉叶金花和白花曼陀罗叶的气孔（注明气孔类型）、腺毛（腺鳞）及非腺毛等。

（2）绘黄柏的石细胞、晶纤维图。

（3）绘白鲜皮的纤维图。

（4）绘人参、桔梗粉末导管图，并注明导管类型。

七、思 考 题

(1)植物组织的概念是什么？植物的组织有哪几类？这些组织在植物体中有什么功能？
(2)植物组织的形态特征在生药鉴定中有什么重要意义？

(曾念开)

实验三 校园药用植物标本的采集、制作及检索表的编制

一、实 验 目 的

(1)熟悉药用植物各器官的形态特征。
(2)掌握药用植物标本的采集与制作方法。
(3)掌握药用植物检索表的编制方法。

二、实 验 原 理

采集校园药用植物 8 种，压制成标本，并仔细观察其形态结构，在此基础上，编制这 8 种药用植物的检索表。

三、仪器与材料

暖风机，枝剪，标本夹，吸水草纸，放大镜，刀片，解剖针。

龙船花(*Ixora chinensis* Lam.)，大花紫薇[*Lagerstroemia speciosa*(L.) Pers.]，鸡蛋花(*Plumeria rubra* L. cv. Acutifolia)，假连翘(*Duranta erecta* Linnaeus)，长春花[*Catharanthus roseus*(L.) G. Don]，朱槿(扶桑)(*Hibiscus rosa-sinensis* L.)，洋金凤[*Caesalpinia pulcherrima*(L.) Sw.]，软枝黄蝉(*Allemanda cathartica* L.)。

四、实 验 方 法

1. 室外观察 观察龙船花，大花紫薇，鸡蛋花，假连翘，长春花，朱槿(扶桑)，洋金凤，软枝黄蝉 8 种药用植物的生境、形态特征。

2. 标本采集 采集 8 种药用植物的标本。

3. 室内观察 进一步观察 8 种药用植物标本的形态特征，并用文字记录其特征。

4. 标本的压制 对所采的 8 种药用植物标本进行压制、烘干。

5. 编制检索表 在对植物形态特征详细观察的基础上，编制这 8 种药用植物的检索表。

五、报 告 要 求

(1)记录 8 种药用植物的生境、根(如果可以观察到)、茎(分枝分式、皮孔等)、叶、花、果实、种子等的形态特征。
(2)编制 8 种药用植物的检索表。

六、思 考 题

(1)采集、制作药用植物标本有什么重要意义?
(2)植物检索表有几种形式?

(曾念开)

实验四　根类生药的组织构造

一、实 验 目 的

(1)识别根的外形特征及种类，了解变态根的种类。
(2)掌握双子叶植物根的初生构造及单子叶植物根的构造及其异同点。
(3)掌握双子叶植物根的次生构造及异常构造。

二、实 验 原 理

多数双子叶植物根为次生构造，表层为木栓组织；皮层狭窄；韧皮部较发达；形成层环多明显；木质部由导管、木纤维、木薄壁细胞组成；中央大多无髓。

有些根有异常的三生构造，如何首乌根的形成层环外方有数个异常复合维管束；牛膝根有数轮同心排列的维管束；商陆根有数轮形成层环。单子叶植物根一般无木栓组织，其表皮细胞外壁有时增厚，皮层宽广，占根的大部分，内皮层凯氏点通常明显；中柱小，木质部束及韧皮部束数目多，相间排列成一圈；中央有髓。根类生药韧皮部常有分泌组织，如乳管、树脂道、油室或油管、油细胞等；常有各种草酸钙结晶，如簇晶、方晶、砂晶、针晶。此外，纤维、石细胞、淀粉粒、菊糖的有无及形状亦应注意。

三、仪器与材料

普通光学显微镜，刀片，擦镜纸。

何首乌(*Polygoni Multiflori Radix*)生药，川牛膝(*Cyathulae Radix*)生药；百部根(*Stemonae Radix*)石蜡横切片，细辛根(*Asari Radix et Rhizoma*)石蜡横切片，芍药根(*Paeoniae Radix Alba*)石蜡横切片，何首乌根石蜡横切片，川牛膝根石蜡横切片。

四、实 验 方 法

1. 双子叶植物根的初生构造观察　取细辛根的石蜡横切片，置于显微镜下，先用低倍镜观察其整个轮廓，后用高倍镜由外向内观察显微构造。其观察要点为：

(1)表皮：为最外层细胞，排列较整齐。其外壁不角质化，可见表皮细胞向外突出形成的根毛。

(2)皮层：位于表皮以内，占根的大部分，又可分为外皮层、中皮层、内皮层。其中外皮层是紧靠表皮下方，略呈切向延长的一层细胞；中皮层是介于外皮层和内皮层之间，排列疏松的多层薄壁细胞；内皮层是皮层最内层，为排列紧密的一层细胞，可见凯氏点(被染成红色)。

(3)维管柱：内皮层以内的部分，包括中柱鞘、木质部、韧皮部。中柱鞘与内皮层相邻，为维管柱的最外一层细胞；木质部为四原型，由导管、木纤维、木薄壁细胞组成，导管为多角形、壁稍增厚、被染成红色的较大的细胞；韧皮部位于木质部星角之间，由筛管、伴胞、韧皮纤维、韧皮薄壁细胞组成，细胞大小不一，被染成蓝色。

2. 双子叶植物根的次生构造观察 取芍药根的石蜡横切片，置显微镜下，由外向内观察。其观察要点为：

(1) 周皮：由木栓层、木栓形成层、栓内层组成，形成双子叶植物根的次生保护组织，具有保护作用。其中木栓层由数列排列整齐的长方形的木栓细胞组成；木栓形成层位于木栓层的下方，由中柱鞘细胞恢复分生能力所形成；栓内层为数列大型薄壁细胞组成，一般不含叶绿体，栓内层发达者有"次生皮层"之称。

(2) 维管束：由韧皮部、形成层、木质部组成。韧皮部位于形成层的外侧，细胞排列较紧密，由筛管、伴胞、韧皮薄壁细胞、韧皮纤维组成，是植物体中输送光合作用制造的有机营养物质到其他部分的输导组织；形成层为排列紧密的扁平细胞组成，具有分生能力，可向内分生形成次生木质部，向外分生形成次生韧皮部；木质部是形成层以内的部分，由导管、木纤维、木薄壁细胞组成，在显微镜下，可见导管染成红色，大小不一，放射状排列，导管是植物体中自下而上输送水分及溶于水中的无机养料的输导组织。

射线位于维管束之间的薄壁细胞，放射状排列。大多数双子叶植物的根没有髓部。

3. 单子叶植物根的构造观察 取百部根石蜡横切片，置显微镜下，由外向内观察。其观察要点为：

(1) 根被：为 3～4 列类多角形细胞，壁木栓化及木化，具致密、木化的细条纹。

(2) 皮层：较宽，约占半径的 2/3。外皮层细胞排列整齐、内皮层的凯氏带或凯氏点明显。

(3) 维管柱：位于中央，占根的小部分，包括中柱鞘、初生木质部、初生韧皮部和髓。

1) 中柱鞘：位于皮层内侧的 1～2 列薄壁细胞，细胞大小与内皮层相似，有时不易区分，中柱鞘为维管柱的最外层细胞。

2) 初生木质部和初生韧皮部：各 19～27 个，相间排列成辐射维管束；韧皮部内侧有单个或 2～3 个成束的非木化纤维；木质部导管呈类多角形，偶有单个或 2～3 个并列的导管分布于髓部外缘，作二轮排列。

3) 髓：位于维管束中心，较大，散有单个或 2～3 个成束的细小纤维。

4. 双子叶植物根的异常构造观察

(1) 川牛膝根

1) 横断面观察：横断面平坦，角质样，淡黄色，木部黄白色，其外有众多小点，排成 5～8 轮，即异型维管束。

2) 横切片显微观察：最外为木栓层，由 4～8 列扁平的木栓化细胞组成；栓内层细胞数列；维管柱大，有多数维管束，断续排列成 5～8 轮，即异型维管束；其中外轮的维管束较小，越近中心的维管束越大；木质部由导管及木纤维组成，强烈木质化。中央有正常维管束，初生木质部二原型，薄壁细胞中含有草酸钙砂晶。

(2) 何首乌根

1) 横断面观察：横断面淡黄棕色或淡红棕色，皮部可见 4～11 个类圆形的异型维管束环列，形成"云锦花纹"。

2) 横切片显微观察：从外向里可见周皮、薄壁组织细胞、排成一圈大小不等的圆环状异型维管束和中央正常维管束；形成层呈环状，异型维管束多为复合型，少数为单个维管束，均为外韧型；根的中央为大型正常维管束，也是外韧型，中心部分为初生木质部。

五、报告要求

(1)绘细辛根的部分详图，并标注各部分结构的名称。
(2)绘百部、芍药根、何首乌根、牛膝根横切面简图，并标注各部分结构的名称。

六、思考题

(1)单子叶植物根有无次生构造？为什么？
(2)双子叶植物根的次生构造是如何形成的？
(3)单子叶植物根与双子叶植物根初生构造的主要区别有哪些？
(4)何为根的异常构造？常见的有几种？

（曾念开）

实验五　茎类生药的组织构造

一、实验目的

(1)识别茎的外形特征及种类，了解变态茎的种类。
(2)掌握双子叶植物茎的初生构造及单子叶植物茎的构造。
(3)掌握双子叶植物茎的次生构造。

二、实验原理

茎类生药以双子叶植物茎为多。草质茎大多有表皮，皮层为初生皮层，其外侧常分化为厚角组织，有的可见内皮层，中柱鞘常分化为纤维或夹杂有石细胞，束中形成层明显，次生韧皮部大多成束状或板状，少数呈筒状，髓射线较宽，髓较大；木质茎最外为木栓组织，皮层多为次生皮层，中柱鞘厚壁组织多连续成环或断续，形成层环明显，次生韧皮部及次生木质部呈筒状结构，射线较窄，细胞壁常木化，髓较小。粉末观察除了无叶肉组织外，其他组织一般都可能存在。

三、仪器与材料

普通光学显微镜，擦镜纸。

向日葵(*Helianthus annuus* L.)茎石蜡横切片，薄荷(*Mentha canadensis* L.)茎石蜡横切片，椴树(*Tilia tuan* Szyszyl.)茎石蜡横切片，石斛(*Dendrobium nobile* Lindl.)茎石蜡横切片。

四、实验方法

1. 双子叶植物茎的初生构造观察　取向日葵茎石蜡横切片，置于低倍镜观察，区分表皮、皮层和维管柱三部分及所占比例，再转换高倍镜观察各部分的细胞组成与结构特点。其观察要点为：

(1)表皮：位于幼茎最外一层，由形状扁平、排列紧密而整齐的生活细胞构成，外壁有角质层覆盖；有时能看到气孔器；茎的表皮属于初生保护组织。

(2) 皮层：位于表皮内方，占有横切面的比例较根的为小，包括靠近表皮的 2～4 层含有叶绿体的厚角组织细胞，和内方占皮层大部分的多层大型薄壁细胞。

(3) 维管柱：为皮层以内的部分，占横切面绝大部分，由维管束、髓和髓射线组成。维管束由内方的初生木质部和外方的初生韧皮部及其间的束中形成层组成，属于外韧无纤维管束；在横切面上许多维管束排成一环。

1) 初生韧皮部：由筛管、伴胞、韧皮薄壁细胞和韧皮纤维组成，韧皮纤维常成束(堆)排列于外侧。

2) 束中(内)形成层：在初生木质部和韧皮部之间，为几层切向扁平、排列整齐的小型细胞；在有些制片中，部分区域已有束间形成层出现并活动。

3) 初生木质部：位于束中形成层内方，其比例大于初生韧皮部，由导管、管胞、木薄壁组织和木纤维(制片时被染成红色)组成，其中最明显的是导管，导管常径向成串排列。原生木质部在内，木薄壁组织较发达，后生木质部在外，为内始式发育方式。木纤维较发达。

4) 髓：位于茎中央，主要由薄壁细胞组成，占维管柱的大部分。

5) 髓射线：位于相邻两维管束之间，内接髓部，外连皮层，为径向排列的薄壁细胞。注：髓射线在草本植物茎中较宽，而在木本植物茎中则较窄。

2. 双子叶植物茎的次生构造观察

(1) 椴树茎(三年生或四年生)：取椴树茎的石蜡横切片，置于显微镜下，自外向内观察。其观察要点为：

1) 表皮：表皮不完整，局部被挤坏、挤破。

2) 周皮：表皮下数层扁平的细胞，排列整齐，染成红褐色，为木栓层；紧接木栓层的 1～2 层薄壁细胞，很扁平，为木栓形成层；在木栓形成层内方的 1～2 层薄壁细胞，常含有叶绿体，为栓内层。

3) 皮层：较窄，由数列薄壁细胞组成，细胞较大而排列疏松，有时可见草酸钙簇晶。

4) 维管柱：包括维管束、髓、髓射线三部分。

a. 维管束(由韧皮部、形成层和木质部组成)：①韧皮部：先找到呈圆环状的形成层环，其外围是次生韧皮部，注意识别韧皮纤维、韧皮射线、筛管和伴胞等。②形成层：位于韧皮部与木质部之间，呈圆环状，由扁平的排列紧密的一层或几层具有分生能力的细胞组成。③木质部：次生木质部在形成层环以内，由同心环状年轮构成。每一年轮中靠里面的细胞较大，细胞壁加厚，是生长季中早期长成的，称早材；靠外面的细胞较小，细胞壁加厚程度较高，是后期长成的，称晚材。次生木质部中有许多木射线通过，与韧皮射线相连，均为薄壁细胞。初生木质部则在次生木质部以内，与髓相邻。

b. 髓：在维管柱中央，由薄壁细胞组成。

c. 髓射线：是外达皮层、内连髓部的径向排列的薄壁细胞，在韧皮部外展成喇叭状。

(2) 薄荷茎：取薄荷茎的石蜡横切片，置于显微镜下，自外向内观察。其观察要点为：

1) 表皮：为一列长方形细胞，外被角质层，有腺毛及非腺毛，有的表皮细胞中含橙皮甙结晶。

2) 皮层：较窄，为数列薄壁细胞，排列疏松，四棱脊处由厚角细胞组成，内皮层明显。

3) 维管柱：包括维管束、髓和髓射线三部分。

a. 维管束：为外韧型；韧皮部为 2～3 列细胞，形成层成环，木质部在四棱处发达，导管圆形。

b. 髓：由大形薄壁细胞组成，中心常有空隙；薄壁细胞中含橙皮甙结晶。

c. 髓射线：由维管束间的薄壁细胞组成，宽窄不一。

3. 单子叶植物茎的构造观察 取石斛茎的石蜡横切片，置于显微镜下，自外向内观察。其观察要点为：

(1) 表皮：为一列外壁角质化和硅质化的表皮细胞。

(2)厚壁组织：为表皮内侧的一圈厚壁纤维，纤维较细小，常呈多角形，排列紧密。

(3)基本组织：为厚壁组织以内的薄壁细胞，占茎的大部分，其边缘的细胞较小，越向中心细胞越大。

(4)维管束：散生于基本组织中，呈卵圆形或椭圆形；韧皮部位于外侧，木质部位于内侧，二者之间无形成层，为有限外韧维管束。

五、报告要求

(1)绘向日葵茎及椴树茎的横切面简图，并标注各部分结构的名称。

(2)绘薄荷茎横切面简图，并标注各部分结构的名称。

(3)绘石斛茎横切面简图，并标注各部分结构的名称。

六、思考题

(1)单子叶植物茎有无次生构造？为什么？

(2)双子叶植物木质茎的次生构造是如何形成的？

(3)单子叶植物茎与双子叶植物茎在组织构造上最大的不同点是什么？

（曾念开）

实验六　根及根茎类生药的综合鉴定

一、实验目的

(1)熟悉根及根茎类生药的来源鉴定。

(2)熟悉根及根茎类生药的性状鉴定方法。

(3)掌握根及根茎类生药的粉末鉴定方法。

(4)熟悉根及根茎类生药的理化鉴定方法。

二、实验原理

采用四大鉴定方法即基源鉴定、性状鉴定、显微鉴定及理化鉴定对生药进行系统鉴定。其中基源鉴定又称来源鉴定，是应用植物、真菌、动物、矿物的分类学知识，对生药的来源进行鉴定，确定其学名，保证品种正确的过程；性状鉴定属于经验鉴别方法的范畴，即通过眼看、手触、鼻闻、口尝、水试、火试等途径，观察生药的外观性状特征来鉴别药材的方法；显微鉴定是指利用显微镜观察生药的组织构造、细胞形态以及内含物特征，进行生药品种鉴定的方法，当生药的外形不易鉴定或生药破碎或呈粉末状时，此法更为常用；理化鉴定是指利用物理、化学或仪器分析的方法，鉴定生药的真实性、纯度和品质优劣的过程。

三、仪器与材料

普通光学显微镜，紫外分析灯(365 nm)，托盘天平，量筒，试管，锥形瓶，烧杯，酒精灯，石棉网，三角架，吸管，试管，白瓷板，蒸发皿，铁片，铁圈，微量升华装置，放大镜，载玻片，盖玻片，刀片，镊子，纱布，小玻棒，擦镜纸，吸水纸，滤纸。

蒸馏水，水合氯醛试液，稀甘油，三氯化锑氯仿饱和溶液，80%(v/v)硫酸溶液，10%氢氧化钠溶液，45%乙醇溶液，甲醇，盐酸，乙醚，碳酸氢钠饱和溶液。

人参(*Panax ginseng* C. A. Meyer)蜡叶标本，甘草(*Glycyrrhiza uralensis* Fisch.)蜡叶标本，掌叶大黄(*Rheum palmatum* L.)蜡叶标本，鸡爪大黄(唐古特大黄)(*Rheum tanguticum* Maxim. ex Regel)蜡叶标本，药用大黄(*Rheum officinale* Baill.)蜡叶标本；人参(*Ginseng Radix et Rhizoma*)生药，甘草(*Glycyrrhizae Radix et Rhizoma*)生药，大黄(*Rhei Radix et Rhizoma*)生药；人参根石蜡横切片，甘草根石蜡横切片，大黄根茎石蜡横切片；人参生药粉末，甘草生药粉末，大黄生药粉末。

四、实验方法

1. 基源鉴定 观察人参、甘草、掌叶大黄、鸡爪大黄(唐古特大黄)、药用大黄的植物形态特征，可借助放大镜观察较细微的结构。

2. 性状鉴定 观察人参、甘草、大黄的生药性状。

观察要点：注意形态、大小、色泽、表面、质地、断面、气味等特征。

3. 显微鉴定

(1)横切面观察

1)取人参根石蜡横切片，置显微镜下观察，辨别各组织部位及其特征，注意木栓层、皮层、内皮层及韧皮部中的树脂道、草酸钙簇晶的分布和维管束的排列情况。

2)取甘草根石蜡横切片，置显微镜下观察，注意木栓层细胞性状，晶鞘纤维的位置，韧皮部射线的性状、是否有裂隙等。

3)取大黄根茎石蜡横切片，置显微镜下观察，观察木栓层、皮层、维管束(韧皮部有无黏液腔、形成层、木质部)、髓、薄壁细胞中的淀粉粒及草酸钙簇晶等特征。尤其注意髓部异常维管束的特征。

(2)生药粉末观察

1)取人参粉末少许，制成水合氯醛透化片，镜检。

观察要点：簇晶大小、棱角特点，导管类型等。

注：制成水装片，可镜检淀粉粒，观察淀粉粒的类型及形态特征。

2)取甘草粉末少许，制成水合氯醛透化片，镜检。

观察要点：晶纤维、具缘纹孔导管、草酸钙方晶、木栓细胞等。

3)取大黄粉末少许，制成水合氯醛透化片，镜检。

观察要点：草酸钙簇晶大小、形态及导管类型等。

4. 理化鉴定

(1)人参：取人参粉末 0.5 g，加乙醇 5 ml，振摇，过滤，滤液少量置蒸发皿中蒸干，滴加三氯化锑氯仿饱和溶液，蒸干显紫色。

(2)甘草：取甘草粉末少许置白瓷板上，加 80%(v/v)硫酸溶液数滴显黄色，渐变橙黄色。

(3)大黄

1)微量升华：取大黄粉末少许，置微量升华装置中，盖上载玻片，在石棉网上小火加热，使温度缓慢上升；待粉末开始变焦，去火待冷，则有结晶状升华物附着于上面的玻片；将玻片取下反转，升华物向上，盖上盖玻片，镜检升华物形状、颜色；之后可在升华物上滴加 10%氢氧化钠溶液 1 滴，盖上盖玻片，观察其颜色变化。

2)取大黄粉末 0.2 g，加甲醇 2 ml，温浸 10 min，放冷，取上清液 10 μl，点于滤纸上，以 45%乙醇溶液展开，取出，晾干，放置 10 min，置于 365 nm 紫外分析灯下观察，不得显持久的亮紫色荧光。

3) 取大黄粉末 0.5g，加 10%氢氧化钠溶液 10ml，加热煮沸 5 min，放冷过滤，滤液以盐酸酸化(可从溶液颜色变化判定)；再加乙醚 5ml 振摇，吸取上层醚液，加碳酸氢钠饱和溶液 2ml。观察醚层、碳酸氢钠层的颜色，记录反应现象。

五、报告要求

(1) 绘制甘草粉末、人参粉末及大黄粉末的显微特征图，并标记各结构名称。
(2) 绘制人参横切面简图，并标记各结构名称。
(3) 记录人参、甘草及大黄的理化鉴定方法及结果(流程图形式)。

六、思考题

(1) 掌叶大黄、鸡爪大黄(唐古特大黄)、药用大黄在植物形态特征上有什么区别?
(2) 人参、甘草及大黄的理化鉴定原理是什么?

(曾念开)

实验七　花类、果实及种子类生药的综合鉴定

一、实验目的

(1) 掌握花、果实及种子类生药的原植物形态特征及生药性状。
(2) 掌握花、果实及种子类生药的显微鉴别特征。
(3) 掌握花、果实及种子类生药的理化鉴定方法。

二、实验原理

同根及根茎类生药的综合鉴定。

三、仪器与材料

普通光学显微镜，托盘天平，量筒，试管，锥形瓶，烧杯，酒精灯，吸管，试管，放大镜，研钵，载玻片，盖玻片，刀片，镊子，纱布，小玻棒，擦镜纸，吸水纸，滤纸，试纸条。

蒸馏水，水合氯醛试液，稀甘油，氯仿，3%氢氧化钠的氯化钠饱和液，碳酸钠溶液，醋酸，三硝基苯酚饱和水溶液。

丁香(*Eugenia caryophyllata* Thunb.)蜡叶标本，忍冬(*Lonicera japonica* Thunb.)蜡叶标本，红花(*Carthamus tinctorius* L.)蜡叶标本，五味子[*Schisandra chinensis*(Turcz.) Baill.] 蜡叶标本，山杏[*Armeniaca sibirica*(L.) Lam.]蜡叶标本，东北杏[*Armeniaca mandshurica*(Maxim.) Skv.] 蜡叶标本，杏(*Armeniaca vulgaris* Lam.)蜡叶标本；丁香(*Caryophylli Flos*)生药，金银花(*Lonicerae Japonicae Flos*)生药，红花(*Carthami Flos*)生药，五味子(*Schisandrae Chinensis Fructus*)生药，苦杏仁(*Armeniacae Semen Amarum*)生药；丁香萼筒中部石蜡横切片，五味子石蜡横切片，苦杏仁石蜡横切片；丁香生药粉末，金银花生药粉末，红花生药粉末，五味子生药粉末，苦杏仁生药粉末。

四、实验方法

1. 基源鉴定 观察丁香，忍冬，红花，五味子，山杏，东北杏及杏的植物形态特征，可借助放大镜观察较细微的结构。

2. 性状鉴定 观察丁香、金银花、红花、五味子及苦杏仁的生药性状。

观察要点：注意形态、大小、色泽、表面、质地、剖面、气味等特征。

3. 显微鉴定

(1)横切片观察

1)取丁香萼筒中部石蜡横切片，置显微镜下，观察表皮细胞、皮层、油室、中柱鞘纤维、双韧维管束、草酸钙簇晶及维管束等结构特征。

2)取五味子石蜡横切片，置显微镜下，观察外果皮、中果皮、维管束、中果皮薄壁细胞、内果皮、种皮石细胞层、纤维素、种脊维管束、油细胞、薄壁细胞、种皮内表皮细胞及胚乳组织等结构特征。

3)取苦杏仁石蜡横切片，置显微镜下，观察石细胞、表皮、薄壁细胞、外胚乳、内胚乳及子叶细胞等结构特征。

(2)生药粉末观察

1)取丁香粉末少许，制成水和氯醛透化片，镜检。

观察要点：纤维、花粉粒、草酸钙簇晶、油室及表皮细胞等。

2)取金银花粉末少许，制成水和氯醛透化片，镜检。

观察要点：腺毛、非腺毛、花粉粒、柱头顶端表皮细胞及草酸钙簇晶等。

3)取红花粉末少许，制成水和氯醛透化片，镜检。

观察要点：分泌细胞、花粉粒、花柱碎片、花冠裂片表皮细胞及花冠基部细胞等。

4)取五味子粉末少许，制成水和氯醛透化片，镜检。

观察要点：果皮表皮细胞、种皮外层石细胞、种皮油细胞、导管、胚乳细胞及淀粉粒等。

5)取苦杏仁粉末少许，制成水和氯醛透化片，镜检。

观察要点：种皮石细胞、种皮外表皮薄壁细胞、子叶细胞、草酸钙簇晶及内胚乳细胞等。

4. 理化鉴定

(1)丁香：取丁香粉末 0.8 g，置试管中，加氯仿 2 ml，浸渍 5 min，吸取氯仿液 2～3 滴于载玻片上，再加 3%氢氧化钠的氯化钠饱和液 1 滴，加盖玻片，放置片刻，镜检，可见针簇状丁香酚钠结晶产生。

(2)红花：取红花粉末 2 g，加水 20 ml 浸渍过夜，过滤；残渣加 10%碳酸钠溶液 8 ml 浸渍，过滤，滤液加醋酸使成酸性，观察颜色变化，记录反应结果。

(3)苦杏仁

1)取苦杏仁数粒，加水共研，观察实验现象。

2)取苦杏仁数粒，捣碎，称取约 0.1g，置试管中，加水数滴使湿润，试管中悬挂 1 条三硝基苯酚试纸，用软木塞塞紧，置温水浴中加热 10 min，观察试纸颜色。

五、报告要求

(1)绘制丁香、金银花、红花、五味子及苦杏仁粉末的显微特征图，并标记各结构名称。

(2)记录丁香、红花及苦杏仁的理化鉴定方法及结果(流程图形式)。

六、思　考　题

(1)花类生药在组织构造上有哪些特点?
(2)果实、种子类生药的主要显微特征是什么?
(3)果实有哪些类型?各个类型的特征是什么?

(曾念开)

实验八　菌类、蕨类、裸子植物类生药的综合鉴定

一、实 验 目 的

(1)掌握菌类生药的显微特征及鉴定方法。
(2)熟悉蕨类植物及裸子植物生药的显微特征及鉴定方法。

二、实 验 原 理

同根及根茎类生药的综合鉴定。

三、仪器与材料

普通光学显微镜，试管，酒精灯，放大镜，载玻片，盖玻片，刀片，镊子，纱布，小玻棒，擦镜纸，吸水纸，滤纸。

蒸馏水，水合氯醛试液，稀甘油，碘化钾-碘试液。

草麻黄(*Ephedra sinica* Stapf)蜡叶标本，粗茎鳞毛蕨(*Dryopteris crassirhizoma* Nakai)蜡叶标本；绵马贯众(*Dryopteridis Crassirhizomatis Rhizoma*)叶柄基部及根茎石蜡横切片，草麻黄(*Ephedrae Herba*)茎石蜡横切片；绵马贯众生药，麻黄生药，茯苓菌核(*Poria*)生药，猪苓菌核(*Polyporus*)生药，马勃子实体(*Lasiosphaera/Calvatia*)生药；麻黄生药粉末，茯苓生药粉末，猪苓生药粉末，马勃生药粉末。

四、实 验 方 法

1. 基源鉴定　观察草麻黄、粗茎鳞毛蕨的植物形态特征，可借助放大镜观察较细微的结构。

2. 性状鉴定　观察茯苓、猪苓、马勃、麻黄及绵马贯众的生药性状。

观察要点：注意形态、大小、色泽、表面、断面、质地、气味等特征。

3. 显微鉴定

(1)横切面观察

1)取绵马贯众叶柄基部石蜡横切片，置显微镜下，观察表皮、厚壁组织、分体中柱、内皮层、韧皮部、木质部、薄壁组织及间隙腺毛等结构特征。

注：显微镜下观察绵马贯众根茎横切面，可见位于外侧的数列厚壁细胞、基本组织中的周韧维管束、外侧基本组织的叶迹维管束以及细胞间隙腺毛等结构特征。

2)取草麻黄茎石蜡横切片，置显微镜下，观察表皮、气孔、皮层、髓、形成层、木质部、韧皮部、中柱鞘纤维、下皮纤维及皮层纤维等结构特征。

(2)生药粉末观察

1)分别取茯苓、猪苓粉末各少许，置载玻片上，制备水合氯醛透化片，镜检。

观察要点：孢子、菌丝、菌丝团形态，草酸钙结晶形状及团块特征等。

2)取马勃少许，轻轻打动，让孢子落在载玻片上，用稀甘油装片，镜检。

观察要点：孢子形态、大小及表面情况。

3)取麻黄粉末少许、制备成水合氯醛透化片，镜检。

观察要点：表皮细胞、气孔轴式、嵌晶纤维、导管、石细胞形态、类型等。

4. 理化鉴定 茯苓、猪苓的鉴定：分别取茯苓、猪苓粉末少许，加碘化钾-碘试液数滴，观察溶液颜色，比较其实验结果的差异。

五、报告要求

(1)绘制茯苓、猪苓、马勃、草麻黄的粉末显微特征图，并标记各结构名称。

(2)绘制绵马贯众的叶柄基部横切面简图，并标记各结构名称。

六、思考题

(1)生药马勃来源于哪些真菌?

(2)菌核和子实体的概念是什么?

(3)茯苓与猪苓在形态、显微特征上的异同点。

(4)茯苓、猪苓理化鉴定的原理是什么?

（曾念开）

实验九　六味地黄丸的显微鉴定

一、实验目的

掌握中成药的显微鉴定方法。

二、实验原理

中成药的显微鉴定方法通常适用于以部分或全部生药粉末直接入药的中成药的鉴别。对于此类中成药的鉴别，如采用薄层色谱、高效液相色谱等进行定性鉴别，不仅成本较高，而且耗时费力，而采用显微鉴别法，方法简便、快速，往往起到事半功倍的效果。

为了全面观察研究对象的特征，需要用不同的试剂分别进行装片，且同一试剂应进行重复装片观察，以保证实验的可信度和观察对象的完整性。由于中成药处方通常有数种至数十种生药粉末组成，在进行显微鉴别时，需全面仔细地观察并辨识视野中的对象，然后通过已掌握的各组成生药的组织粉末特征，特别是专属性显微特征进行鉴别。

三、仪器与材料

普通光学显微镜，载玻片，盖玻片，牙签，镊子，酒精灯，擦镜纸，吸水纸。

蒸馏水，5%氢氧化钾试液，水合氯醛试液。

六味地黄丸(水蜜丸、小蜜丸或大蜜丸)。

四、实验方法

1. 记录　记录六味地黄丸的批号、规格、生产日期、生产厂家。

2. 性状观察　本品为棕黑色的水蜜丸、黑褐色的小蜜丸或大蜜丸，味甜而酸。

3. 处方分析

(1)处方组成：熟地黄 160 g、山茱萸(制)80 g、牡丹皮 60 g、山药 80 g、茯苓 60 g、泽泻 60 g。

(2)制法：取以上 6 味药，粉碎成细粉，过筛，混匀；每 100 g 粉末加炼蜜 35～50 g 与适量的水，泛丸，干燥，制成水蜜丸；或加炼蜜 80～110 g 制成小蜜丸或大蜜丸，即得。

4. 显微观察

(1)将蜜丸切开，直接用牙签从切面中央挑取少量粉末备用。

(2)粉末分别用蒸馏水、5%氢氧化钾试液、水合氯醛试液装片观察，具体如下：

1)制粉末水装片：主要观察淀粉粒，山药的淀粉粒直径较大，明显，易检出。

2)用水合氯醛试液加热透化装片，观察泽泻的具椭圆形纹孔团的薄壁细胞、山茱萸的果皮表皮细胞、牡丹皮的草酸钙簇晶、山药的草酸钙针晶束及熟地黄的薄壁组织碎片。

3)用蒸馏水和 5%氢氧化钾试液装片，观察茯苓的多糖团块及菌丝体。

观察时，注意各种组成药材的专属性特征。

a. 山药：淀粉粒多为单粒淀粉，三角状卵形或矩圆形，直径 24～40 μm，脐点短缝状或人字状等；草酸钙针晶束存在于黏液细胞中，长 80～240 μm。

b. 茯苓：不规则分枝状团块无色，遇水合氯醛溶化，可见无色菌丝，直径 4～6 μm，菌丝细长，弯曲，有分枝。

c. 熟地黄：薄壁组织灰棕色至深褐色，细胞多皱缩，内含棕色核状物。

d. 牡丹皮：草酸钙簇晶存在于无色薄壁细胞中，有时数个排列成行。

e. 山茱萸：果皮表皮细胞橙黄色，表面观类多角形，垂周壁略连珠状增厚。

f. 泽泻：薄壁细胞类圆形，有椭圆形纹孔，集成纹孔群。

五、报告要求

绘六味地黄丸的显微特征图，并标注各结构名称。

六、思考题

中成药的显微鉴定应注意哪些事项?

(曾念开)

第二章　设计性实验

实验十　未知药用植物标本的鉴定

一、实 验 目 的

掌握未知药用植物标本的鉴定方法。

二、实 验 原 理

通过形态观察、文献核对、标本核对以及分子鉴定的方式对未知的药用植物标本进行分类鉴定。

三、仪器与材料

5 种新近采集、未定名的药用植物标本。

仪器、试剂、工具书及其他材料根据学生设计的实验方案进行准备。

四、实 验 方 法

(1)学生根据所学的理论知识，分组讨论，设计出实验方案。

(2)指导教师审核，进一步完善实验方案。

(3)实验方案完成后，写出具体的实验步骤，包括所需的试剂和仪器，教师审核，并完善实验步骤。

(4)学生按照设计好的实验方案和步骤，进行实验，并做好实验记录，教师适当引导。

五、报 告 要 求

(1)撰写实验过程中所采用的鉴定方法以及相对应的实验步骤。

(2)综合分析判断，得出结论，写出未知药用植物标本的分类地位、中文名及拉丁学名。

六、思　考　题

药用植物标本的正确鉴定对生药学研究的重要意义是什么?

（曾念开）

实验十一　未知生药粉末的鉴定

一、实 验 目 的

掌握未知生药粉末的鉴定程序和方法。

二、实验原理

对未知的生药粉末采用性状、显微、理化及分子鉴定等方法对其综合鉴定。

三、仪器与材料

5 种新近采挖加工、未定名的生药粉末。

仪器、试剂及其他材料根据学生设计的实验方案进行准备。

四、实验方法

(1)学生根据所学的理论知识，分组讨论，设计出实验方案。

(2)指导教师审核，进一步完善实验方案。

(3)实验方案完成后，写出具体的实验步骤，包括所需的试剂和仪器，教师审核，并完善实验步骤。

(4)学生按照设计好的实验方案和步骤，进行实验，并做好实验记录，教师适当引导。

五、报告要求

(1)撰写实验过程中所采用的鉴定方法以及相对应的实验步骤。

(2)综合分析判断，得出结论，确定未知粉末的正确生药名称，并填写鉴定报告。

六、思考题

对于未知的生药粉末，除了采用传统的基源鉴定、性状鉴定、显微鉴定及理化鉴定，还可以采用什么方法进行鉴定？

（曾念开）

第三篇　药物化学实验

第一章　综合性实验

实验十二　磺胺醋酰钠的合成

一、实 验 目 的

(1)通过磺胺醋酰钠的合成，了解用控制 pH、温度等反应条件纯化产品的方法。
(2)加深对磺胺类药物一般理化性质的认识。

二、实 验 原 理

磺胺醋酰钠用于治疗结膜炎、沙眼及其他眼部感染。磺胺醋酰钠化学名为 N-[(4-氨基苯基)-磺酰基]-乙酰胺钠-水合物，化学结构式为：

NH_2
SO_2NCOCH_3 (Na) $\cdot H_2O$

磺胺醋酰钠为白色结晶性粉末；无臭味，微苦。易溶于水，微溶于乙醇、丙酮。

合成路线如下：

NH_2 / SO_2NH_2 + $(CH_3CO)_2O$ $\xrightarrow[pH12\sim13]{NaOH}$ NH_2 / SO_2NCOCH_3 (Na)

$\xrightarrow[pH4\sim5]{HCl}$ NH_2 / $SO_2NHCOCH_3$ $\xrightarrow[pH7\sim8]{NaOH}$ NH_2 / SO_2NCOCH_3 (Na)

三、仪器与材料

搅拌器、温度计、水浴、烧杯、熔点测定仪、红外(IR)光谱仪、核磁共振(NMR)光谱仪等。

磺胺、氢氧化钠、醋酐、盐酸、活性炭等。

四、实 验 方 法

(一) 磺胺醋酰的制备

在装有搅拌棒及温度计的 100 ml 三颈瓶中，加入磺胺 17.2 g，22.5%氢氧化钠溶液 22 ml，开动搅拌，于水浴上加热至 50℃左右。待磺胺溶解后，分次加入醋酐 13.6 ml，77% 氢氧化钠溶液 12.5 ml(首先，加入醋酐 3.6 ml，77%氢氧化钠溶液 2.5 ml；随后，每次间隔 5 min，将剩余的 77%氢氧化钠溶液和醋酐分 5 次交替加入)。加料期间反应温度维持在 50～55℃；加料完毕继续保持此温度反应 30 min。反应完毕，停止搅拌，将反应液倾入 250 ml 烧杯中，加水 20 ml 稀释，于冷水浴中用盐酸调至 pH 7，放置 30 min，并不时搅拌析出固体，抽滤除去。滤液用盐酸调至 pH 4～5，抽滤，得白色粉末。

用 3 倍量(3ml/g) 10% 盐酸溶液溶解得到的白色粉末，不时搅拌，尽量使单乙酰物成盐酸盐溶解，抽滤除不溶物。滤液加少量活性炭室温脱色 10 min，抽滤。滤液用 40% 氢氧化钠溶液调至 pH 5，析出磺胺醋酰，抽滤，压干。干燥，测熔点(mp.179～184℃)。若产品不合格，可用热水(1：5)精制。

(二) 磺胺醋酰钠的制备

将磺胺醋酰置于 50 ml 烧杯中，于 90℃热水浴上滴加计算量的 20%氢氧化钠溶液至固体恰好溶解，放冷，析出结晶，抽滤，压干，干燥，计算收率。

(三) 结构确证

(1) 红外吸收光谱法、标准物 TLC 对照法。

(2) 核磁共振光谱法。

五、注 意 事 项

(1) 在反应过程中交替加料很重要，以使反应液始终保持一定的 pH 值(pH 12～13)。

(2) 按实验步骤严格控制每步反应的 pH 值，以利于除去杂质：

NH_2 / SO_2NH_2 + $(CH_3CO)_2O$ —NaOH, pH12~13→ NH_2 / SO_2NHNa + NH_2 / $SO_2N(Na)COCH_3$ + $NHCOCH_3$ / $SO_2N(Na)COCH_3$

↓ HCl, pH7

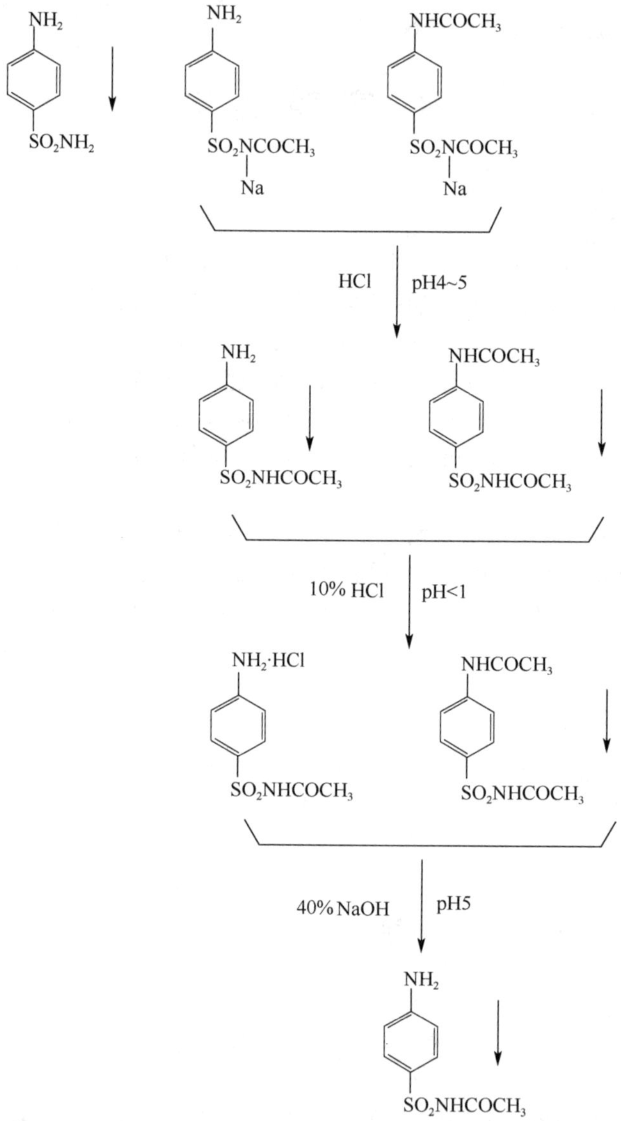

NH_2 / SO_2NH_2 ↓ NH_2 / $SO_2N(Na)COCH_3$ $NHCOCH_3$ / $SO_2N(Na)COCH_3$

HCl pH4~5

NH_2 / $SO_2NHCOCH_3$ ↓ $NHCOCH_3$ / $SO_2NHCOCH_3$ ↓

10% HCl pH<1

$NH_2 \cdot HCl$ / $SO_2NHCOCH_3$ $NHCOCH_3$ / $SO_2NHCOCH_3$ ↓

40% NaOH pH5

NH_2 / $SO_2NHCOCH_3$ ↓

(3) 将磺胺醋酰制成钠盐时，应严格控制 20%氢氧化钠溶液的用量，按计算量滴加。

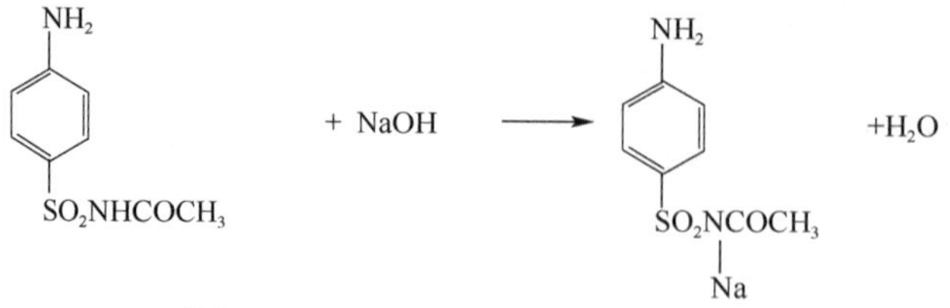

NH_2 / $SO_2NHCOCH_3$ + NaOH ⟶ NH_2 / $SO_2N(Na)COCH_3$ + H_2O

214	40
12.5	X

$$214 : 40 = 12.5 : X \qquad X = 2.3\ \text{g}$$

由计算可知需 2.3 g 氢氧化钠，即滴加 20%氢氧化钠溶液 11.5 ml 便可。因磺胺醋酰钠水溶性大，由磺胺醋酰制备其钠盐时若 20%氢氧化钠溶液的量多于计算量，则损失很大。必要时可加少量丙酮，以使磺胺醋酰钠析出。

六、思　考　题

(1) 酰化液处理的过程中，pH 7 时析出的固体是什么？pH 5 时析出的固体是什么？10% 盐酸中的不溶物是什么？

(2) 反应碱性过强其结果磺胺较多，磺胺醋酰次之，双乙酰物较少；碱性过弱其结果双乙酰物较多，磺胺醋酰次之，磺胺较少，为什么？

（钟　霞）

实验十三　硝苯地平的合成

一、实 验 目 的

(1) 了解硝化反应的种类、特点及操作条件。
(2) 学习硝化剂的种类和不同应用范围。
(3) 学习环合反应的种类、特点及操作条件。

二、实 验 原 理

二氢吡啶类钙离子拮抗剂具有很强的扩血管作用，适用于冠脉痉挛、高血压、心肌梗死等症。本品化学名为 1，4-二氢-2，6-二甲基-4-(2-硝基苯基)-吡啶-3，5-二羧酸二乙酯，化学结构式为：

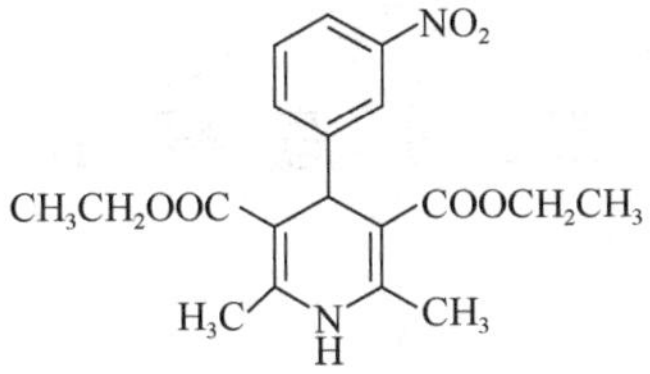

NO_2

CH_3CH_2OOC　$COOCH_2CH_3$

H_3C　N H　CH_3

本品为黄色无臭无味的结晶粉末，mp.162～164℃，无吸湿性，极易溶于丙酮、二氯甲烷、氯仿，溶于乙酸乙酯，微溶于甲醇、乙醇，几乎不溶于水。

合成路线如下：

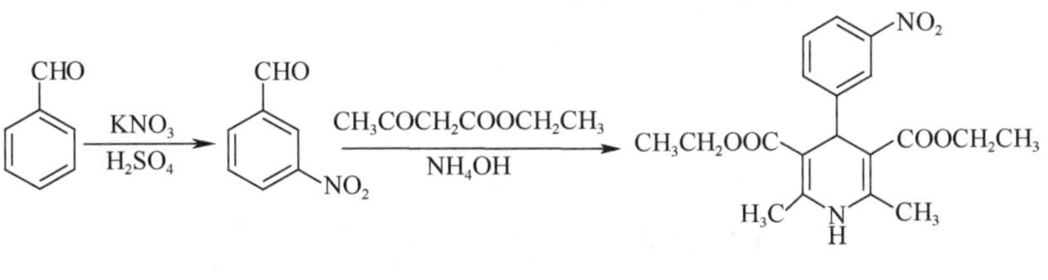

CHO →(KNO_3 / H_2SO_4)→ CHO, NO_2 →($CH_3COCH_2COOCH_2CH_3$ / NH_4OH)→ CH_3CH_2OOC, $COOCH_2CH_3$, NO_2, H_3C, N H, CH_3

三、仪器与材料

搅拌器、温度计、滴液漏斗、冰盐浴、三颈瓶、球型冷凝管、烧杯、圆底烧瓶、熔点测定仪、红外(IR)光谱仪、核磁共振(NMR)光谱仪等。

硝酸钾、浓硫酸、苯甲醛、碳酸钠、间硝基苯甲醛、乙酰乙酸乙酯、甲醇氨、沸石、95%乙醇等。

四、实验方法

(一)硝化

在装有搅拌棒、温度计和滴液漏斗的250 ml三颈瓶中，将11 g硝酸钾溶于40 ml浓硫酸中。用冰盐浴冷至0℃以下，在强烈搅拌下，慢慢滴加苯甲醛10 g(在60～90 min左右滴完)，滴加过程中控制反应温度在0～2°C。滴加完毕，控制反应温度在0～5°C继续反应90 min。将反应物慢慢倾入约200 ml冰水中，边倒边搅拌，析出黄色固体，抽滤。滤渣移至乳钵中，研细，加入5 %碳酸钠溶液20 ml(由1 g碳酸钠加20 ml水配成)研磨5 min，抽滤，用冰水洗涤7～8次，压干，得间硝基苯甲醛，自然干燥，测熔点(mp.56～58℃)，称重，计算收率。

(二)环合

在装有球型冷凝管100 ml圆底烧瓶中，依次加入间硝基苯甲醛5 g、乙酰乙酸乙酯9 ml、甲醇氨饱和溶液30 ml及沸石一粒，油浴加热回流5 h，然后改为蒸馏装置，蒸出甲醇至有结晶析出为止，抽滤，结晶用95% 乙醇20 ml洗涤，压干，得黄色结晶性粉末，干燥，称重，计算收率。

(三)精制

粗品以95%乙醇(5 ml/g)重结晶，干燥，测熔点，称重，计算收率。

(四)结构确证

(1)红外吸收光谱法、标准物TLC对照法。
(2)核磁共振光谱法。

五、注意事项

甲醇氨饱和溶液应新鲜配制。

六、思考题

二氢吡啶类钙离子拮抗剂合成时应注意哪些事项？

(钟　霞)

实验十四　巴比妥的合成

一、实验目的

(1)通过巴比妥的合成了解药物合成的基本过程。

(2)掌握无水操作技术。

二、实验原理

巴比妥为长时间作用的催眠药。主要用于神经过度兴奋、狂躁或忧虑引起的失眠。巴比妥化学名为5，5-二乙基巴比妥酸，化学结构式为：

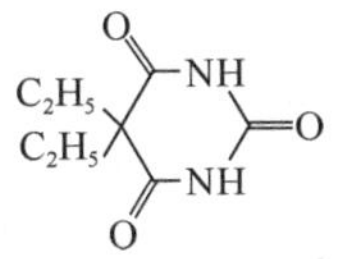

$$(C_2H_5)_2C(CONH)_2CO$$

巴比妥为白色结晶或结晶性粉末，无臭，味微苦。mp.189～192℃。难溶于水，易溶于沸水及乙醇，溶于乙醚、氯仿及丙酮。

合成路线如下：

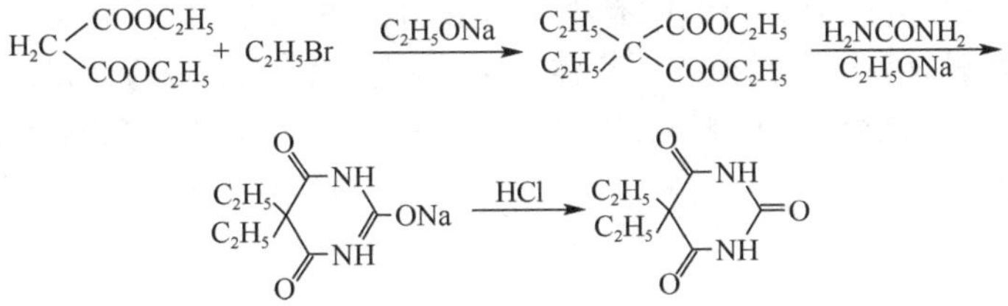

$$H_2C(COOC_2H_5)_2 + C_2H_5Br \xrightarrow{C_2H_5ONa} (C_2H_5)_2C(COOC_2H_5)_2 \xrightarrow[C_2H_5ONa]{H_2NCONH_2}$$

$$(C_2H_5)_2C(CONH)(CON{=})C\text{-}ONa \xrightarrow{HCl} (C_2H_5)_2C(CONH)_2CO$$

三、仪器与材料

球形冷凝器(顶端附氯化钙干燥管)、圆底烧瓶、搅拌器、滴液漏斗、温度计、三颈瓶、油浴、砂浴、烧杯、分液漏斗、熔点测定仪、红外(IR)光谱仪、核磁共振(NMR)光谱仪等。

无水乙醇、金属钠、沸石、邻苯二甲酸二乙酯、无水硫酸铜、溴乙烷、乙醚、无水硫酸钠、尿素、盐酸、活性炭等。

四、实验方法

(一)绝对乙醇的制备

在装有球形冷凝器(顶端附氯化钙干燥管)的250 ml圆底烧瓶中加入无水乙醇180 ml，金属钠2 g，加几粒沸石，加热回流30 min，加入邻苯二甲酸二乙酯6 ml，再回流10 min。将回流装置改为蒸馏装置，蒸去前馏分。用干燥圆底烧瓶做接收器，蒸馏至几乎无液滴流出为止。量其体积，计算回收率，密封贮存。

检验乙醇是否有水分，常用的方法是：取一支干燥试管，加入制得的绝对乙醇1 ml，随即加入少量无水硫酸铜粉末。如乙醇中含水分，则无水硫酸铜变为蓝色硫酸铜。

(二)二乙基丙二酸二乙酯的制备

在装有搅拌器、滴液漏斗及球形冷凝器(顶端附有氯化钙干燥管)的250 ml三颈瓶中，加入制备的绝对乙醇75 ml，分次加入金属钠6 g。待反应缓慢时，开始搅拌，用油浴加热(油浴温度不超过90℃)，金属钠消失后，由滴液漏斗加入丙二酸二乙酯18 ml，10～15 min内加完，然后回流15 min，当油浴温度降到50℃以下时，慢慢滴加溴乙烷20 ml，约15 min加完，然后继续回流2.5 h。将回流装置改为蒸馏装置，蒸去乙醇(但不要蒸干)，放冷，药渣用40～45 ml水溶解，转到分液漏斗中，分取酯层，水层以乙醚提取 3 次(每次用乙醚 20 ml)，合并酯与醚提取液，再用 20 ml 水洗涤一次，醚液倾入 125 ml 锥形瓶内，加无水硫酸钠 5 g，放置。

(三) 二乙基丙二酸二乙酯的蒸馏

将上一步制得的二乙基丙二酸二乙酯乙醚液，过滤，滤液蒸去乙醚。瓶内剩余液，用装有空气冷凝管的蒸馏装置于砂浴上蒸馏，收集 218～222℃馏分(用预先称量的 50 ml 锥形瓶接受)，称重，计算收率，密封贮存。

(四) 巴比妥的制备

在装有搅拌、球型冷凝器(顶端附有氯化钙干燥管)，及温度计的 250 ml 三颈瓶中加入绝对乙醇 50 ml，分次加入金属钠 2.6 g，待反应缓慢时，开始搅拌。金属钠消失后，加入二乙基丙二酸二乙酯 10 g，尿素 4.4 g，加完后，随即使内温升至 80～82℃。停止搅拌，保温反应 80 min(反应正常时，停止搅拌 5～10 min 后，料液中有小气泡逸出，并逐渐呈微沸状态，有时较激烈)。反应毕，将回流装置改为蒸馏装置。在搅拌下慢慢蒸去乙醇，至常压不易蒸出时，再减压蒸馏尽。残渣用 80 ml 水溶解，倾入盛有 18 ml 稀盐酸(盐酸：水=1：1)的 250 ml 烧杯中，调 pH 3～4，析出结晶，抽滤，得粗品。

(五) 精制

粗品称重，置于 150 ml 锥形瓶中，用水(16 ml/g)加热使溶，加入活性炭少许，脱色 15 min 趁热抽滤，滤液冷至室温，析出白色结晶，抽滤，水洗，烘干，测熔点，计算收率。

(六) 结构确证

(1) 红外吸收光谱法、标准物 TLC 对照法。
(2) 核磁共振光谱法。

五、注 意 事 项

(1) 本实验中所用仪器均需彻底干燥。由于无水乙醇有很强的吸水性，故操作及存放时，必须防止水分侵入。

(2) 制备绝对乙醇所用的无水乙醇，水分不能超过 0.5 %，否则反应相当困难。

(3) 取用金属钠时需用镊子，先用滤纸吸去黏附的油后，用小刀切去表面的氧化层，再切成小条。切下来的钠屑应放回原瓶中，切勿与滤纸一起投入废物缸内，并严禁金属钠与水接触，以免引起燃烧爆炸事故。

(4) 加入邻苯二甲酸二乙酯的目的是利用它和氢氧化钠进行如下反应：

$$C_6H_4(COOC_2H_5)_2 + 2NaOH \longrightarrow C_6H_4(COONa)_2 + 2C_2H_5OH$$

因此避免了乙醇和氢氧化钠生成的乙醇钠再和水作用，这样制得的乙醇可达到极高的纯度。

(5) 溴乙烷的用量，也要随室温而变。当室温 30℃左右时，应加 28 ml 溴乙烷，滴加溴乙烷的时间应适当延长，若室温在 30℃以下，可按本实验投料。

(6) 内温降到 50℃，再慢慢滴加溴乙烷，以避免溴乙烷的挥发及生成乙醚的副反应。

$$C_2H_5ONa + C_2H_5Br \rightarrow C_2H_5OC_2H_5 + NaBr$$

(7) 砂浴传热慢，因此砂要铺得薄，也可用减压蒸馏的方法。

(8)尿素需在 60℃干燥 4 h。

(9)蒸乙醇不宜快，至少要用 80 min，反应才能顺利进行。

六、思　考　题

(1)制备无水试剂时应注意什么问题？为什么在加热回流和蒸馏时冷凝管的顶端和接收器支管上要装置氯化钙干燥管？

(2)工业上怎样制备无水乙醇(99.5 %)？

(3)对于液体产物，通常如何精制？本实验用水洗涤提取液的目的是什么？

（钟　霞）

实验十五　水杨酰苯胺的合成

一、实 验 目 的

(1)了解对药物结构的修饰方法。

(2)掌握酚酯化和酰胺化的反应原理。

二、实 验 原 理

水杨酰苯胺为水杨酸类解热镇痛药，用于发热、头痛、神经痛、关节痛及活动性风湿症，作用较阿司匹林强，副作用小。水杨酰苯胺化学名为邻羟基苯甲酰苯胺，化学结构式为：

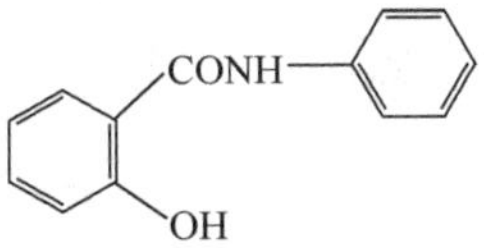

CONH— / OH

水杨酰苯胺为白色结晶性粉末，几乎无臭，微溶于冷水，略溶于乙醚、氯仿、丙二醇，易溶于碱性溶液。mp.135.8～136.2℃。

合成路线如下：

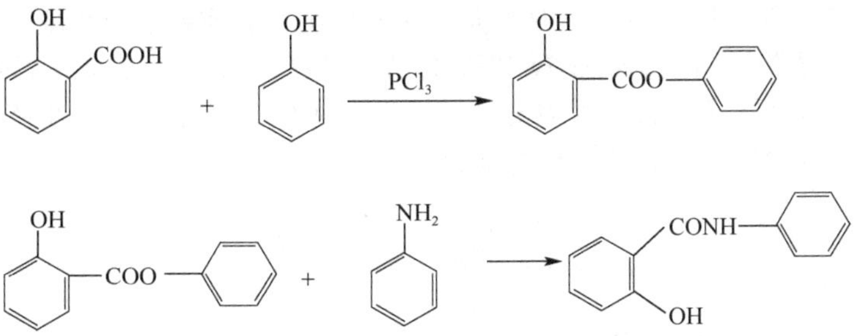

OH COOH ＋ OH $\xrightarrow{PCl_3}$ OH COO—

OH COO— ＋ NH_2 ⟶ CONH— OH

三、仪器与材料

搅拌器、温度计、油浴、烧杯、三颈瓶、滴液漏斗、冷凝器、圆底烧瓶、熔点测定仪、红外(IR)光谱仪、核磁共振(NMR)光谱仪等。

苯酚、水杨酸、油浴、三氯化磷、冰水浴、水杨酸苯酯、苯胺、85% 乙醇溶液、95%乙醇溶液、活性炭、EDTA 等。

四、实 验 方 法

（一）水杨酸苯酯的制备

在干燥的 100 ml 三颈瓶中安装搅拌器、温度计和球形冷凝器，依次加入苯酚 5 g，水杨酸 7 g，油浴加热使熔融，控制油浴温度在（140±2）℃之间，通过滴液漏斗缓缓加入三氯化磷 2 ml 此时有氯化氢气体产生。在冷凝器上端接一排气管，尾管甩进水槽中，三氯化磷加毕，维持油浴温度在（140±2）℃之间，反应 2 h，趁热搅拌下倾入 50 ml 水（50℃）中，于冰水浴中不断搅拌，直至固化，过滤、水洗，得粗品。

（二）水杨酰苯胺的制备

将上步制得的水杨酸苯酯，投入 25 ml 圆底烧瓶，油浴加热至 120℃，使熔融，不时摇动圆底烧瓶，并在此温度维持 5 min 左右，然后按 1 g 水杨酸苯酯加 0.45 ml 苯胺的比例，加入苯胺，安装回流冷凝器，加热至（160±5）℃，反应 2 h，温度稍降后，趁热倾入 30 ml 85% 乙醇溶液中，置冰水浴中搅拌，直至结晶析出，过滤，用 85%乙醇溶液洗两次，干燥，得粗品。

（三）精制

取粗品，投入附有回流冷凝器的圆底烧瓶中，加 4 倍量的（W/V）的 95%乙醇溶液，在 60℃水浴中，使之溶解，加少量活性炭及 EDTA 脱色 10 min，趁热过滤，冷却、过滤。用少量乙醇洗两次（母液回收），干燥得本品。测熔点，计算收率。

（四）结构确证

（1）红外吸收光谱法、标准物 TLC 对照法。

（2）核磁共振光谱法。

五、注 意 事 项

（1）本实验采用先合成水杨酸苯酯，然后再将苯胺酰化，而不是直接用水杨酸酰化。这是因为，氨基中的氮原子的亲核能力较羟基的氧原子强，一般可用羧酸或羧酸酯为酰化剂，而酯基中则以苯酯最活泼，且避免了羧酸与氨基物成盐的问题，因此羧酸酯类作为酰化剂常被应用。

（2）产品精制需加少量 EDTA，因为酚羟基易受金属离子催化氧化，使产品带有颜色。加入 EDTA 的目的是络合掉金属离子，防止产品氧化着色。

六、思 考 题

（1）水杨酰苯胺的合成，可否用水杨酸直接酯化？

（2）产品精制时，为什么要在 60℃使之溶解？脱色时为什么要加入少量 EDTA？

（钟　霞）

实验十六　苯妥英钠的合成

一、实 验 目 的

(1)学习安息香缩合反应的原理和应用氰化钠及维生素 B_1 为催化剂进行反应的实验方法。

(2)了解剧毒药氰化钠的使用规则。

二、实 验 原 理

苯妥英钠为抗癫痫药，适于治疗癫痫大发作，也可用于三叉神经痛，及某些类型的心律不齐。苯妥英钠化学名为 5，5-二苯基乙内酰脲，化学结构式为：

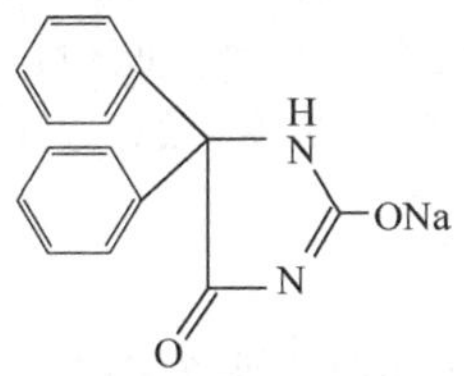

苯妥英钠为白色粉末，无臭、味苦。微有吸湿性，易溶于水，能溶于乙醇，几乎不溶于乙醚和氯仿。

合成路线如下：

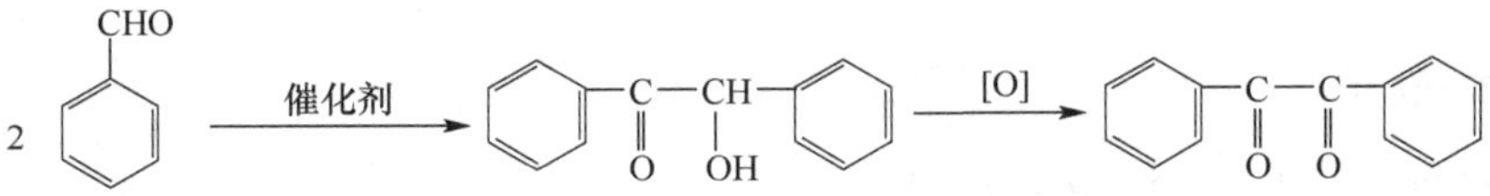

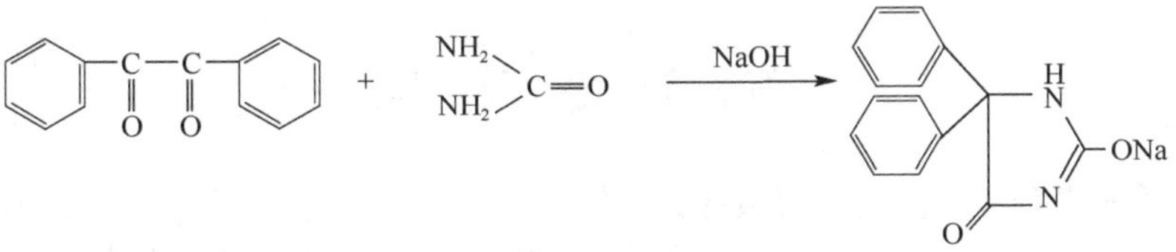

三、仪器与材料

搅拌器、温度计、球型冷凝器、三颈瓶、锥形瓶、油浴、烧杯、红外(IR)光谱仪、核磁共振(NMR)光谱仪等。

苯甲醛、乙醇、氢氧化钠、氰化钠、维生素 B_1、95% 乙醇溶液、硝酸、尿素、活性炭、盐酸、氯化钠等。

四、实 验 方 法

(一)安息香的制备

A 法：在装有搅拌、温度计、球型冷凝器的 100 ml 三颈瓶中，依次投入苯甲醛 12 ml，乙醇 20 ml。用 20% 氢氧化钠调至 pH 8，小心加入氰化钠 0.3 g，开动搅拌，在水浴上加热回流 1.5 h。反应完毕，充分冷却，析出结晶，抽滤，用少量水洗，干燥，得安息香粗品。

B 法：于锥形瓶内加入维生素 B_1 2.7 g、水 10 ml、95%乙醇溶液 20 ml。不时摇动，待维生素 B_1 溶解，加入 2mol/L 氢氧化钠 7.5 ml，充分摇动，加入新蒸馏的苯甲醛 7.5 ml，放置一周。抽滤得淡黄色结晶，用冷水洗，得安息香粗品。

（二）联苯甲酰的制备

在装有搅拌、温度计、球型冷凝器的 100 ml 三颈瓶中，投入安息香 6 g，稀硝酸（HNO_3 : H_2O=1 : 0.6）15 ml。开动搅拌，用油浴加热，逐渐升温至 110～120℃，反应 2 h（反应中产生的氧化氮气体，可从冷凝器顶端装一导管，将其通入水池中排出）。反应毕，在搅拌下，将反应液倾入 40 ml 热水中，搅拌至结晶全部析出。抽滤，结晶用少量水洗，干燥，得粗品。

（三）苯妥英的制备

在装有搅拌、温度计、球型冷凝器的 100 ml 三颈瓶中，投入联苯甲醛 4 g，尿素 1.4 g，20%氢氧化钠 12 ml，50%乙醇溶液 20 ml，开动搅拌，直火加热，回流反应 30 min。反应完毕，反应液倾入到 120 ml 沸水中，加入活性炭煮沸 10 min，放冷，抽滤。滤液用 10% 盐酸调至 pH 6，放置析出结晶，抽滤，结晶用少量水洗，得苯妥英粗品。

（四）成盐与精制

将苯妥英粗品置 100 ml 烧杯中，按粗品与水为 1 : 4 之比例加入水，水浴加热至 40℃，加入 20%氢氧化钠至全溶，加活性炭少许，在搅拌下加热 5 min，趁热抽滤，滤液加氯化钠至饱和。放冷，析出结晶，抽滤，少量冰水洗涤，干燥得苯妥英钠，称重，计算收率。

（五）结构确证

（1）红外吸收光谱法、标准物 TLC 对照法。
（2）核磁共振光谱法。

五、注 意 事 项

（1）氰化钠为剧毒药品，微量即可致死，故使用时应严格遵守下列规则：①使用时必须戴好口罩、手套，若手上有伤口，应预先用胶布贴好。②称量和投料时，避免撒落它处，一旦撒出，可在其上倾倒过氧化氢溶液，稍过片刻，再用湿抹布抹去即可。粘有氰化钠的容器、称量纸等要按上法处理，不允许不加处理乱丢乱放。③投入氰化钠前，一定要用 20%氢氧化钠调至 pH 8，pH 低，可产生剧毒的氰化氢气体（氰化氢为无色气体，空气中最高允许量为 10 ppm）。

（2）硝酸为强氧化剂，使用时应避免与皮肤，衣服等接触，氧化过程中，硝酸被还原产生氧化氮气体，该气体具有一定刺激性，故须控制反应温度，以防止反应激烈，大量氧化氮气体逸出。

（3）制备钠盐时，水量稍多，可使收率受到明显影响，要严格按比例加水。

六、思 考 题

（1）试述氰化钠及维生素 B_1 在安息香缩合反应中的作用（催化机理）。
（2）制备联苯甲酰时，反应温度为什么要逐渐升高？氧化剂为什么不用硝酸，而用稀硝酸？
（3）本品精制的原理是什么？

（钟　霞）

实验十七 阿司匹林铝的合成

一、实验目的

(1)了解药物结构修饰方法。
(2)掌握减压蒸馏的基本操作。

二、实验原理

阿司匹林临床应用极为广泛，但在大剂量口服时，对胃黏膜有刺激作用，甚至引起胃出血。为克服这一缺点，常做成盐、酯和酰胺。阿司匹林铝既是其中之一，它的疗效和阿司匹林相近，但对胃黏膜刺激性较小。阿司匹林铝化学名为羟基双(乙酰水杨酸)铝，化学结构式为：

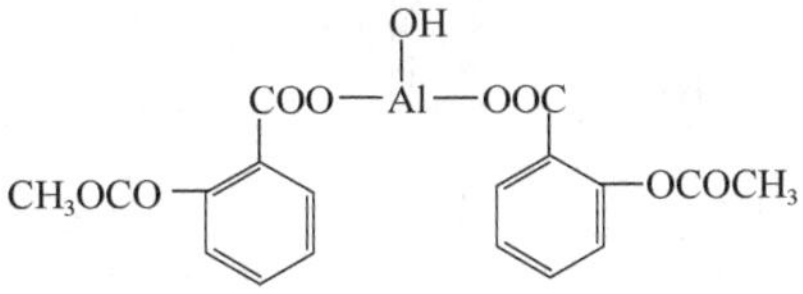

OH
COO—Al—OOC
CH_3OCO … $OCOCH_3$

阿司匹林铝为白色或类白色粉末，几乎不溶于水和有机溶剂，溶于氢氧化碱或碳酸碱水溶液中，同时分解。

合成路线如下：

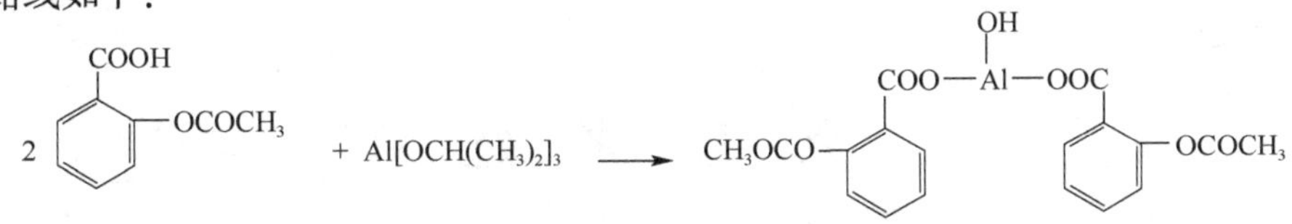

2 (COOH, $OCOCH_3$) + $Al[OCH(CH_3)_2]_3$ ⟶ CH_3OCO … COO—Al(OH)—OOC … $OCOCH_3$

三、仪器与材料

回流冷凝器、干燥管、温度计、圆底烧瓶、油浴、水泵、搅拌器、烧杯、红外(IR)光谱仪、核磁共振(NMR)光谱仪等。

铝片、氯化汞、异丙醇、四氯化碳、阿司匹林等。

四、实验方法

(一)异丙醇铝的制备

称取 1.8 g 铝片，剪细，置 100 ml 圆底烧瓶中，加入少许氯化汞，异丙醇 20 ml，装好回流冷凝器及干燥管，油浴加热至沸腾，从冷凝器上口加入四氯化碳 2 滴，维持油浴温度 120℃左右，加热回流至铝片全部消失(约 1.5～2 h)，溶液呈黑灰色，改为减压蒸馏装置。水泵减压回收异丙醇，然后用油泵减压蒸出异丙醇铝(142～150℃/25 mmHg)。得透明油状物或白色蜡状物。计算收率。

(二)阿司匹林羟基铝的制备

称取异丙醇铝 6.8 g，置 100 ml 三颈瓶中，加异丙醇 14 ml，开动搅拌，于油浴中加热至 45℃

（内温），溶液呈乳白色混浊，搅拌下加入阿司匹林 12 g，几分钟后溶液呈透明，控制反应温度 55～57℃（不要超过 60℃），搅拌 30 min，冷却至 30℃，搅拌下加入 40 ml 异丙醇和水的混合液（37 ml 异丙醇和 3 ml 水），形成大量白色沉淀，再于 30℃下搅拌 30 min，抽滤，用异丙醇 10 ml 洗一次，干燥得白色粉末状产品。计算收率。

（三）结构确证

（1）红外吸收光谱法、标准物 TLC 对照法。

（2）核磁共振光谱法。

五、注 意 事 项

（1）加入的氯化汞的量以直径为 1 mm 大小的颗粒为宜，大颗粒反应慢。

（2）加入异丙醇和水的混合液进行水解反应时，由于阿司匹林分子中的乙酰氧基和铝原子呈络合状态，故在本实验条件下，乙酰基不会水解下来。

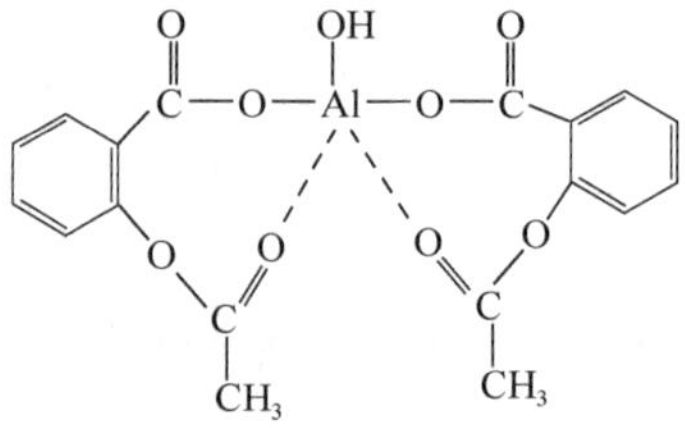

（3）铝片应剪成细丝，应剪成细长状，长短均匀，如有少量铝丝不溶，也应水泵减压蒸出异丙醇，不影响产量。

六、思 考 题

（1）试述减压蒸馏的操作要点。

（2）试述常用药物成盐方法及意义。

（钟　霞）

实验十八　氯霉素的合成

一、实 验 目 的

（1）熟悉溴化、Delepine 反应、乙酰化、羟甲基化、Meerwein-Ponndorf-Verley 羰基还原、水解、拆分、二氯乙酰化等反应的原理。

（2）掌握各步反应的基本操作和终点的控制。

（3）熟悉氯霉素及其中间体的立体化学。

（4）了解播种结晶法拆分外消旋体的原理，熟悉操作过程。

（5）掌握利用旋光仪测定光学异构体质量的方法。

二、实验原理

氯霉素的化学名为 1R，2-(–)-1-对硝基苯基-2-二氯乙酰胺基-1，3-丙二醇，(1R，2R)-(–)-p-nitropHenyl-2-dichloroacetamido-1，3-propanediol。氯霉素分子中有两个手性碳原子，有四个旋光异构体。化学结构式为：

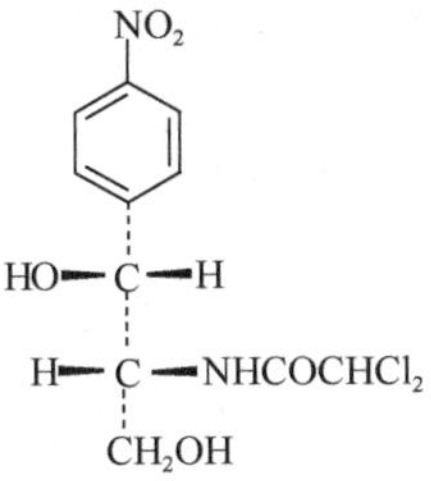

1R,2R 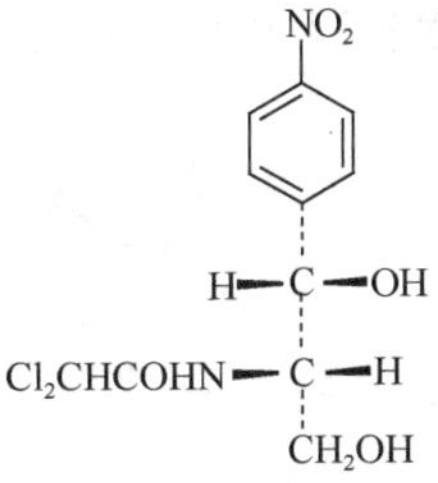 (–)　　1S,2S (+)

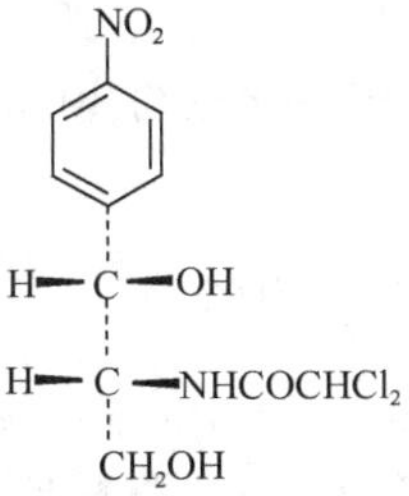

1S,2R 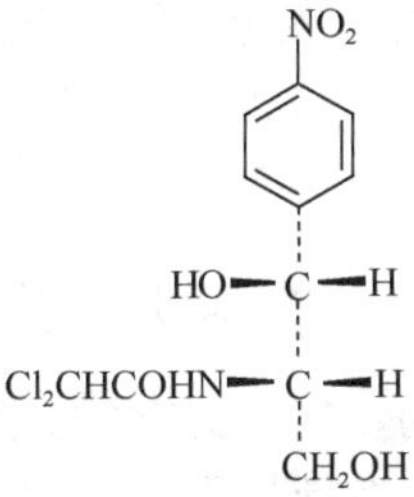 (–)　　1R,2S (+)

上面四个异构体中仅 1R，2R(–)[或 D(–)苏阿糖型]有抗菌活性，为临床使用的氯霉素。

氯霉素为白色或微黄色的针状、长片状结晶或结晶性粉末，味苦。mp.149～153℃。易溶于甲醇、乙醇、丙酮或丙二醇中，微溶于水。比旋度$[\alpha]_D^{25}$ –25.5°(乙酸乙酯)；$[\alpha]_D^{25}$ +18.5°～21.5°(无水乙醇)。

合成路线如下：

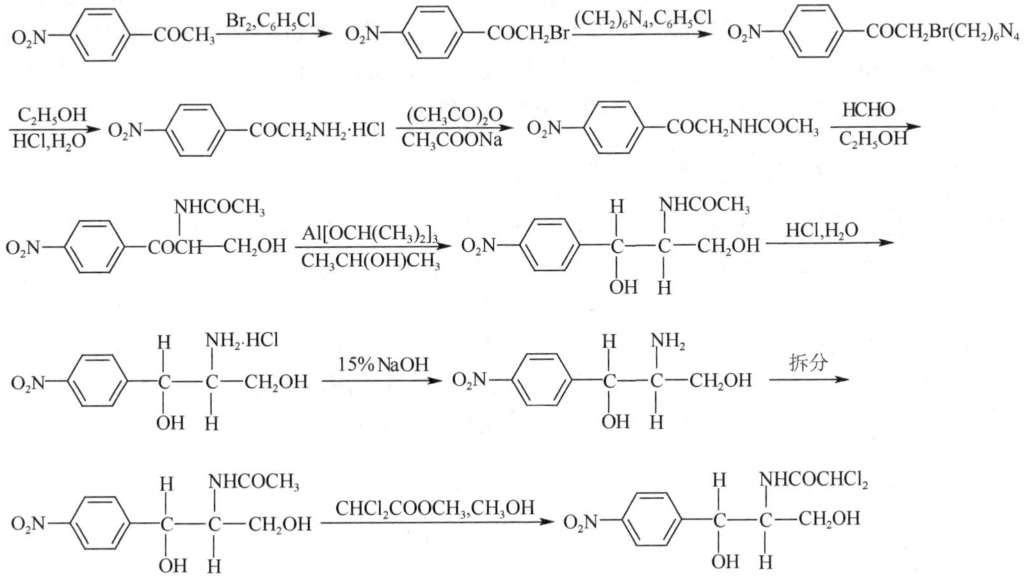

$O_2N-C_6H_4-COCH_3$ —(Br_2,C_6H_5Cl)→ $O_2N-C_6H_4-COCH_2Br$ —($(CH_2)_6N_4,C_6H_5Cl$)→ $O_2N-C_6H_4-COCH_2Br(CH_2)_6N_4$

—(C_2H_5OH / HCl,H_2O)→ $O_2N-C_6H_4-COCH_2NH_2\cdot HCl$ —($(CH_3CO)_2O$ / CH_3COONa)→ $O_2N-C_6H_4-COCH_2NHCOCH_3$ —($HCHO$ / C_2H_5OH)→

$O_2N-C_6H_4-COCH(NHCOCH_3)-CH_2OH$ —($Al[OCH(CH_3)_2]_3$ / $CH_3CH(OH)CH_3$)→ $O_2N-C_6H_4-CH(OH)-CH(NHCOCH_3)-CH_2OH$ —(HCl,H_2O)→

$O_2N-C_6H_4-CH(OH)-CH(NH_2\cdot HCl)-CH_2OH$ —(15% NaOH)→ $O_2N-C_6H_4-CH(OH)-CH(NH_2)-CH_2OH$ —(拆分)→

$O_2N-C_6H_4-CH(OH)-CH(NHCOCH_3)-CH_2OH$ —($CHCl_2COOCH_3,CH_3OH$)→ $O_2N-C_6H_4-CH(OH)-CH(NHCOCHCl_2)-CH_2OH$

三、仪器与材料

搅拌器、温度计、冷凝管、滴液漏斗、四颈瓶、水浴、水泵、烧杯、红外(IR)光谱仪、核磁共振(NMR)光谱仪等。

对硝基苯乙酮、氯苯、溴、六亚甲基四胺(乌洛托品)、精制食盐、浓盐酸、乙醇、醋酐、饱和碳酸氢钠溶液、铝片、无水异丙醇、无水三氯化铝、活性炭、氢氧化钠等。

四、实验方法

(一)对硝基α-溴代苯乙酮的制备

在装有搅拌器、温度计、冷凝管、滴液漏斗的250 ml四颈瓶中，加入对硝基苯乙酮10 g，氯苯75 ml，于25～28℃搅拌使溶解。从滴液漏斗中滴加溴9.7 g。首先滴加溴2～3滴，反应液即呈棕红色，10 min内褪成橙色表示反应开始；继续滴加剩余的溴，约1～1.5 h加完，继续搅拌1.5 h，反应温度保持在25～28℃。反应完毕，水泵减压抽去溴化氢约30 min，得对硝基α-溴代苯乙酮氯苯溶液，备用。

(二)对硝基α-溴化苯乙酮六亚甲基四胺盐的制备

在装有搅拌器、温度计的250 ml三颈瓶中，依次加入上步制备好的对硝基α-溴代苯乙酮和氯苯20 ml，冷却至15℃以下，在搅拌下加入六亚甲基四胺(乌洛托品)粉末8.5 g，温度控制在28℃以下，加毕，加热至35～36℃，保温反应1 h，测定终点。如反应已到终点，继续在35～36℃反应20 min，即得对硝基α-溴代苯乙酮六亚甲基四胺盐(简称成盐物)，然后冷至16～18℃，备用。

(三)对硝基-α-氨基苯乙酮盐酸盐的制备

在上步制备的成盐物氯苯溶液中加入精制食盐3 g，浓盐酸17.2 ml，冷至6～12℃，搅拌3～5 min，使成盐物呈颗粒状，待氯苯溶液澄清分层，分出氯苯。立即加入乙醇37.7 ml，搅拌，加热，0.5 h后升温到32～35℃，保温反应5 h。冷至5℃以下，过滤，滤饼转移到烧杯中加水19 ml，在32～36℃搅拌30 min，再冷至–2℃，过滤，用预冷到2～3℃的6 ml乙醇洗涤，抽干，得对硝基-α-氨基苯乙酮盐酸盐(简称水解物)，mp.250℃(分解)，备用。

(四)对硝基-α-乙酰胺基苯乙酮的制备

在装有搅拌器、回流冷凝器、温度计和滴液漏斗的250 ml四颈瓶中，放入上步制得的水解物及水20 ml，搅拌均匀后冷至0～5℃。在搅拌下加入醋酐9 ml。另取40%的乙酸钠溶液29 ml，用滴液漏斗在30 min内滴入反应液中，滴加时反应温度不超过15℃。滴毕，升温到14～15℃，搅拌1 h(反应液始终保持在pH 3.5～4.5)，再补加醋酐1ml，搅拌10 min，测定终点。如反应已完全，立即过滤，滤饼用冰水搅成糊状，过滤，用饱和碳酸氢钠溶液中和至pH 7.2～7.5，抽滤，再用冰水洗至中性，抽干，得淡黄色结晶(简称乙酰化物)，mp.161～163℃。

(五)对硝基-α-乙酰胺基-β-羟基苯丙酮的制备

在装有搅拌器、回流冷凝管、温度计的250 ml三颈瓶中，投入乙酰化物及乙醇15 ml，甲醛4.3 ml，搅拌均匀后用少量碳酸氢钠饱和溶液调pH 7.2～7.5。搅拌下缓慢升温，大约40 min达到32～35℃，再继续升温至36～37℃，直到反应完全。迅速冷却至0℃，过滤，用25 ml冰水分次洗涤，抽滤，干燥得对硝基-α-乙酰胺基-β-羟基苯丙酮(简称缩合物)，mp.166～167℃。

(六)异丙醇铝的制备

在装有搅拌器、回流冷凝管、温度计的三颈瓶中依次投入剪碎的铝片 2.7 g，无水异丙醇 63 ml 和无水三氯化铝 0.3 g。在油浴上回流加热至铝片全部溶解，冷却到室温，备用。

(七)*DL*-苏阿糖型-1-对硝基苯基-2-氨基-1，3-丙二醇的制备

在上步制备异丙醇铝的三颈瓶中加入无水三氯化铝 1.35 g，加热到 44～46℃，搅拌 30 min。降温到 30℃，加入缩合物 10 g。然后缓慢加热，约 30 min 内升温到 58～60℃，继续反应 4 h。冷却到 10℃以下，滴加浓盐酸 70 ml。滴毕，加热到 70～75℃，水解 2 h(最后 0.5 h 加入活性炭脱色)，趁热过滤，滤液冷至 5℃以下，放置 1 h。过滤析出的固体，用少量 20% 盐酸(预冷至 5℃以下)8 ml 洗涤。然后将固体溶于 12 ml 水中，加热到 45℃，滴加 15%氢氧化钠溶液到 pH 6.5～7.6。过滤，滤液再用 15%氢氧化钠溶液调节到 pH 8.4～9.3，冷却至 5℃以下，放置 1 h。抽滤，用少量冰水洗涤，干燥，得 *DL*-苏阿糖型-1-对硝基苯基-2-氨基-1，3-丙二醇(*DL*-氨基物)，mp.143～145℃。

(八)*D*-(-)-1-对硝基苯基-α-氨基-1，3-丙二醇的制备

1. 拆分　在装有搅拌器、温度计的 250 ml 三颈瓶中投入 *DL*-氨基物 5.3 g，*L*-氨基物 2.1 g，*DL*-氨基物盐酸盐 16.5 g 和蒸馏水 78 ml。搅拌，水浴加热，保持温度在 61～63℃反应约 20 min，使固体全部溶解。然后缓慢自然冷却至 45℃，开始析出结晶。再在 70 min 内缓慢冷却至 29～30℃，迅速抽滤，用热蒸馏水 3 ml(70℃)洗涤，抽干，干燥，得微黄色结晶(粗 *L*-氨基物)，mp.157～159℃。滤液中再加入 *DL*-氨基物 4.2 g，按上法重复操作，得粗 *D*-氨基物。

2. 精制　在 100 ml 烧杯中加入 *D*-或 *L*-氨基物 4.5 g，1 mol/L 稀盐酸 25 ml。加热到 30～35℃使溶解，加活性炭脱色，趁热过滤。滤液用 15%氢氧化钠溶液调至 pH 9.3，析出结晶。再在 30～35℃保温 10 min，抽滤，用蒸馏水洗至中性，抽干，干燥，得白色结晶，mp.160～162℃。

3. 旋光测定　取本品 2.4 g，精密称定，置 100 ml 容器中加 1 mol/L 盐酸(不需标定)至刻度，按照旋光度测定法测定(《中国药典》2015 年版四部通则 0621)，应为(+)/(–)1.36°～(+)/(–)1.40°。

根据旋光度计算：含量 %＝$(100\times\alpha)/(2\times2.4\times29.5)\times100\%$

其中：α= 旋光度，29.5＝ 换算系数，2＝ 管长为 2 dm，2.4＝ 样品的百分浓度。

(九)氯霉素的制备

在装有搅拌器、回流冷凝器、温度计的 100 ml 三颈瓶中，加入 *D*-氨基物 4.5 g，甲醇 10 ml 和二氯乙酸甲酯 3 ml。在 60～65℃搅拌反应 1 h，随后加入活性炭 0.2 g，保温脱色 3 min，趁热过滤，向滤液中滴加蒸馏水(每分钟约 1 ml 的速度滴加)至有少量结晶析出时停止加水，稍停片刻，继续加入剩余蒸馏水(共 33 ml)。冷至室温，放置 30 min，抽滤，滤饼用 4 ml 蒸馏水洗涤，抽干，105℃干燥，即得氯霉素，mp.149.5～153℃。

(十)结构确证

(1)红外吸收光谱法、标准物 TLC 对照法。

(2)核磁共振光谱法。

五、注意事项

(一)对硝基α-溴代苯乙酮的制备

(1)制备氯霉素的实验原理除以对硝基苯乙酮为原料的实验原理(对酮法)外，还有成肟法、苯乙烯法、肉桂醇法、溴苯乙烯法以及苯丝氨酸法等。

(2)冷凝管口上端装有气体吸收装置，吸收反应中生成的溴化氢。

(3)所用仪器应干燥，试剂均需无水。少量水分将使反应诱导期延长，较多水分甚至导致反应不能进行。

(4)若滴加溴后较长时间不反应，可适当提高温度，但不能超过 50℃，当反应开始后要立即降低到规定温度。

(5)滴加溴的速度不宜太快，滴加速度太快及反应温度过高，不仅使溴积聚易逸出，而且还导致二溴化合物的生成。

(6)溴化氢应尽可能除去，以免下步消耗六亚甲基四胺。

(二)对硝基α-溴化苯乙酮六亚甲基四胺盐的制备

(1)此反应需无水条件，所用仪器及原料需经干燥，若有水分带入，易导致产物分解，生成胶状物。

(2)反应终点测定：取反应液少许，过滤，取滤液 1 ml，加入等量 4% 六亚甲基四胺氯仿溶液，温热片刻，如不呈混浊，表示反应已经完全。

(3)对硝基α-溴代苯乙酮六亚甲基四胺盐在空气中及干燥时极易分解，因此制成的复盐应立即进行下步反应，不宜超过 12 h。

(4)复盐成品：mp.118～120℃(分解)。

(三)对硝基-α-氨基苯乙酮盐酸盐的制备

(1)对硝基-α-溴代苯乙酮与六亚甲基四胺(乌洛托品)反应生成季铵盐，然后在酸性条件下水解成对硝基-α-氨基苯乙酮盐酸盐。该反应称 Delepine 反应。

(2)加入精盐在于减小对硝基-α-氨基苯乙酮盐酸盐的溶解度。

(3)成盐物水解要保持足够的酸度，所以与盐酸的摩尔比应大于 3。用量不仅导致生成醛等副反应(Sommolet 反应)，而且对硝基-α-氨基苯乙酮游离碱本身亦不稳定，可发生双分子缩合，然后在空气中氧化成紫红色吡嗪化合物。此外，为保持水解液有足够酸度，应先加盐酸后加乙醇，以免生成醛等副反应。

(4)温度过高也易发生副反应，增加醛等副产物的生成。

(四)对硝基-α-乙酰胺基苯乙酮的制备

(1)该反应需在酸性条件下(pH 3.5～4.5)进行，因此必须先加醋酐，后加乙酸钠溶液，次序不能颠倒。

(2)反应终点测定：取反应液少许，加入碳酸氢钠中和至碱性，于 40～45℃温热 30 min，不应呈红色。若反应未达终点，可补加适量的醋酐和乙酸钠继续酰化。

(3)乙酰化物遇光易变红色，应避光保存。

(五)对硝基-α-乙酰胺基-β-羟基苯丙酮的制备

(1)本反应碱性催化的 pH 值不宜太高，pH 7.2～7.5 较适宜。pH 过低反应不易进行，pH 大于

7.8 时有可能与两分子甲醛形成双缩合物。

甲醛的用量对反应也有一定影响，如甲醛过量太多，亦有利于双缩合物的形成；用量过少，可导致一分子甲醛与两分子乙酰化物缩合。

$$O_2N-C_6H_4-COCH_2NHCOCH_3+2HCHO \longrightarrow O_2N-C_6H_4-COC(CH_2OH)_2NHCOCH_3$$

$$O_2N-C_6H_4-COCH_2NHCOCH_3+HCHO \longrightarrow \begin{array}{l} O_2N-C_6H_4-COCHNHCOCH_3 \\ \qquad\qquad\quad | \\ \qquad\qquad\quad CH_2 \\ \qquad\qquad\quad | \\ O_2N-C_6H_4-COCHNHCOCH_3 \end{array}$$

为了减少上述副反应，甲醛用量控制在过量 40%左右(摩尔比约为 1∶1.4)为宜。

(2)反应温度过高也有双缩合物生成，甚至导致产物脱水形成烯烃。

(3)反应终点测定：用玻棒蘸取少许反应液于载玻片上，加水 1 滴稀释后置显微镜下观察，如仅有羟甲基化合物的方晶而找不到乙酰化物的针晶，即为反应终点(约需 3 h)。

(六)异丙醇铝的制备

(1)所用仪器、试剂均应干燥无水。

(2)回流开始要密切注意反应情况，如反应太剧烈，需撤去油浴，必要时采取适当降温措施。

(3)如果无水异丙醇、无水三氯化铝质量好，铝片剪得较细，反应很快进行，约需 1～2 h，即可完成。

(七)*DL*-苏阿糖型-1-对硝基苯基-2-氨基-1，3-丙二醇的制备

(1)滴加浓盐酸时温度迅速上升，注意控制温度不超过 50℃。滴加浓盐酸促使乙酰化物水解，脱乙酰基，生成 *DL*-氨基物盐酸盐，反应液中盐酸溶液浓度大致在 20%以上，此时氢氧化铝形成了可溶性的三氯化铝-盐酸复合物，而 *DL*-氨基物盐酸盐在 50℃以下溶解度小，过滤除去铝盐。

(2)用 20% 盐酸溶液洗涤的目的是除去附着在沉淀上的铝盐。

(3)用 15%氢氧化钠溶液调节反应液到 pH 6.5～7.6，可以使残留的铝盐转变成氢氧化铝絮状沉淀过滤除去。

(4)还原后所得产物除 *DL*-苏阿糖型异构体外，尚有少量 *DL*-赤藓糖型异构体存在。由于后者的碱性较前者强，且含量少，在 pH 8.4～9.3 时，*DL*-苏阿糖型异构体游离析出，而 *DL*-赤藓糖型异构体仍留在母液中而分离。

(八)*D*-(–)-1-对硝基苯基-α-氨基-1，3-丙二醇的制备

(1)*DL*-氨基物盐酸盐的制备：在 250 ml 烧杯中放置 *DL*-氨基物 30 g，搅拌下加入 20%盐酸溶液 39 ml(浓盐酸 22 ml，水 17 ml)。加毕，置水浴中加热至完全溶解，放置，自然冷却，当有固体析出时不断缓慢搅拌，以免结块。最后冷至 5℃，放置 1 h，过滤，滤饼用 95%乙醇溶液洗涤，干燥，即得 *DL*-氨基物盐酸盐。

(2)固体必须全溶，否则结晶提前析出。

(3)严格控制降温速度，仔细观察初析点和全析点，正常情况下初析点为 45～47℃。

(九)氯霉素的制备

(1)反应必须在无水条件下进行，有水存在时，二氯乙酸甲酯水解成二氯乙酸，与氨基物成盐，影响反应的进行。

(2) 二氯乙酰化除用二氯乙酸甲酯作为酰化剂外，二氯乙酸酐、二氯乙酸胺、二氯乙酰氯均可作酰化剂，但用二氯乙酸甲酯成本低，酰化收率高。

(3) 二氯乙酸甲酯的质量直接影响产品的质量，如有一氯或三氯乙酸甲酯存在，同样能与氨基物发生酰化反应，形成的副产物带入产品，致使熔点偏低。

(4) 二氯乙酸甲酯的用量略多于理论量，以弥补因少量水分水解的损失，保证反应完全。

六、思　考　题

(1) 溴化反应开始时有一段诱导期，使用溴化反应机理说明原因？操作上如何缩短诱导期？

(2) 苯溴化反应不能遇铁，铁的存在对反应有何影响？

(3) 对硝基-α-溴代苯乙酮与六亚甲基四胺生成的复盐性质如何？

(4) 成盐反应终点如何控制？根据是什么？

(5) 本实验中 Delepine 反应水解时为什么一定要先加盐酸后加乙醇，如果次序颠倒，结果会怎样？

(6) 对硝基-α-氨基苯乙酮盐酸盐是强酸弱碱生成的盐，反应需保持足够的酸度，如果酸度不足对反应有何影响？

(7) 乙酰化反应为什么要先加醋酐后加乙酸钠溶液，次序不能颠倒？

(8) 乙酰化反应终点怎样控制，根据是什么？

(9) 影响羟甲基化反应的因素有哪些？如何控制？

(10) 羟甲基化反应为何选用碳酸氢钠作为碱催化剂？能否用氢氧化钠，为什么？

(11) 羟甲基化反应终点如何控制？

(12) 制备异丙醇铝的关键有哪些？

(13) Meerwein-Ponndorf-Verley 还原反应中加入少量三氯化铝有何用？

(14) 试解释异丙醇铝-异丙醇还原 *DL*-对硝基-α-乙酰胺基-β-羟基苯丙酮主要生成 *DL*-苏阿糖型氨基物的理由。

(15) 还原产物 1-对硝基苯基-2-乙酰氨基-1，3-丙二醇水解脱乙酰基，为什么用盐酸而不用氢氧化钠水解？水解后产物为什么用 20 %盐酸洗涤？

(16) “氨基醇”盐酸盐碱化时为什么要二次碱化？

(17) 二氯乙酰化反应除用二氯乙酸甲酯外，还可用哪些试剂，生产上为何采用二氯乙酸甲酯？

(18) 二氯乙酸甲酯的质量和用量对产物有何影响？

(19) 试对我国生产氯霉素的合成路线和其他合成路线做一评价。

（钟　霞）

实验十九　盐酸普鲁卡因的合成

一、实　验　目　的

(1) 通过局部麻醉药盐酸普鲁卡因的合成，学习酯化、还原等单元反应。

(2) 掌握利用水和二甲苯共沸脱水的原理进行羧酸的酯化操作。

(3) 掌握水溶性大的盐类用盐析法进行分离及精制的方法。

二、实 验 原 理

盐酸普鲁卡因为局部麻醉药，作用强，毒性低。临床上主要用于浸润、脊椎及传导麻醉。盐酸普鲁卡因化学名为对氨基苯甲酸 2-二乙胺基乙酯盐酸盐，化学结构式为：

$$H_2N-C_6H_4-COOCH_2CH_2N(C_2H_5)_2\cdot HCl$$

盐酸普鲁卡因为白色细微针状结晶或结晶性粉末，无臭，味微苦而麻。熔点 153～157℃。易溶于水，溶于乙醇，微溶于氯仿，几乎不溶于乙醚。

合成路线如下：

$$O_2N-C_6H_4-COOH \xrightarrow[\text{二甲苯}]{HOCH_2CH_2N(C_2H_5)_2} O_2N-C_6H_4-COOCH_2CH_2N(C_2H_5)_2$$

$$\xrightarrow{Fe,HCl} H_2N-C_6H_4-COOCH_2CH_2N(C_2H_5)_2\cdot HCl \xrightarrow{20\%NaOH}$$

$$H_2N-C_6H_4-COOCH_2CH_2N(C_2H_5)_2 \xrightarrow{\text{浓盐酸}} H_2N-C_6H_4-COOCH_2CH_2N(C_2H_5)_2\cdot HCl$$

三、仪器与材料

温度计、分水器、回流冷凝器、三颈瓶、止爆剂、油浴、锥形瓶、烧瓶、水泵、搅拌器、熔点测定仪、红外(IR)光谱仪、核磁共振(NMR)光谱仪等。

对-硝基苯甲酸、β-二乙胺基乙醇、二甲苯、止爆剂、盐酸、氢氧化钠、铁粉、饱和硫化钠溶液、活性炭、精制食盐、保险粉、乙醇等。

四、实 验 方 法

(一)对-硝基苯甲酸-β-二乙胺基乙醇(俗称硝基卡因)的制备

在装有温度计、分水器及回流冷凝器的 500 ml 三颈瓶中，投入对-硝基苯甲酸 20 g、β-二乙胺基乙醇 14.7 g、二甲苯 150 ml 及止爆剂，油浴加热至回流(注意控制温度，油浴温度约为 180℃，内温约为 145℃)，共沸带水 6 h。撤去油浴，稍冷，将反应液倒入 250 ml 锥形瓶中，放置冷却，析出固体。将上清液用倾泻法转移至减压蒸馏烧瓶中，水泵减压蒸除二甲苯，残留物以 3%盐酸溶液 140 ml 溶解，并与锥形瓶中的固体合并，过滤，除去未反应的对-硝基苯甲酸，滤液(含硝基卡因)备用。

(二)对-氨基苯甲酸-β-二乙胺基乙醇酯的制备

将上步得到的滤液转移至装有搅拌器、温度计的 500 ml 三颈瓶中，搅拌下用 20%氢氧化钠溶液调 pH 4.0～4.2。充分搅拌下，于 25℃分次加入经活化的铁粉，反应温度自动上升，注意控制温度不超过 70℃(必要时可冷却)，待铁粉加毕，于 40～45℃保温反应 2 h。抽滤，滤渣以少量水洗涤两次，滤液以稀盐酸酸化至 pH 5。滴加饱和硫化钠溶液调 pH 7.8～8.0，沉淀反应液中的铁盐，抽滤，滤渣以少量水洗涤两次，滤液用稀盐酸酸化至 pH 6。加少量活性炭，于 50～60℃保温反应

10 min，抽滤，滤渣用少量水洗涤一次，将滤液冷却至 10℃以下，用 20%氢氧化钠溶液碱化至普鲁卡因全部析出(pH 9.5～10.5)，过滤，得普鲁卡因，备用。

(三)盐酸普鲁卡因的制备

1. 成盐 将普鲁卡因置于烧杯中，慢慢滴加浓盐酸至 pH 5.5，加热至 60℃，加精制食盐至饱和，升温至 60℃，加入适量保险粉，再加热至 65～70℃，趁热过滤，滤液冷却结晶，待冷至 10℃以下，过滤，即得盐酸普鲁卡因粗品。

2. 精制 将粗品置烧杯中，滴加蒸馏水至维持在 70℃时恰好溶解。加入适量的保险粉，于 70℃保温反应 10 min，趁热过滤，滤液自然冷却，当有结晶析出时，外用冰浴冷却，使结晶析出完全。过滤，滤饼用少量冷乙醇洗涤两次，干燥，得盐酸普鲁卡因，mp.153～157℃，以对-硝基苯甲酸计算总收率。

五、注 意 事 项

(一)对-硝基苯甲酸-β-二乙胺基乙醇(俗称硝基卡因)的制备

(1)羧酸和醇之间进行的酯化反应是一个可逆反应。反应达到平衡时，生成酯的量比较少(约 65.2%)，为使平衡向右移动，需向反应体系中不断加入反应原料或不断除去生成物。本反应利用二甲苯和水形成共沸混合物的原理，将生成的水不断除去，从而打破平衡，使酯化反应趋于完全。由于水的存在对反应产生不利的影响，故实验中使用的药品和仪器应事先干燥。

(2)考虑到教学实验的需要和可能，将分水反应时间定 6 h，若延长反应时间，收率尚可提高。

(3)也可不经放冷，直接蒸去二甲苯，但蒸馏至后期，固体增多，毛细管堵塞操作不方便。回收的二甲苯可以套用。

(4)对-硝基苯甲酸应除尽，否则影响产品质量，回收的对-硝基苯甲酸经处理后可以套用。

(二)对-氨基苯甲酸-β-二乙胺基乙醇酯的制备

(1)铁粉活化的目的是除去其表面的铁锈，方法是：取铁粉 47 g，加水 100 ml，浓盐酸 0.7 ml，加热至微沸，用水倾泻法洗至近中性，置水中保存待用。

(2)该反应为放热反应，铁粉应分次加入，以免反应过于激烈，加入铁粉后温度自然上升。铁粉加毕，待其温度降至 45℃进行保温反应。在反应过程中铁粉参加反应后，生成绿色沉淀 $Fe(OH)_2$，接着变成棕色 $Fe(OH)_3$，然后转变成棕黑色的 Fe_3O_4。因此，在反应过程中应经历绿色、棕色、棕黑色的颜色变化。若不转变为棕黑色，可能反应尚未完全。可补加适量铁粉，继续反应一段时间。

(3)除铁时，因溶液中有过量的硫化钠存在，加酸后可使其形成胶体硫，加活性炭后过滤，便可使其除去。

(三)盐酸普鲁卡因的制备

(1)盐酸普鲁卡因水溶性很大，所用仪器必须干燥，用水量需严格控制，否则影响收率。

(2)严格掌握 pH 5.5，以免芳胺基成盐。

(3)保险粉为强还原剂，可防止芳胺基氧化，同时可除去有色杂质，以保证产品色泽洁白，若用量过多，则成品含硫量不合格。

(四)结构确证

(1)红外吸收光谱法、标准物 TLC 对照法。

(2) 核磁共振光谱法。

六、思 考 题

(1) 在盐酸普鲁卡因的制备中，为何用对-硝基苯甲酸为原料先酯化，然后再进行还原，能否反之，先还原后酯化，即用对-硝基苯甲酸为原料进行酯化？为什么？

(2) 酯化反应中，为何加入二甲苯做溶剂？

(3) 酯化反应结束后，放冷除去的固体是什么？为什么要除去？

(4) 在铁粉还原过程中，为什么会发生颜色变化？说出其反应机制。

(5) 还原反应结束，为什么要加入硫化钠？

(6) 在盐酸普鲁卡因成盐和精制时，为什么要加入保险粉？解释其原理。

（钟　霞）

实验二十　地巴唑的合成

一、实 验 目 的

(1) 熟悉合成杂环药物的方法。

(2) 掌握脱水反应原理及操作技术。

二、实 验 原 理

地巴唑为降压药，对血管平滑肌有直接松弛作用，使血压略有下降。可用于轻度的高血压和脑血管痉挛等。地巴唑化学名为α-苄基苯并咪唑盐酸盐，化学结构式为：

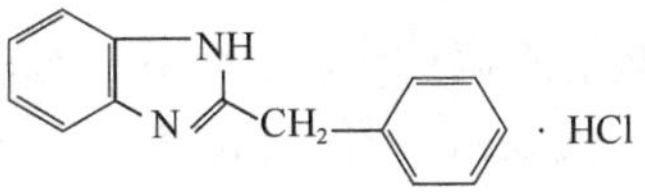

NH N CH_2 · HCl

地巴唑为白色结晶性粉末，无臭。mp.182～186℃，几乎不溶于氯仿和苯，略溶于热水或乙醇。合成路线如下：

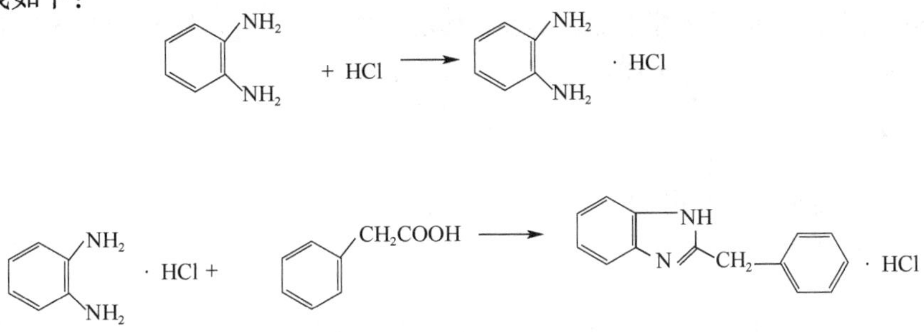

NH_2 NH_2 + HCl ⟶ NH_2 NH_2 · HCl

NH_2 NH_2 · HCl + CH_2COOH ⟶ NH N CH_2 · HCl

三、仪器与材料

表面皿、石棉网、 搅拌器、温度计、三颈瓶、水浴、烧杯、熔点测定仪、红外(IR)光谱仪、核磁共振(NMR)光谱仪等。

浓盐酸、邻苯二胺、活性炭、乙醇、苯乙酸、地巴唑盐基湿粗品等。

四、实 验 方 法

(一)成盐

将浓盐酸 11.2 ml 稀释至 17.4 ml，取其半量加入 50 ml 烧杯中，盖上表面皿，于石棉网上加热至近沸。一次加入邻苯二胺用玻璃棒搅拌，使固体溶解，然后加入余下的盐酸和活性炭 1 g，搅匀，趁热抽滤。滤液冷却后，析出结晶，抽滤，结晶用少量乙醇洗 3 次，抽干，干燥，得白色或粉红色针状结晶，即为邻苯二胺单盐酸盐。测熔点，计算收率。

(二)环合

在装有搅拌器、温度计和蒸馏装置的 60 ml 三颈瓶中，加入苯乙酸适量(苯乙酸与邻苯二胺单盐酸盐的摩尔比为 1.06∶1)，沙浴加热，使内温达 99～100℃。待苯乙酸熔化后，在搅拌下加入邻苯二胺单盐酸盐(将上一步产品全部投料)。升温至 150℃开始脱水，然后慢慢升温，于 160～240℃反应 3 h(大部分时间控制在 200℃左右)。反应结束后，使反应液冷却到 150℃以下，趁热慢慢向反应液中加入 4 倍量的沸水(按邻苯二胺单盐酸盐计算)，搅拌溶解，加活性炭脱色，趁热抽滤，将滤液立即转移到烧杯中，搅拌，冷却，结晶(防止结成大块)抽滤，结晶用少量水洗 3 次，得地巴唑盐基粗品。

(三)盐基的精制

取约为地巴唑盐基湿粗品 5.5 倍量的水，加入烧杯中，加热煮沸，投入地巴唑盐基粗品，加热溶解后，用 10%氢氧化钠溶液调节到 pH 9，冷却，抽滤，结晶用少量蒸馏水洗至中性，抽干，即得地巴唑盐基精品。

(四)成盐

将地巴唑盐基湿品用 1.5 倍量蒸馏水调成糊状，加热，抽滤，结晶用盐酸调节 pH 4～5，使完全溶解。加活性炭脱色，趁热抽滤，使滤液冷却，析出结晶，用蒸馏水洗 3 次，得地巴唑盐粗品。

(五)盐的精制

将地巴唑盐粗品用二倍量蒸馏水加热溶解，加活性炭脱色，趁热抽滤，滤液冷却，析出结晶。抽滤，用蒸馏水洗 3 次，抽干，干燥，测熔点，计算收率。

(六)结构确证

(1)红外吸收光谱法、标准物 TLC 对照法。
(2)核磁共振光谱法。

五、注 意 事 项

(1)用盐酸溶解邻苯二胺时，温度不宜过高，约 80～90℃即可，否则所生成的邻苯二胺单盐酸盐颜色变深。由于邻苯二胺单盐在水中溶解度较大，故所用仪器应尽量干燥。邻苯二胺单盐酸盐制好后，应先在空气中吹去大部分溶媒，然后再于红外灯下干燥。否则，产品长时间在红外灯下照射，易被氧化成浅红色。

(2)在环合反应过程中，气味较大，可将出气口导至水槽，温度上升速度视蒸出水的速度而定。开始由 160℃逐渐升至 200℃，较长时间维持在 200℃左右，最后半小时升至 240℃，但不得超过 240℃，否则邻苯二胺被破坏，产生黑色树脂状物，产率明显下降。在加入沸水前，反应液须冷却到 150℃以下，以防反应瓶破裂。

(3)在精制地巴唑盐基时，结晶用少量蒸馏水洗至中性的目的是洗去未反应的苯乙酸。

六、思　考　题

(1)在邻苯二胺单盐酸盐制备中，取半量盐酸加热近沸，此时为什么温度不宜过高？

(2)环合反应温度太高有何不利？为什么？

（钟　霞）

实验二十一　诺氟沙星的合成

一、实 验 目 的

(1)通过对诺氟沙星合成，对新药研制过程有一基本认识。

(2)通过对诺氟沙星合成路线的比较，掌握选择实际生产工艺的几个基本要求。

(3)通过实际操作，对涉及的各类反应特点、机制、操作要求、反应终点的控制等，进一步巩固有机化学实验的基本操作，领会掌握理论知识。

(4)掌握各部中间体的质量控制方法。

二、实 验 原 理

诺氟沙星的化学名为 1-乙基-6-氟-1,4-二氢-4-氧-7-(1-哌嗪基)-3-喹啉羧酸，1-Ethyl-6-fluoro-1, 4-dihydro-4-oxo-7-(1-piperazinyl)-3-quino-linecarboxylic acid，化学结构式为：

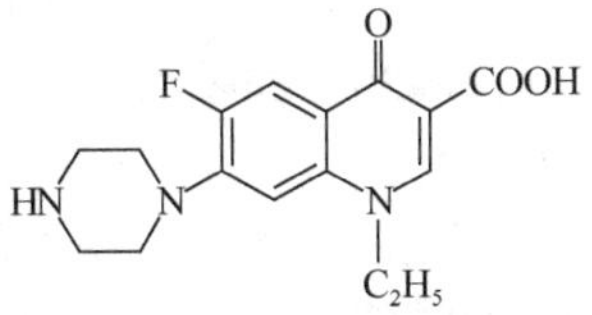

O
F　COOH
HN　N　N
C_2H_5

诺氟沙星为微黄色针状晶体或结晶性粉末，mp.216～220℃，易溶于酸及碱，微溶于水。

诺氟沙星的制备方法很多，按不同原料及路线划分可有十几种。我国工业生产以路线一为主。近几年来，许多新工艺在诺氟沙星生产中获得应用，其中以路线二，即硼螯合物法收率高，操作简便，单耗低，且质量较好。

合成路线如下：

路线一：

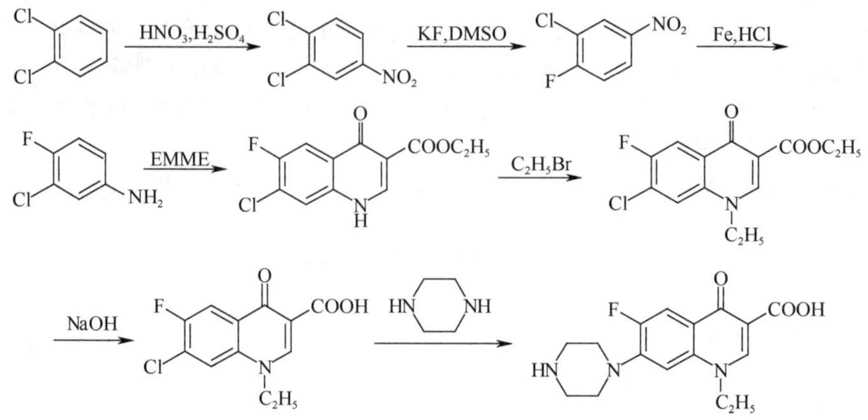

路线二：

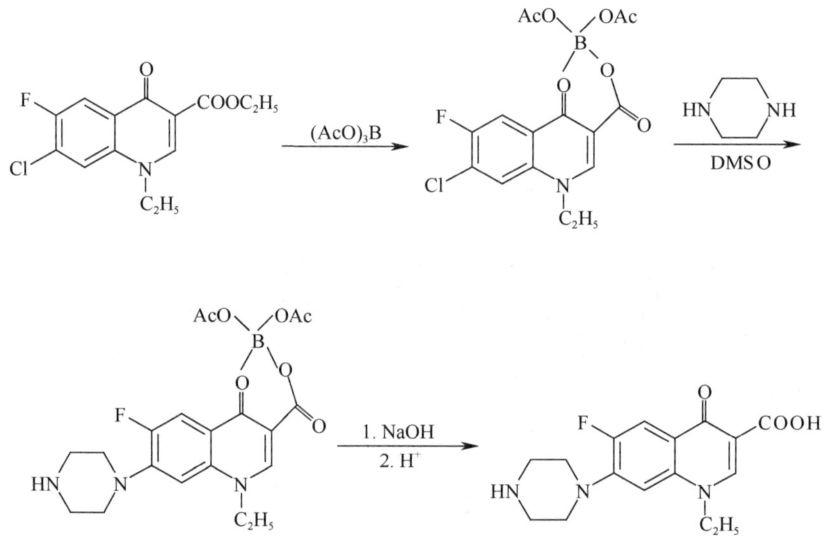

三、仪器与材料

搅拌器、回流冷凝器、温度计、滴液漏斗、四颈瓶、三颈瓶、水浴、烧杯、熔点测定仪、红外(IR)光谱仪、核磁共振(NMR)光谱仪等。

硝酸、硫酸、邻二氯苯、3，4-二氯硝基苯、无水二甲亚砜、无水氟化钾、铁粉、氯化钠、浓盐酸、原甲酸三乙酯、氯化锌、醋酐、石蜡油、甲苯、丙酮、无水碳酸钾、溴乙烷、氢氧化钠、无水哌嗪、吡啶、硼酸、二甲亚砜(DMSO)、乙酸等。

四、实验方法

(一)3，4-二氯硝基苯的制备

在装有搅拌器、回流冷凝器、温度计、滴液漏斗的四颈瓶中，先加入硝酸 51 g，水浴冷却下，滴加硫酸 79 g，控制滴加速度，使温度保持在 50℃以下。滴加完毕，换滴液漏斗，于 40～50℃内滴加邻二氯苯 35 g，40 min 内滴完，升温至 60℃，反应 2 h，静置分层，取上层油状液体倾入 5 倍量水中，搅拌，固化，放置 30 min，过滤，水洗至 pH 6～7，真空干燥，称重，计算收率。

(二)4-氟-3-氯-硝基苯的合成

在装有搅拌器、回流冷凝器、温度计、氯化钙干燥管的四颈瓶中，加入3，4-二氯硝基苯40 g、无水二甲亚砜73 g、无水氟化钾23 g，升温到回流温度194～198℃，在此温度下快速搅拌1～1.5 h，冷却至50℃左右，加入75 ml水，充分搅拌，倒入分液漏斗中，静置分层，分出下层油状物。安装水蒸气蒸馏装置，进行水蒸气蒸馏，得淡黄色固体，过滤，水洗至中性，真空干燥，得4-氟-3-氯-硝基苯。

(三)4-氟-3-氯-苯胺的制备

在装有搅拌、回流冷凝器、温度计的三颈瓶中投入铁粉51.5 g、水173 ml、氯化钠4.3 g、浓盐酸2 ml，搅拌下于100℃活化10 min，降温至85℃，在快速搅拌下，先加入4-氟-3-氯-硝基苯15 g，温度自然升至95℃，10 min后再加入4-氟-3-氯-硝基苯15 g，于95℃反应2 h，然后将反应液进行水蒸气蒸馏，馏出液中加入冰，使产品固化完全，过滤，于30℃下干燥，得4-氟-3-氯-苯胺，mp.44～47℃。

(四)乙氧基次甲基丙二酸二乙酯(EMME)的制备

在装有搅拌器、温度计、滴液漏斗、蒸馏装置的四颈瓶中，加入原甲酸三乙酯78 g，$ZnCl_2$ 0.1 g，搅拌，加热，升温至120℃，蒸出乙醇，降温至70℃，于70～80℃内滴加第二批原甲酸三乙酯20 g及醋酐6 g，于0.5 h内滴完，然后升温到152～156℃，保温反应2 h。冷却至室温，将反应液倾入圆底烧瓶中，水泵减压回收原甲酸三乙酯(bp.140℃，70℃/5333 Pa)。冷却到室温，换油泵进行减压蒸馏，收集120～140℃/666.6 Pa的馏分，得乙氧基次甲基丙二酸二乙酯。

(五)7-氯-6-氟-1，4-二氢-4-氧喹啉-3-羧酸乙酯(环合物)的制备

在装有搅拌器、回流冷凝器、温度计的三颈瓶中分别投入4-氟-3-氯-苯胺15 g、EMME 24 g，快速搅拌下加热到120℃，于120～130℃反应2 h。放冷至室温，将回流装置改成蒸馏装置，加入石蜡油80 ml，加热到260～270℃，有大量乙醇生成，回收乙醇反应30 min后，冷却到60℃以下，过滤，滤饼分别用甲苯、丙酮洗至灰白色，干燥，测熔点，mp.297～298℃，计算收率。

(六)1-乙基-7-氯-6-氟-1，4-二氢-4-氧喹啉-3-羧酸乙酯(乙基物)制备

在装有搅拌器、回流冷凝器、温度计、滴液漏斗的250 ml四颈瓶中，加入环合物25 g、无水碳酸钾30.8 g、DMF 125 g，搅拌，加热到70℃，于70～80℃下，在40～60 min内滴加溴乙烷25 g。滴加完毕，升温至100～110℃，保温反应6～8 h，反应完毕，减压回收70%～80%的DMF，降温至50℃左右，加入200 ml水，析出固体，过滤，水洗，干燥，得粗品，用乙醇重结晶。

(七)1-乙基-7-氯-6-氟-1，4-二氢-4-氧喹啉-3-羧酸(水解物)的制备

在装有搅拌器、冷凝器、温度计的三颈瓶中，加入20 g乙基物以及碱液(由氢氧化钠5.5 g和蒸馏水75 g配成)，加热至95～100℃，保温反应10 min。冷却至50℃，加入水125 ml稀释，浓盐酸调pH 6，冷却至20℃，过滤，水洗，干燥，测熔点(若熔点低于270℃，需进行重结晶)，计算收率。

(八)诺氟沙星的制备

在装有搅拌器、回流冷凝器、温度计的150 ml三颈瓶中，投入水解物10 g、无水哌嗪13 g、

吡啶 65 g，回流反应 6 h，冷却到 10℃，析出固体，抽滤，干燥，称重，测熔点，mp.215～218℃。

将上述粗品加入 100 ml 水溶解，用冰醋酸调 pH 7，抽滤，得精品，干燥，称重，测熔点，mp.216～220℃，计算收率和总收率。

(九) 硼螯合物的制备

在装有搅拌器、冷凝器、温度计、滴液漏斗的 250 ml 四颈瓶中，加入氯化锌、硼酸 3.3 g 及少量醋酐(醋酐总计用量为 17 g)，搅拌，加热至 79℃，反应引发后，停止加热，自动升温至 120℃。滴加剩余醋酐，加完后回流 1 h，冷却，加入乙基物 10 g，回流 2.5 h，冷却到室温，加水，过滤，少量冰乙醇洗至灰白色，干燥，测熔点，mp.275℃(分解)。

(十) 诺氟沙星的制备

在装有搅拌器、回流冷凝器、温度计的三颈瓶中，加入螯合物 10 g、无水哌嗪 8 g、二甲亚砜(DMSO) 30 g，于 110℃反应 3 h，冷却至 90℃，加入 10%氢氧化钠溶液 20 ml，回流 2 h，冷至室温，加 50 ml 水稀释，用乙酸调 pH 7.2，过滤，水洗，得粗品。在 250 ml 烧杯中加入粗品及 100 ml 水，加热溶解后，冷却，用乙酸调 pH 7，析出固体，抽滤，水洗，干燥，得诺氟沙星，测熔点，mp.216～220℃。

(十一) 结构确证

(1) 红外吸收光谱法、标准物 TLC 对照法。

(2) 核磁共振光谱法。

五、注 意 事 项

(一) 3，4-二氯硝基苯的制备

(1) 本反应是用混酸硝化。硫酸可以防止副反应的进行，并可以增加被硝化物的溶解度；硝酸生成 NO_2^+，是硝化剂。

(2) 此硝化反应需达到 40℃才能反应，低于此温度，滴加混酸会导致大量混酸聚集，一旦反应引发，聚集的混酸会使反应温度急剧升高，生成许多副产物，因此滴加混酸时应调节滴加速度，控制反应温度在 40～50℃。

(3) 上述方法所得的产品纯度已经足够用于下步反应，如要得到较纯的产品，可以采用水蒸气蒸馏或减压蒸馏的方法。

(4) 3，4-二氯硝基苯的 mp.39～41℃，不能用红外灯或烘箱干燥。

(二) 4-氟-3-氯-硝基苯的合成

(1) 该步氟化反应为绝对无水反应，一切仪器及药品必须绝对无水，微量水会导致收率大幅下降。

(2) 为保证反应液的无水状态，可在刚回流时蒸出少量二甲亚砜，将反应液中的微量水分带出。

(3) 进行水蒸气蒸馏时，少量冷凝水就已足够，大量冷凝水会导致 4-氟-3-氯-硝基苯固化，堵塞冷凝管。

(三) 4-氟-3-氯-苯胺的制备

(1) 胺的制备通常是在盐酸或醋酸存在下用铁粉还原硝基化合物而制得。该法原料便宜，操作

简便，收率稳定，适于工业生产。

(2)铁粉由于表面上有氧化铁膜，需经活化才能反应，铁粉粗细一般以60目为宜。

(3)由于铁粉密度较大，搅拌速度慢则不能将铁粉搅匀，会在烧瓶下部结块，影响收率，因此该反应剧烈搅拌。

(4)水蒸气蒸馏应控制冷凝水的流速，防止4-氟-3-氯-苯胺固化，堵塞冷凝管。

(5)4-氟-3-氯-苯胺的熔点低(40～43℃)，故应低温干燥。

(四)乙氧基次甲基丙二酸二乙酯(EMME)的制备

(1)本反应是一缩合反应，氯化锌是Lewis酸，作为催化剂。

(2)减压蒸馏所需真空度要达666.6 Pa以上，才可进行蒸馏操作，真空度小，蒸馏温度高，导致收率下降。

(3)减压回收原甲酸三乙酯时亦可进行常压蒸馏，收集140～150℃的沸点馏分。蒸出的原甲酸三乙酯可以套用。

(五)7-氯-6-氟-1，4-二氢-4-氧喹啉-3-羧酸乙酯(环合物)的制备

(1)本反应为无水反应，所有仪器应干燥，严格按无水反应操作进行，否则会导致EMME分解。

(2)环合反应温度控制在260～270℃，为避免温度超过270℃，可在将要达到270℃时缓慢加热。反应开始后，反应液变黏稠，为避免局部过热，应快速搅拌。

(3)该环合反应是典型的Could-Jacobs反应，考虑苯环上的取代基的定位效应及空间效应，3-位氯的对位远比邻位活泼，但也不能忽略邻位的取代。反应条件控制不当，便会按下式反应形成反环物：

F, Cl, N-H, $COOC_2H_5$, $COOC_2H_5$ ⟶ F, Cl, O, $COOC_2H_5$, N-H + Cl, O, F, $COOC_2H_5$, N-H

为减少反环物的生成，应注意以下几点：①反应温度低，有利于反环物的生成。因此，反应温度应快速达到260℃，且保持在260～270℃。②加大溶剂用量可以降低反环物的生成。从经济的角度来讲，采用溶剂与反应物用量比为3∶1时比较合适。③用二甲苯或二苯砜为溶剂时，会减少反环物的生成，但价格昂贵。亦可用廉价的工业柴油代替石蜡油。

(六)1-乙基-7-氯-6-氟-1，4-二氢-4-氧喹啉-3-羧酸乙酯(乙基物)制备

(1)反应中所用DMF要预先进行干燥，少量水分对收率有很大影响，所用无水碳酸钾需炒过。

(2)溴乙烷沸点低，易挥发，为避免损失，可将滴液漏斗的滴管加长，插到液面以下，同时注意反应装置的密闭性。

(3)反应液加水是要降至50℃左右，温度太高导致酯键水解，过低会使产物结块，不易处理。

(4)环合物在溶液中酮式与烯醇式有一平衡，反应后可得到少量乙基化合物，该化合物随主产物一起进入后续反应，使生成6-氟-1，4-二氢-4-氧代7-(1-哌嗪基)喹啉(简称脱羧物)，成为诺氟沙星中的主要杂质。不同的乙基化试剂，O-乙基产物生成量不一样，采用BrEt时较低。

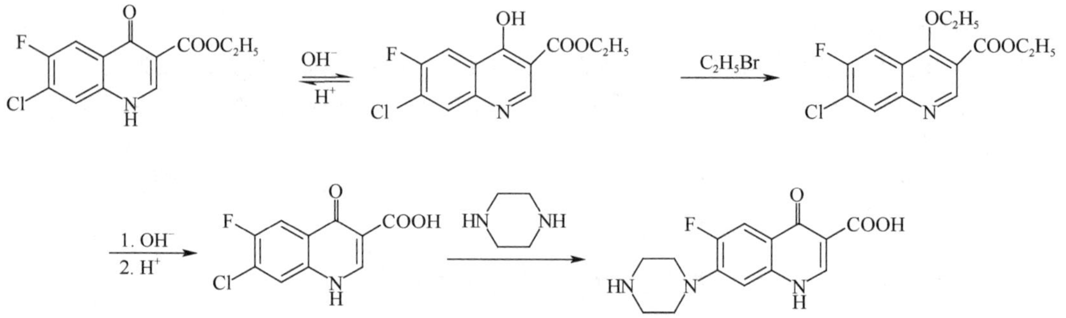

(5) 滤饼洗涤时要将颗粒碾细，同时用大量水冲洗，否则会有少量碳酸钾残留。

(6) 乙醇重结晶操作过程：取粗品，加入 4 倍量的乙醇，加热至沸，溶解。稍冷，加入活性炭，回流 10 min，趁热过滤，滤液冷却至 10℃结晶析出，过滤，洗涤，干燥，得精品，测熔点(mp.144～145℃)。母液中尚有部分产品，可以浓缩一半体积后，冷却，析晶，所得产品亦可用于下步投料。

(七) 1-乙基-7-氯-6-氟-1，4-二氢-4-氧喹啉-3-羧酸(水解物)的制备

(1) 由于反应物不溶于碱，而产品溶于碱，反应完全后，反应液澄清。

(2) 在调 pH 之前应先粗略计算盐酸用量，快到终点时，将盐酸稀释，以防加入过量的酸。

(3) 重结晶的方法：取粗品，加入 5 倍量上步回收的 DMF，加热溶解，加入活性炭，再加热，过滤，除去活性炭，冷却，结晶，过滤，洗涤，干燥，得精品。

(八) 诺氟沙星的制备

(1) 本反应为氮烃化反应，注意温度与时间对反应的影响。

(2) 反应物的 6 位氟亦可与 7 位氯竞争性地参与反应，会有氯哌酸副产物生成，最多可达 25%。

(九) 硼螯合物的制备

(1) 硼酸与醋酐反应生成硼酸三乙酰酯，此反应到达 79℃临界点时才开始反应，并释放出大量热，温度急剧升高。如果量大，则有冲料的危险，建议采用 250 ml 以上的反应瓶，并缓慢加热。

(2) 由于螯合物在乙醇中有一定溶解度，为避免产品损失，最后洗涤时，可先用冰水洗涤，温度降下来后，再用冰乙醇洗涤。

(十) 诺氟沙星的制备

(1) 硼螯合物可以利用 4 位羰基氧的 p 电子向硼原子轨道转移的特性，增强诱导效应，激活 7-Cl，钝化 6-F，从而选择性地提高哌嗪化收率，能彻底地防止氯哌酸的生成。

(2) 由于诺氟沙星溶于碱，如反应液在加入氢氧化钠回流后澄清，表示反应已进行完全。

(3) 过滤粗品时，要将滤饼中的乙酸盐洗净，防止带入精制过程，影响产品的质量。

六、思　考　题

(1) 硝化试剂有许多种，请举出其中几种并说明其各自的特点。

(2) 配制混酸能否将浓硝酸加到浓硫酸中？为什么？

(3) 如何检查反应是否已进行完全？

(4) 请指出提高此步反应收率的关键是什么？

(5) 如果延长反应时间会得到什么样的结果？

(6) 水溶液中的二甲亚砜如何回收？

(7)此反应用的铁分为硅铁粉，含有部分硅，如用纯铁粉效果如何？
(8)试举出其他还原硝基化合物成胺的还原剂，并简述各自特点。
(9)对于这步反应如何检测其反应终点？
(10)反应中为何分步投料？
(11)请设计除水蒸气蒸馏以外其他后处理方法，并简述各自优缺点。
(12)减压蒸馏的注意事项有哪些？不按操作规程做的后果是什么？
(13)本反应所用的 Lewis 酸除氯化锌外，还有哪些可以替代？
(14)请写出 Could-Jacobs 反应历程，并讨论何种反应条件有利于提高反应收率。
(15)本反应为高温反应，试举出几种高温浴装置，并写出安全注意事项。
(16)对于该反应，请找出其他的乙基化试剂，略述优缺点。
(17)该反应的副产物是什么？简述减少副产物的方法。
(18)采用何种方法可使溴乙烷得到充分合理的利用？
(19)如减压回收 DMF 后不降温，加水稀释，对反应有何影响？
(20)水解反应的副产物有几种，带入下一步会有何后果？
(21)浓盐酸调 pH 快到 6 时，溶液会有何变化？为什么？
(22)本反应中吡啶有哪些作用？并指出本反应的优缺点。
(23)用水重结晶主要分离什么杂质？设计出几种其他的精制方法，并与本法比较。
(24)通过本实验编制一份工艺操作规程及工艺流程，并对本工艺路线作一评价。
(25)做一张本产品的红外光谱及核磁共振氢谱图，并进行解析。
(26)搅拌快慢对该反应有何影响？
(27)加入乙基物后，反应体系中主要有哪几种物质？
(28)试从收率、操作难易、单耗等方面比较两种合成方法。
(29)从该反应的特点出发，选择几种可以替代 DMSO 的溶剂或溶剂系统。

（钟 霞）

实验二十二 亚胺-154的合成

一、实验目的

掌握缩合、环合反应基本的操作和反应原理。

二、实验原理

亚胺-154 为抗肿瘤药物，对胃癌、肺癌等有一定的缓解作用，对肝癌、网状细胞肉瘤也有缓解作用，也用于银屑病的治疗。亚胺-154 化学名为 1，2-双(3，5-二氧哌-1 嗪)乙烷，化学结构式为：

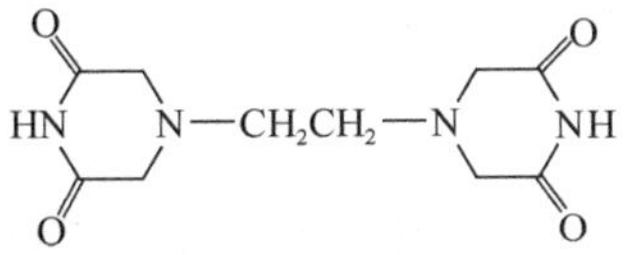

O=C1CN(CCN2CC(=O)NC(=O)C2)CC(=O)N1
（结构式：HN—环—N—CH_2CH_2—N—环—NH，两侧环各带两个 O）

亚胺-154 为白色针状结晶。难溶于水及乙醇，碱中不稳定，mp.290～292℃(分解)。

合成路线如下：

$$ClCH_2COOH + NaOH \longrightarrow ClCH_2COONa \xrightarrow[NaOH]{H_2NCH_2CH_2NH_2}$$

$$(NaOOC-CH_2)_2N-CH_2CH_2-N(CH_2COONa)_2 \xrightarrow{H^+}$$

$$(HOOC-CH_2)_2N-CH_2CH_2-N(CH_2COOH)_2 \xrightarrow{HCONH_2}$$

（产物：乙二胺四乙酰亚胺结构式，两个哌嗪-2,6-二酮环经 $N-CH_2CH_2-N$ 相连，环上含 HN/NH 及 O）

三、仪器与材料

搅拌器、温度计、滴液漏斗、冷凝器、三颈瓶、水浴、烧杯、熔点测定仪、红外(IR)光谱仪、核磁共振(NMR)光谱仪等。

氯乙酸、氢氧化钠、乙二胺盐酸盐、活性炭、盐酸、甲酰胺等。

四、实验方法

(一)乙二胺四乙酸的制备

在装有温度计、搅拌器及 250 ml 三颈瓶中，投入氯乙酸 22.5 g，加 45 ml 水溶解。另将氢氧化钠 22 g 溶于 60 ml 水中，再加入乙二胺盐酸盐 6.6 g，混匀后，置于滴液漏斗中，在搅拌下滴加到氯乙酸溶液中(约 1～2 min)。加料完毕后，温度上升至 102～106℃，pH 约为 9。将滴液漏斗换成冷凝器，搅拌保温 2 h。于前半小时内，分次测定反应液的 pH。当 pH 低于 9 时，补加少量 30% 氢氧化钠溶液，使 pH 维持 9 左右。2 h 后，加入活性炭脱色，抽滤。滤液用盐酸酸化至 pH 1，放置，析出结晶，抽滤，结晶用水洗涤至氯离子呈阴性反应。干燥，得乙二胺四乙酸。熔点 210℃(分解)。

(二)乙二胺四乙酰亚胺的制备

将乙二胺四乙酸 14.6 g，甲酰胺 26 g 置于装有搅拌器、温度计和直型冷凝器(除水用)的三颈瓶中。加热至 140℃左右，保温反应 90 min，再升温至(160±1)℃，保温反应 4 h。反应过程中逸出的气体的 pH 由 3 逐渐上升，当升至 8～9 时，即为反应终点，趁热将反应液倒入冷水中，析出结晶，抽滤。结晶分别用水、乙醇洗涤，烘干，得乙二胺四乙酰亚胺白色结晶。mp.295～300℃(分解)。

(三)结构确证

(1)红外吸收光谱法、标准物 TLC 对照法。

(2)核磁共振光谱法。

五、注意事项

缓慢控温至 102～106℃，防止温度过高。

六、思　考　题

(1)在乙二胺和氯乙酸钠缩合反应中，为何 pH 控制在 9 左右？

(2)在乙二胺四乙酸与甲酰胺环合反应中，最初逸出的气体为何 pH 约为 3，而当结束时 pH 变为 8～9？

（钟　霞）

第二章　设计性实验

实验二十三　对乙酰氨基酚的合成

一、实验目的

(1)了解设计对乙酰氨基酚的一般方法。

(2)进一步培养学生灵活运用已掌握的理论知识和实验技能，学会查阅有关资料，自行设计实验，提高学生分析问题和解决问题的能力。

二、实验原理

对乙酰氨基酚为白色结晶或结晶性粉末，无臭，味微苦。在热水或乙醇中易溶，在丙酮、氢氧化钠水溶液中溶解，在水中略溶，其饱和水溶液呈酸性，pH 约 6。本品在空气中稳定，水中稳定性与 pH 有关。pH6 最稳定，酸或碱中稳定性较差。酸性条件下，酰胺键易水解。碱性条件下，酚羟基易氧化。潮湿条件下长时间受热自行分解生成对氨基酚，所以储藏于阴凉干燥处。临床上用于发热、头痛、风湿痛、神经痛及痛经等，解热镇痛效果与阿司匹林相当，但无抗炎作用。对阿司匹林有过敏的患者，对对乙酰氨基酚有良好的耐受性。常用做感冒药物的复方成分之一。

$$HO-C_6H_4-NHCOCH_3$$

三、实验要求

(1)学生用一周的时间从网上查阅药物的合成方法，并写出相应药物合成方法的综述，并说明现行的工业生产方法，设计出合理的实验室的合成工艺路线。

(2)进行组间讨论，方案经教师审阅后，若方法合理，条件具备，学生可按照自己的设计方案进行实验。

(3)学生依据与教师研讨的结果，在一周内写出相关药物的合成方法的具体操作步骤，做出具体的实验方案，包括化学反应方程式，原料的物化常数，原料的配料比，反应所用的设备、仪器和辅助材料，反应的装置图，反应的关键控制点，产品纯化的方法，预期的收率等。

(4)要求学生按事先规定的投料比进行实验，仔细观察实验现象，认真做好实验记录。

(5)实验结果和实验报告作为学生药物化学实验考核的主要指标。

四、思考题

(1)你所采用的设计方法和实验方法是否可行？有何依据？

(2)有无改进的方法？和其他同学的实验相比，你的实验有何优缺点？

（钟　霞）

实验二十四　贝诺酯的合成

一、实验目的

(1) 了解设计贝诺酯的一般方法。

(2) 进一步培养学生灵活运用已掌握的理论知识和实验技能，学会查阅有关资料，自行设计实验，提高学生分析问题和解决问题的能力。

(3) 了解拼和原理。

二、实验原理

扑炎痛为一种新型解热镇痛抗炎药，是由阿司匹林和对乙酰氨基酚经拼合原理制成，它既保留了原药的解热镇痛功能，又减小了原药的毒副作用，并有协同作用。适用于急、慢性风湿性关节炎，风湿痛，感冒发烧，头痛及神经痛等。贝诺酯化学名为2-乙酰氧基苯甲酸-乙酰胺基苯酯，化学结构式为：

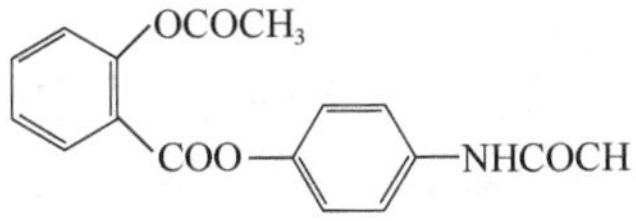

$OCOCH_3$

COO　NHCOCH

贝诺酯为白色结晶性粉末，无臭无味。mp.174～178℃，不溶于水，微溶于乙醇，溶于氯仿、丙酮。

三、实验要求

(1) 学生用一周的时间从网上查阅药物的合成方法，并写出相应药物合成方法的综述，并说明现行的工业生产方法，设计出合理的实验室合成工艺路线。

(2) 进行组间讨论，方案经教师审阅后，若方法合理，条件具备，学生可按照自己的设计方案进行实验。

(3) 学生依据与教师研讨的结果，在一周内写出相关药物的合成方法的具体操作步骤，做出具体的实验方案，包括化学反应方程式，原料的物化常数，原料的配料比，反应所用的设备、仪器和辅助材料，反应的装置图，反应的关键控制点，产品纯化的方法，预期的收率等。

(4) 要求学生按事先规定的投料比进行实验，仔细观察实验现象，认真做好实验记录。

(5) 实验结果和实验报告作为学生药物化学实验考核的主要指标。

四、思考题

(1) 你所采用的设计方法和实验方法是否可行？有何依据？

(2) 有无改进的方法？和其他同学的实验相比，你的实验有何优缺点？

（钟　霞）

第四篇　药理学实验

第一章　综合性实验

实验二十五　正常及肾衰家兔磺胺嘧啶一次性静脉给药后的药时曲线

一、实 验 目 的

(1)掌握急性肾衰家兔模型的造模方法，掌握家兔动脉插管、膀胱插管的手术过程。

(2)熟悉内生肌酐清除率的测定方法。

(3)熟悉磺胺类药物血浓度的测定方法，了解药动学参数的计算方法。

(4)通过比较正常家兔及肾衰家兔药动学参数的不同，进一步了解其代表的临床意义。

二、实 验 原 理

磺胺类药物为对氨基苯类化合物，它们在酸性溶液中可与亚硝酸钠起重氮反应，产生重氮盐。此盐在碱性溶液中与酚类化合物起偶联反应，形成橙红色的偶氮化合物。其化学反应如下。

橙红色的偶氮化合物在波长525nm处比色，其光密度与磺胺嘧啶(sulfadiazine，SD)成正比关系，用分光光度计测定给药后血浆中的磺胺嘧啶浓度。

在常用剂量下，磺胺嘧啶与多数药物在体内的消除过程均按一级动力学规律($dc/dt=-kc$)消除，其对数血浓度-时间曲线为一条直线，直线方程为：$\log C_t=\log C_0-\frac{k}{2.303}\times t$。依据该直线方程，可计算出磺胺嘧啶的半衰期及其他药代动力学参数。

通过注射氯化汞复制急性肾衰的动物模型，比较正常及肾衰家兔内生肌酐清除率的不同以及药动学参数的差别，以达到将生理、药理和病理生理的知识有机融合之目的。磺胺嘧啶重氮反应原理如下：

NH_2—C_6H_4—SO_2NHR $\xrightarrow[CCl_3COOH]{NaNO_2}$ N═H—Cl—C_6H_4—SO_2NHR + H_3C, OH, $CH(CH_3)_2$ 取代苯酚 $\xrightarrow{NaOH}$ C_6H_5—N═N—(含 H_3C、ONa、$CH(CH_3)_2$ 取代苯环)

三、仪器与材料

分光光度计、离心机、计算器、0.5ml、1.0ml、5.0ml及10ml刻度吸管、半对数计算纸，5ml肝素化试管(采血管)、10ml试管(显色反应管)、10ml离心管、滴管、干棉球、酒精棉球、平口塑料夹子、兔箱、鹅口手术灯、小玻棒、手术刀片。

6% 三氯醋酸溶液，20%磺胺嘧啶溶液，0.05%磺胺嘧啶溶液，0.5%亚硝酸钠溶液，0.5%麝香草酚(溶于20%氢氧化钠溶液内)，100μg /ml 肝素生理盐水溶液。

家兔，体重1.5～2kg，雌雄不限。

四、实 验 方 法

1. 复制肾衰模型 实验前18～24h，取家兔2只，称重后1只皮下注射1%氯化汞溶液1.2ml/kg体重，造成急性肾衰动物模型；另1只则在相同部位注射等量的生理盐水作为正常对照。

2. 收集尿液

(1)注射葡萄糖：分别取上述两兔称重，用乌拉坦5ml/kg腹腔注射麻醉。固定于兔台上，耳缘静脉注射5%葡萄糖溶液15ml/kg体重(5 min内注完)，以保证有足够的尿量。

(2)膀胱插管：腹部剪毛，在耻骨联合上1.5 cm处作腹正中切口，长约4 cm。分离皮下组织。沿腹白线切开腹膜，找到膀胱，作膀胱插管，先排空剩余尿液，然后收集1h尿液，并换算成每分钟排尿量。

3. 采集血样

(1)颈动脉插管：将家兔背位固定于兔台上，剪去前颈部的毛，沿正中线由甲状软骨向下将颈部皮肤切开约5 cm。用血管钳钝性剥离皮下组织，分开肌肉，游离位于气管侧方的一侧颈总动脉，将其同周围组织以及伴行的神经分离。为了防止动脉插管内凝血，在手术进行到此时，从耳静脉注射1% 肝素约1ml/kg。然后，将颈总动脉头侧端结扎，心侧端用动脉夹夹住。在二者中间穿线打虚结，用眼科小剪刀在近头侧部结扎处向下剪一小口，向颈动脉内插入充满肝素的三通管。结扎并加以固定。

(2)采集正常血液：从三通管放血约1ml，摇匀，置于0号试管，备测药动学参数之用；另取3ml左右血液备测肌酐清除率之用。

(3)在另一侧耳缘静脉注射20%磺胺嘧啶溶液2ml/kg(D_0=400mg/kg)。准确记录给药结束时间。

(4)在用药后第15min、30 min、45 min、60 min、75 min、90 min、120 min时，分别从连接颈动脉的三通管采血约1ml、摇匀(应先放掉动脉插管内的残血)。依次置于1～7号肝素化试管(采血管)中。

4. 内生肌酐清除率测定

(1)血、尿肌酐测定方法(见表4-1)：①将尿样稀释：将尿液充分混合后，取出1 ml尿液，用蒸馏水将其稀释100倍，以备测定尿中肌酐含量。②将血样离心：将3ml 血液放入离心机3000r/min，离心20 min，取出血浆备用。

按下表加药：

表4-1 血浆和尿液肌酐含量测定操作步骤(ml)

样品	标准管S	标准空白管S_0	测定管R	测定空白管R_0
肌酐标准液	0.25	0.25		
血浆或尿液			0.25	0.25
测定苦味酸	5.00		5.00	
空白苦味酸		5.00		5.00

混匀，置37℃水浴20min，再放到冷水盆中转动1 min使冷却。在520 nm波长处各以其相应的空白管调零，比色测定标准管和测定管的光密度。

(2) 内生肌酐清除率计算：

血中肌酐含量：$2\times\dfrac{R-0.01}{S-0.01}-0.23=\text{mg\%}$

尿中肌酐含量：$(2\times\dfrac{R-0.01}{S-0.01}-0.23)\times100=\text{mg\%}$

内生肌酐清除率：$\dfrac{\text{尿中肌酐含量}}{\text{血中肌酐含量}}\times\text{尿量(ml/min)}=\text{ml / min}$

肌酐 mg %×88.402= μmol/L

5. 注意事项

(1) 血清、标准液等试剂量应准确。

(2) 煮沸及冷却时间宜准确，否则颜色反应消退。

(3) 所需试剂宜在使用前两周内配制，逾期则苦味酸颜色加深，光密度值随之增高。影响检测结果。此时需做试剂空白校正。方法如表 4-2 所示。

表 4-2　试剂空白校正方法(ml)

样品	B 试剂空白管	B_0 空白对照管
测定苦味酸	5.00	
空白苦味酸		5.00
蒸馏水	0.25	0.25

以 B_0 为空白，测定 B 管的光密度。新配的试剂空白光密度在 0.01 左右。依下式计算：

$2\times\dfrac{R-B}{S-B}-0.23=\text{mg\%}$，公式中的 0.23 为血浆中蛋白质含量在正常范围的蛋白干扰系数，若血浆蛋白质含量过高或过低，则宜采用传统的无蛋白滤液测定法。苦味酸具有爆炸性。配制时应先在容器内加少许蒸馏水，以防意外。

6. 测定磺胺嘧啶代谢动力学参数

(1) 处理血样：从 0～7 号肝素化试管(采血管)中分别精确吸取 0.2 ml 血液，缓慢加入到 0～7 号备有 6%三氯醋酸溶液的离心管中；在第 8 号离心管中加入 0.05%磺胺嘧啶标准液 0.2ml，第 9 号离心管中加入蒸馏水 0.2 ml。充分摇匀后，以 1500 r/min 的转速离心 5 min；取 10ml 试管(显色反应管)10 支，依次编号为 0～9 号；用 5 ml 吸管从离心管中精确吸取 3.0 ml 上清液，分别移至相应编号为 0～9 号的 10ml 试管(显色反应管)中。

(2) 显色反应及测定光密度：在上述 0～9 号试管(显色反应管)中各精确加入溶液 0.5%亚硝酸钠 0.5ml，充分摇匀；再加入 0.5%麝香草酚(溶于 20%氢氧化钠溶液)1.0 ml，摇匀待用。在分光光度计上，用 525 nm 波长，1 cm 光径比色皿，以蒸馏水调零，测 0～9 号试管中溶液的光密度，得 d_0～d_9。按下列公式计算各测试管 SD 光密度与 SD 浓度，并将结果记录于表 4- 3。

标准管 SD 光密度：$D_8=d_8-d_9$

测定管 SD 光密度：$D_n=d_n-d_0$

SD 浓度计算：$C_n=D_n/D_8\times500$ (μg/ml)

表 4-3　SD 血浆药物浓度测定记录表

项目	用药后时间(min)						
	15	30	45	60	75	90	120
光密度							
血浓度(μg/ml)							
对数血浓度(μg/ml)							

7. 计算药代动力学参数

(1)求 $Y(\log C)$ 对 X(给药时间)的直线回归方程：

$\log C_t=\log C_o-\dfrac{K}{2.303}\times t$，因 $\log C_o$ 及 $-K/2.303$ 为常量，本公式可简化为：$Y=a+bX$。

(其中 $Y=\log C_t$，$a=\log C_o$，$b=-K/2.303$)，用直线回归法算出式中 a、b 值即可确定磺胺嘧啶在家兔体内消除规律的直线回归方程。a、b 系数公式

$$b=\frac{\sum(X-\bar{X})(Y-\bar{Y})}{\sum(X-\bar{X})^2}=\frac{L_{XY}}{L_{XX}}$$

$$a=\bar{Y}-b\bar{X}$$

(2)计算消除速率常数　　$K=-2.303b$

(3)计算半衰期($T_{1/2}$)　　$T_{1/2}=0.693/K$

(4)计算表观分布容积(V_d)　$V_d=D_o/C_o=D_o/\log^{-1}a$($D_o$ 为用药剂量 400mg/kg)

$\because a=\log C_o$　　　$\therefore C_o=\log^{-1}a$

(5)计算清除率(CL)　$CL=\dfrac{0.693}{T_{1/2}}\times V_d$

(6)计算总量时曲线下面积(AUC)

$\because Ke=CL/V_d$　　　$\therefore \mathrm{AUC}=Co/Ke=CoV_d/CL$

(7)绘制浓度-时间曲线及对数血浓度-时间曲线。

五、注 意 事 项

(1)静脉给药时，应一次将全部的药液注入血管内。

(2)以开始采血时间作为血样本时间，若未能按时采血，则以实际采血时间参加计算。

(3)如改用狗做本实验，其采血样方法改为从静脉抽取。

六、思 考 题

(1)药代动力学参数 AUC、V_d、$T_{1/2}$、CL 有何临床意义?

(2)药物在体内消除有几种类型?各自有何特点?

(黄 凌)

实验二十六 磺胺嘧啶在体内的分布

一、实 验 目 的

了解磺胺嘧啶在家兔体内的分布情况。

二、实 验 原 理

磺胺类药物随血流而分布全身各组织，然而，各组织对磺胺嘧啶分布情况可有不同。如取部分组织(如肝脏)，加酸研磨过滤，然后测定滤液中磺胺嘧啶浓度，通过单位重量组织中磺胺的含

量来反映其在该组织的分布情况。

三、材料和仪器

721 分光光度计、磅秤、玻璃漏斗、滤纸、手术器械、兔手术台、注射器（5 ml）及针头、移液器（0.01～1ml）、吸头、试管、离心管、试管架、玻璃记号笔、药棉、纱布、计算机。

6%三氯醋酸溶液，20%磺胺嘧啶溶液，0.05%磺胺嘧啶溶液，0.5%亚硝酸钠溶液，0.5%麝香草酚（溶于 20%氢氧化钠溶液内），100 μg/ml 肝素生理盐水溶液，75%乙醇溶液。

家兔，体重 1.5～2 kg，雌雄不限。

四、实验步骤

（1）取做完实验二十五（磺胺嘧啶药物半衰期测定）的家兔组织做此实验。放完血后，取肝脏、肾脏及脑组织各一块储存于–80℃，供各实验组备用。

（2）称取兔肝、肾及脑组织各 0.4 g，分别置于钵或匀浆器中，加 6%三氯醋酸溶液 4 ml 进行研磨。

（3）将肝、肾及脑匀浆分别倒入事先标记好的 0、1、2 号离心管中（如研钵中仍有较大半组织块，可再加 6%三氯醋酸溶液 2 ml 继续进行研磨，也合并入各自离心管中）。最后用适量 6% 三氯醋酸溶液冲洗研钵，倒入同一离心管，使总量达 8 ml。取 3 号管，在管中加入 0.05% 磺胺嘧啶标准液 0.2 ml；取 4 号管，在 4 号离心管中加入蒸馏水 0.2 ml。将 0～4 号离心管内匀浆充分摇匀，静置 5 min 后，用漏斗过滤。

（4）显色反应及测定光密度

1）取 10 ml 试管（显色反应管）5 支，依次编号为 0～4 号。

2）用 5 ml 吸管从滤液中精确吸取 3.0 ml 滤液，分别移至相应编号为 0～4 号的 10 ml 试管（显色反应管）中。

3）在上述 0～4 号试管（显色反应管）中各精确加入 0.5%亚硝酸钠氢氧化钠 0.5 ml，充分摇匀。

4）再加入 0.5%麝香草酚（溶于 20%氢氧化钠）1.0 ml，摇匀待用。

5）在分光光度计上，用 525 nm 波长，1 cm 光径比色皿，以蒸馏水调零，测 0～4 号试管中溶液的光密度，得 d_0–d_4。

6）按下列公式计算各测试管 SD 光密度与 SD 浓度，并将结果记录于表 4- 4。

标准管 SD 光密度：$D_3=d_3-d_4$

测定管 SD 光密度：$D_n=d_n-d_0$

SD 浓度计算：$C_n=D_n/D_3\times500$（μg/ml）

表 4-4　SD 组织药物浓度测定记录表

管号	光密度（D）（测定管与对照管的光密度差）	SD 浓度
肝匀浆		
肾匀浆		
脑匀浆		

五、注意事项

应准确、迅速称取兔肝、肾及脑组织各 0.4 g，以保证后续检测的准确度。

六、思　考　题

磺胺嘧啶在家兔肝、肾及脑组织的分布有何异同？为什么该药为流行性脑脊髓膜炎的首选药及常用于泌尿道等感染的治疗。

（黄　凌）

实验二十七　不同剂量、不同给药途径、不同肝和肾功能对药物作用的影响

实验 1　不同剂量的硫喷妥钠对小白鼠作用的影响

一、实　验　目　的

本实验目的是观察不同剂量的硫喷妥钠对小白鼠作用的差异。

二、实　验　原　理

巴比妥类药是镇静催眠药。随剂量由小到大，相继出现镇静、催眠、抗惊厥和麻醉作用，甚至出现呼吸麻痹致死。

三、仪器和材料

1 ml 注射器、天平、小白鼠观察罩。

0.2%、0.4%和 0.8%硫喷妥钠溶液，3%苦味酸溶液(picric acid)。

小白鼠 30 只，体重 18～22 g，雌雄不限。

四、实　验　步　骤

将小白鼠随机分成三组，经编号、称体重并观察其正常活动后，分别由腹腔注射硫喷妥钠。给药剂量为：大剂量组 80 mg/kg(0.8%硫喷妥钠，0.1 ml/10g)；中剂量组：40 mg/kg(0.4% 硫喷妥钠，0.1 ml/10g)；小剂量组：20 mg/kg(0.2% 硫喷妥钠，0.1 ml/10g)。

给药后观察并比较小白鼠活动情况，翻正反射消失(即作用开始时间)、恢复(即醒转时间)及维持时间。计算麻醉发生率，将结果填入表 4-5。

表 4-5　不同剂量硫喷妥钠对小白鼠翻正反射的影响

组别	n	剂量(mg/kg)	翻正反射消失	维持时间	发生率
小剂量	10	20			
中剂量	10	40			
小剂量	10	80			

实验 2 不同肝功能对硫喷妥钠作用的影响

一、实 验 目 的

本实验目的是观察肝功能损害对药物作用的影响。

二、实 验 原 理

肝脏是药物代谢的主要场所。肝细胞内微粒体的 P-450 酶系统促进药物生物转化，同时微粒体的葡萄糖醛酸转移酶使药物或其代谢产物与葡萄糖醛酸结合，形成极性高的代谢产物而利于排出体外。四氯化碳溶解肝脏微粒体脂质，破坏微粒体酶，从而使代谢药物的能力降低。

三、仪器和材料

1ml 注射器、天平、小白鼠观察罩、组织剪。

0.5% 硫喷妥钠溶液、10% 四氯化碳油剂(carbon tetrachloride)、3%苦味酸溶液。

小白鼠 30 只，体重 18～22 g，性别不限。

四、实 验 步 骤

将小白鼠随机分成两组，分别皮下注射 10% 四氯化碳溶液 0.2 ml/10g 或同量的生理盐水，24 h 后，每鼠由腹腔注射 0.5%硫喷妥钠溶液 50 mg/kg(0.1 ml/10g)，观察动物翻正反射情况：翻转动物四肢朝天，外力消失后动物能自身复原，则说明翻正反射存在，反之为反射消失。

记录并比较两组小白鼠翻正反射消失(即作用时间)和持续时间(即维持时间)有何差别。处死动物取出肝脏，比较两组动物肝脏的大小、颜色等。

计算潜伏期和持续时间，将结果填于表 4- 6。

表 4-6 小白鼠肝功能状态对硫喷妥钠麻醉作用的影响

肝功能	n	潜伏期	持续时间
正 常	10		
损 害	10		

注：潜伏期=$t_{翻正反射消失时间}-t_{给药时间}$；持续时间=$t_{翻正反射恢复时间}-t_{翻正反射消失时间}$

实验 3 不同肾脏功能对链霉素作用的影响

一、实 验 目 的

本实验目的是观察肾脏功能损害对药物作用的影响。

二、实验原理

链霉素在体内不被代谢，大部分以原形经肾排泄，肾功能损害时，链霉素排泄减慢，易在体内引起蓄积中毒。

三、材料和仪器

1ml 注射器、天平、小白鼠观察罩、组织剪。

1.2%链霉素溶液（streptomycin）或 2.4%卡那霉素溶液（kanamycin）、0.1%二氯化汞溶液（mercuric chloride）、3% 苦味酸溶液。

小白鼠 30 只，体重 18～22 g，性别不限。

四、实验步骤

将小白鼠随机分成两组，分别腹腔注射 0.1%二氯化汞溶液 0.06 ml/10g 或同量的生理盐水，24 h 后每鼠由尾静脉注射 1.2%链霉素溶液 0.1 ml/10g（如尾静脉注射困难，可改为皮下注射 2.4%卡那霉素溶液 0.25 ml/10 g），观察、比较两组小白鼠的活动及死亡情况。处死动物取出肾脏，比较两组动物肾脏的大小、颜色等。

实验 4 不同给药途径对硫酸镁作用的影响

一、实验目的

观察不同给药途径对硫酸镁药理作用的影响。

二、实验原理

给药途径不同，不仅影响到药物作用的快慢、强弱及维持时间的长短，有时还可改变药物作用的性质、产生不同的药理作用。硫酸镁口服基本不吸收而发挥容积性导泻作用，注射给药则产生吸收作用。

三、材料和仪器

10 ml、20 ml 及 50 ml 注射器、导胃管、张口器、小烧杯、棉花球。

5%硫酸镁溶液（magnesium sulfate）、1%氯化钙溶液（calcium chloride）、3%苦味酸溶液。

家兔 2 只，体重 1.5～2 kg，雌雄不拘。

四、实验步骤

取家兔 2 只，称重，标记为甲、乙号，先观察正常活动（即肌张力，呼吸频率）情况，然后给一只兔缓慢静脉注射 5%硫酸镁溶液 175 mg/kg（3.5 ml/kg），如见兔肌肉松弛不能站立、呼吸明显抑制时，立即静脉缓慢注射 1%氯化钙溶液 0.4 ml/kg，直到肌张力和呼吸恢复（不一定注射完全部剂量，根据具体情况而定)。另一只兔灌胃给 5%硫酸镁溶液 800 mg/kg (16 ml/kg)，观察动物有无上述不良反应，并解释为什么给药途径不同出现的作用也不同。将结果填入表 4-7。

表 4-7 硫酸镁溶液静脉注射及灌胃对家兔的不同作用

编号	体重	药物	剂量	给药前	给药途径	给药后	氯化钙溶液解救结果
				肌张力、呼吸		肌张力、呼吸	
甲							
乙							

五、注 意 事 项

(1) 给药前抽取好硫酸镁溶液和氯化钙溶液。

(2) 硫酸镁或氯化钙剂量可按动物个体情况，适当增加或减少。

(3) 兔耳静脉注射硫酸镁溶液时必须缓慢，否则中毒难以解救，中毒时应保留针头，立即用氯化钙按其针头注入及时解救。

六、思 考 题

(1) 影响药物作用的因素有哪些?

(2) 不同剂量的巴比妥类药物的作用特点是什么?

(3) 肝肾功能对药物作用的影响有何临床意义?

(黄 凌)

实验二十八 量效关系曲线和有关药效学参数测定

一、实 验 目 的

(1) 掌握药物量效关系的实验方法及 pD_2 和 pA_2 的概念及求法，加深对激动剂、拮抗剂、量效关系和竞争性拮抗的理解。

(2) 了解离体肠实验方法。

二、实 验 原 理

乙酰胆碱 (ACh) 为 M 受体激动剂，可引起豚鼠平滑肌收缩，按对数累加剂量给药可得到 S 型累加剂量反应曲线 (cumulative dose response cure，CDRC)，根据 CDRC 可求得其 pD_2 (pD_2 为激动剂—受体复合物解离常数的负对数值，其数值等于产生半最大效应时激动剂质量摩尔浓度的负对数)。pD_2 值大，说明激动剂作用强。

阿托品为 M 受体竞争性拮抗剂，可使 ACh 的 CDRC 平行右移，根据公式可求出 pA_2 (能使激动剂的浓度提高到二倍时产生原来的效应所需受体阻断剂的质量摩尔浓度负对数值)。pA_2 值大，说明拮抗剂作用强。

三、材料和仪器

生物机能实验系统、张力换能器、超级恒温水浴器、通气钩、氧气球胆、小镊子、剪刀、培养皿、小烧杯、1ml 注射器、弯圆针、丝线，双凹夹、坐标纸、台氏液恒温浴槽。

硫酸阿托品 10^{-6}、10^{-5}、10^{-4} mol/L，ACh10^{-8}、10^{-7}、10^{-6}、10^{-5}、10^{-4}、10^{-3}、10^{-2}、10^{-1} mol/L。

豚鼠。

四、实 验 步 骤

1. 仪器装置 准备好生物机能实验系统的张力换能器记录装置。安装好离体肠平滑肌收缩实验的灌流装置，调节超级恒温水浴器浴槽水温至 32℃。

2. 手术操作

(1)肠段制备：取豚鼠 1 只，巴比妥钠腹腔注射麻醉后断头致死。迅速打开腹腔找到回盲部，然后在距回盲部 2cm 处剪断回肠。取回肠一段长约 8～9cm，放入盛有台氏液的培养皿中，用台氏液将肠内容物冲洗干净，然后将回肠剪成数段备用(段长 1.0～1.5cm)。

(2)调节浴槽水温至 32℃，在恒温浴槽中加入台氏液 30ml，标好液面高度，取备用回肠一段，一端用带线弯圆针钩系于通气钩上，另一端与张力换能器相连，然后置于恒温浴槽中，通气钩另一端与球胆相连，调节自球胆放出的氧气速度为每秒 1～2 个气泡，待肠段稳定 10～15min。

(3)将张力换能器接上生物机能实验系统的输入接口，调节仪器参数，以记录肠段张力信号波形。

3. 观察与记录

(1)肠段稳定后，从 10^{-8} mol/L 浓度开始，按蓄积法给予 ACh，滴加至出现最大收缩效应。具体操作如下：首先加入 10^{-8} mol/L 的 ACh 药液 0.3ml 于 30ml 的浴槽中，并通过标记按钮做好标记，此时浴槽中 ACh 的实际浓度为 $1.0\times10^{-8}\times0.3/30=1.0\times10^{-10}$ mol/L，对于这个剂量肠段没有反应或稍后有一点反应，接着加 0.6ml 该浓度的药液，蓄积浓度为 $(1.0\times10^{-8}\times0.6)/30+1.0\times10^{-10}=3\times10^{-10}$ mol/L，依次类推，累积加药(见表 4-8)，直到肠段 ACh 的反应不再增加为止，如图 4-1，(由此可制作 ACh 量-效曲线)。

表 4-8 ACh 剂量蓄积操作表

步骤	加入药液浓度(mol/L)	加入 ml 数	蓄积浓度($\times10^{-10}$ mol/L)
1	1.0×10^{-8}	0.3	1.0
2	1.0×10^{-8}	0.6	3.0
3	1.0×10^{-7}	0.21	10
4	1.0×10^{-7}	0.6	30
5	1.0×10^{-6}	0.21	100
6	1.0×10^{-6}	0.6	300
7	1.0×10^{-5}	0.21	1000
8	1.0×10^{-5}	0.6	3000
继续加药，直到肠段对 ACh 的反应不再增加为止			

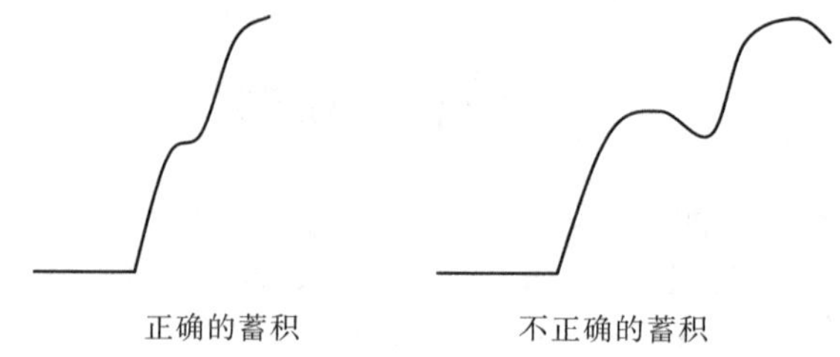

图 4-1 药物蓄积曲线

(2)以上实验完毕后，换入新鲜的台氏液反复冲洗 3 次，平衡稳定后加入 10^{-6} mol/L 阿托品 0.3 ml，再以同法分别制作存在拮抗剂 10^{-6} mol/L 阿托品情况下 ACh 的量-效曲线。具体操作是：加入 10^{-6} mol/L 阿托品 0.3 ml 预处理肠段 2 min 后，按上法从未加阿托品(A=0)前 ACh 最小有效浓度起依次加入 ACh，直至出现最大收缩效应，绘制出在 10^{-6} mol/L 浓度的阿托品($A=A_1$)作用下 ACh 的量-效关系曲线，此时可见到剂量-反应曲线平行右移，最大效应不变，如图 4-2。充分洗去药物后，再以同样的方法，制作出在 10^{-5} mol/L、10^{-4} mol/L 浓度阿托品($A=A_2$ 及 $A=A_3$)的作用下 ACh 的量-效关系曲线。

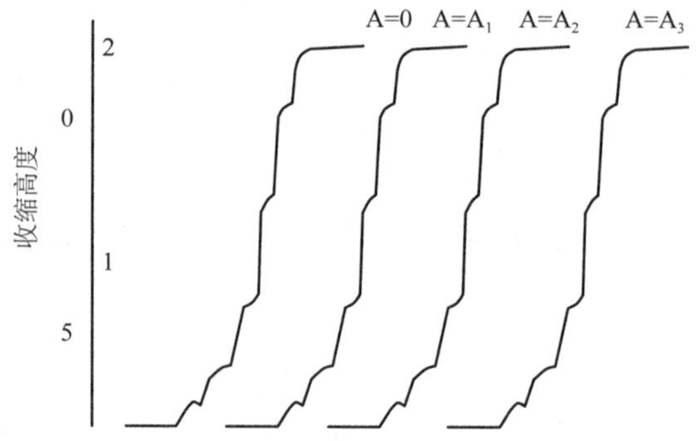

图 4-2 阿托品对 ACh 收缩豚鼠回肠平滑肌作用的原始记录

(3)计算 pD_2 及 pA_2：BL-410/BL-420 生物机能实验系统中已经设定了一定的数据处理程序，其中有 pA_2、pD_2 和 pD_2'计算程序，现简单介绍其使用方法：

单击主菜单中数据处理选项，弹出的子菜单中选择 pA_2、pD_2 和 pD_2'的计算，在呈现含 4 个表单的新窗口内依次填入相应的浓度(Di)、效应(Ei)、回归点数、拮抗剂浓度(Ai)，选择计算类型——pA_2 或 pD_2，单击计算结果按钮，可求得 pA_2 或 pD_2，单击量效曲线按钮，可见量效曲线。

五、注意事项

(1)制备肠段动作轻柔，不要用镊子夹肠段中部，也不要过度牵拉组织，以免使之损伤。

(2)为使记录基线稳定，实验前必须给回肠加以一定的拉力(约 0.5～1 g)。

六、思考题

(1)什么是激动剂？什么是拮抗剂？如何区别药物作用的效价强度与效能？

(2)何谓竞争性拮抗？有何实际意义？

(3)试述 pD_2 与 pA_2 的概念及意义？

（黄　凌）

实验二十九　药物半数致死量(LD_{50})的测定

一、实 验 目 的

通过测定药物半数致死量(LD_{50})，了解其测定过程，方法及计算，理解测定的原理及各参数的含义和意义。

二、实 验 原 理

半数致死量(LD_{50})是某一药物使 50%实验动物死亡所需要的剂量。LD_{50} 小说明毒性大，LD_{50} 大说明毒性小。其量效关系呈 S 型曲线，死亡率为 50%时斜率最大，灵敏度最高，所以 LD_{50} 是判断药物毒性最恰当、最常用的指标。

三、材料和仪器

小鼠笼、注射器(1ml)、天平、计算器。

戊巴比妥钠。

小白鼠，体重 18～22 g，雌雄各半。

四、实 验 步 骤

1. 探索剂量范围

(1)确定剂量上下限：按估计量(经验或文献资料)给药，每次用 3 只动物，逐步探索出使全部动物死亡的最小剂量，和一个动物也不死亡的最大剂量，如动物全部死亡则降低剂量，如动物全不死亡则加大剂量，直到找出 $P_m=100\%$的剂量(D_m)和 $P_n=0$ 的剂量(D_n)。

(2)确定组数(n)：分组以 4～9 组为宜，可根据适宜的组距确定，相邻两组剂量的比值不宜超出 0.6～0.9 范围。

(3)确定各组剂量公比 r：可按公式求出。

(4)确定各组剂量：各组剂量分别以 D_1、D_2、D_3、D_4……D_m代表，根据最小剂量(D_n)和剂量公比值(r)可计算出：

$$r=\left(\frac{D_m}{D_n}\right)^{\frac{1}{n-1}}$$

$D_1=D_n$=最小剂量

$D_2=D_1\times r$

$D_3=D_2\times r$

D_m(最大剂量)$=D_{m-1}\times r$

(5)配制等比稀释药液系列；使各组小鼠给药容量相等，一般为 0.2 ml/10 g。

2. 动物分组、给药　取体重 18～20 g 小鼠 40 只，雌雄兼用(实验前禁食不禁水 12 h 以上)，随机分为 4 组，每组 10 只，然后按表 4-9 浓度腹腔注射戊巴比妥钠(给药容积均为 0.2 ml/10 g 体重)，记录动物死亡率。

表 4-9 不同剂量戊巴比妥钠所致小白鼠死亡率

组别	剂量 D(mg/kg)	$\log D$	死亡率 P	P^2	机率单位(Y)
1	150.000	2.176			
2	127.500	2.106			
3	108.375	2.035			
4	92.119	1.964			

3. LD_{50}的计算

(1)点斜法：点斜法也称孙氏法。1963 年，孙瑞元对 Karber 法加以改进，并发展成为的一种计算简便、所得参数与正规概率单位法较接近的方法。

1)基本公式：

$$LD_{50}=\log^{-1}\{[X_m-i(\sum P-0.5)]+i\times(1-P_m-P_m)/4\}$$

LD_{50}的标准误

$$S_{X50}=i\sqrt{\frac{\sum P-\sum P^2}{n-1}}$$

LD_{50}的 95%可信限$=\log^{-1}(\log LD_{50}\pm 1.96\times S_{X50})$

以上各式中 X_m 为最高死亡率 P_m 组的剂量对数，i 为组距($\log D$ 间距)，P_m 为最高死亡率(用小数表示)，P_n 为最低死亡率(用小数表示)，n 为组内动物数。

2)其余有关公式为：

回归方程：$Y=a+bx$

回归系数(回归直线斜率)：$b=(Y_H-Y_L)/i(G-H)$

截距 $a=5-b\log LD_{50}$

死亡率为 K 的致死剂量

$$LD_K=\log^{-1}[(Y_K-\alpha)/b]$$

$$S_{XK}=S_{X50}\sqrt{1+\frac{4}{G}\left(\frac{Y_K-5}{b_i}\right)^2}$$

LD_K 的 95%可信限值$=\log^{-1}(\log LD_K\pm 1.96S_{XK})$

其中，G 为实验分组数，H 为 $G/2$ 的整数部分。Y_H 与 Y_K 为高、低机率单位组的均值，即按实验组数，将较高机率单位(Y)的几组算出平均值为 Y_H；低机率单位的几组算出平均值为 Y_L。如 G 为偶数(例 $G=6$)，各取 $G/2$ 求 Y_H 与 Y_L 均值(此时 $H=G/2=6/2=3$)；当 G 为奇数时，正中间一组不参加计算 Y_H 与 Y_L，此时的 $H=(G/2)-0.5$(如 $G=7$ 时，$H=(7/2)-0.5=3$)，机率单位 Y 可根据死亡率查表(机率单位表)而得。Y_K 系死亡率为 K%的机率单位。

计算示例：

给小白鼠[体重(20±2) g，雌雄各半]腹腔注射某药，测 24 h 的死亡率(表 4-10)，计算 LD_{50} 与 LD_{10} 及有关数据。

表 4-10 某药所致小鼠死亡率

剂量(mg/kg)	350	245	172	120	84	59
死亡数/动物数(r/n)	20/20	17/20	16/20	6/20	2/20	0/20

将各组剂量换算对数剂量，计算出各组死亡率及有关数据，填入表 4-11 内。机率单位 Y 值也

可由公式算出。

$$Y \cong 5+1.5\log[(0.029+P)/(1.029-P)]$$

表 4-11 LD_{50} 的点斜计算表

对数剂量(X)	死亡率(P)	P^2	机率单位(Y)	Y_H，Y_L	其他
2.544	1.00	1.000 0	7.24		Xm=2.544
2.389	0.85	0.722 5	6.04	Y_H =1/3 (7.24+6.04+5.84) =6.390	i=0.155
2.234	0.80	0.640 0	5.84		n=20
2.074	0.30	0.090 0	4.48		G=6
1.924	0.10	0.010 0	3.72	Y_L =1/3 (4.48+3.72+2.76) =3.653	H=3
1.770	0.00	0.000 0	2.76		
	$\sum P = 3.05$	$\sum P^2 = 2.462$		Y_H-Y_L =2.737	

根据公式：

$$\begin{aligned} LD_{50} &= \log^{-1}\{[Xm - i(\sum P - 0.5)] + i \times (1 - P_m - P_m)/4\} \\ &= \log^{-1}\{[2.544 - 0.155(3.05 - 0.5)] + 0.155 \times (1 - 1 - 0)/4\} \\ &= 140.9\ \text{mg/kg} \end{aligned}$$

$b=(Y_H-Y_L)/i(G-H)=2.737/0.155(6-3)=5.866$

$a=5-b\ \log LD_{50}=-7.648$

$$\begin{aligned} LD_{10} &= \log^{-1}[(Y_{10} - a)/b] = \log^{-1}\{[3.716 - (-7.684)]/5.886\} \\ &= 85.25\ \text{mg/kg} \end{aligned}$$

(2) Bliss 法：Bliss 法也称为正规概率单位法，此法在计算中严格按照常态分布及常态累积曲线的数学理论，它先把反应率转化为机率单位并进行数学纠正，再加权重处理，然后直线回归求出校正线方法。该法立论严谨，结果可靠，是公认求 LD_{50} 的最佳方法。但其计算繁复，手工计算易出错，多在计算机进行运算。

BL-410/BL-420 生物机能实验系统中预先设定了一定的数据处理程序，其中有 LD_{50} 与 ED_{50} 计算程序，现简单介绍其使用方法：

单击主菜单中数据处理选项，弹出的子菜单中选择—计算药效参数 LD_{50} 与 ED_{50}，在呈现的新窗口内依次填入相应的每组剂量(mg/kg)、动物总数、死亡动物数、有效实验组数，单击计算结果按钮，可求得 LD_{50} 及其 95%可信限。

五、注 意 事 项

本实验为定量观察，所加药量应准确；动物死后应立即取出，以免其他动物吃咬尸体而影响剂量的准确性。

六、思 考 题

(1) 试述 LD_{50} 测定的意义。

(2) LD_{50} 与治疗指数有何关系?意义如何?

(3) LD_{50} 95%可信限的意义是什么?

（黄 凌）

实验三十 家兔有机磷中毒与解救以及有机磷及解毒剂

实验 1 家兔有机磷中毒与解救

一、实验目的

本实验观察有机磷酸酯类药物中毒的症状及血液胆碱酯酶的抑制情况，根据阿托品和解磷定对有机磷酸酯类药物中毒的解救效果，分析和比较两药作用的特点和机理。

二、实验原理

有机磷酸酯类为持久性抗胆碱酯酶药。胆碱酯酶(AChE)与之结合后丧失活性，乙酰胆碱在体内堆积引起机体中毒。胆碱酯酶复活药能与有机磷酸酯类结合或将磷酰化胆碱酯酶中的酶置换出来；阿托品阻断 ACh 与 M 受体结合，对有机磷酸酯类药中毒有解救作用。

三、材料和仪器

722 分光光度计、恒温水浴锅、试管架、有盖试管、吸管、木夹、测瞳孔尺、大头针、鹅头手术灯、干棉球、滤纸。

pH7.2 磷酸缓冲液、0.001 mol/L 醋酸缓冲液、0.007 mol/L ACh 底物应用液、0.07 mol/L ACh 底物应用液、碱性羟胺溶液、4 mol/L HCl 溶液、10%三氯化铁溶液、肝素钠、5%美曲磷脂(敌百虫)溶液、0.05%硫酸阿托品溶液、0.5%碘解磷定溶液。

家兔，体重 2.0～2.5kg。

四、实验步骤

(1)取 1.5～2.0kg 家兔两只，称体重，观察下列指标，活动情况。呼吸(频率，幅度，节律是否均匀)瞳孔大小，唾液分泌，大小便，肌张力，及有无肌震颤等，分别记录于表 4-13。

(2)将两兔分别固定于兔箱内，以白炽灯泡烤热耳壳，使血管充血扩张，用大头针挑破或刀片割破耳缘静脉，让血液自然流出，滴入预先置有肝素钠的试管内，立即轻轻摇匀，供测定 AChE 活力之用。取血后用干棉球按压止血。

(3)两兔分别经另一侧耳缘静脉注入 5%美曲磷脂溶液 2 ml/kg，注毕，立即记录时间并密切观察上述各项指标的变化，加以记录。如 20 min 后尚未出现中毒症状，可追加 1/3 剂量，中毒症状明显后，再按上法取血，供 AChE 活力测定。

(4)立即给甲兔静脉注射 0.05%硫酸阿托品溶液 4 ml/kg，给乙兔静脉缓慢注射 0.5%解磷定溶液 5 ml/kg，然后每隔 5 min 再检查上述指标一次，观察比较两兔中毒症状，消除的情况及两药解毒作用的特点，中毒症状明显减轻后，再次由两兔耳缘静脉取血，测定血液 AChE 活力。

(5)实验结束时，给甲乙两兔分别补充注射解磷定和阿托品以防兔子死亡。

(6)全血胆碱酯酶(AChE)活力测定：

方法一：用胆碱酯酶试剂盒测定。测定方法按试剂盒说明书进行。

方法二：血液胆碱酯酶催化 ACh 的水解，在一定的条件下，水解的 ACh 的量与酶的活性成正比。故加入一定量的 ACh，经血液胆碱酯酶作用后，测定剩余 ACh 量，便可得知已水解的 ACh 的量，从而测出胆碱酯酶活力。ACh 的测定是利用 ACh 与羟胺反应生成异羟肟酸，后者在酸性条件下又与 Fe^{3+}作用，生成棕红色的异羟肟酸络合物。

$$CH_3COOCH_2CH_2NOH(CH_3)_3 \xrightarrow{H_2NOH} CH_3CONHOH \xrightarrow{Fe^{3+}} (CH_2CONHO)_3Fe$$

(棕红色)

1)胆碱酯酶活力测定操作步骤：按表 4-12 操作(每加一种试剂后均须充分摇匀，保温时间须严格控制)。

表 4-12　胆碱酯酶活力测定操作步骤

步骤	加入试剂	标准管	测定管	空白管
1	pH7.2 磷酸盐缓冲液	1.0	1.0	1.0
2	全血(混匀后)	0.1	0.1	0.1
3		37℃水浴预热 3min	37℃水浴预热 3min	37℃水浴预热 3min
4	ACh 底物应用液	—	1.0	—
5		37℃水浴保温 20min	37℃水浴保温 20min	37℃水浴保温 20min
6	碱性羟胺溶液	4.0	4.0	4.0
7	ACh 底物应用液	1.0	—	—
8		室温静置 2min	室温静置 2min	室温静置 2min
9	4 mol/L HCl 溶液	2.0	2.0	2.0
10	10%三氯化铁溶液	2.0	2.0	2.0
11	ACh 底物应用液	—	—	1.0
12	充分摇匀后置离心机内以 1500 r/min 离心，取上清液于 15min 内用分光光度计，选 525nm 波长，以蒸馏水校正吸收度到零点，读取各管光密度			

2)胆碱酯酶活力测定：

$$\frac{\text{标准管吸收度}-(\text{测定管吸收度}-\text{空白管吸收度})}{\text{标准管吸收度}-\text{空白管吸收度}}\times 70=\text{胆碱酯酶活力(U/ml)}$$

注：通常以 1 ml 血液在规定条件下分解 1 μmol ACh 定为 1 个胆碱酯酶活力单位，公式中的“70”是每管中加有 7 μmol ACh，0.1ml 血液，列式计算即：7×1.0/0.1=70。

(7)结果记录　将实验结果记录于表 4-13。

表 4-13　有机磷酸酯类药物中毒与解救

兔号	体重(kg)	观察阶段	活动情况	呼吸情况(次/min)	心率(次/min)	瞳孔(mm)		唾液分泌	大小便次数及性状	肌张力及震颤	血液 AChE 活力
						左	右				
甲		给药前									
		给美曲磷脂后									
		给阿托品									
乙		给药前									
		给美曲磷脂后									
		给解磷定									

附：试剂配制

（1）pH7.2 磷酸盐缓冲液

1）1/15 mol/L 磷酸氢二钠溶液：称取 $Na_2HPO_4 \cdot 12H_2O$ 5.938 g 加蒸馏水至 500 ml。

2）1/15 mol/L 磷酸氢二钾溶液：称取 KH_2PO_4 4.539 g 加蒸馏水至 500 ml。

3）取 1/15 mol/L 磷酸氢二钠溶液 7.00 ml，1/15 mol/L 磷酸氢二钾溶液 3.00 ml，两者混匀即得 pH 7.2 磷酸盐缓冲液。

（2）0.001 mol/L 醋酸盐缓冲液（pH 4.5）：先由每升含冰醋酸 5.78 ml 之溶液 28 ml 和每升含乙酸钠（不含结晶水）8.20 g 之水溶液 2.2 ml 混合，成为 pH4.5 之醋酸盐缓冲液，再用蒸馏水稀释 100 倍。

（3）0.07 mol/L 乙酰胆碱底物贮存液：快速称取氯乙酰胆碱 0.127 g（或溴化乙酰胆碱 0.158 g），溶于 0.001 mol/L 醋酸盐缓冲液 10 ml。在冰箱中可保存 4 周。

（4）0.007 mol/L 乙酰胆碱底物应用液：临用前取 0.07 mol/L 乙酰胆碱底物贮存液，用 pH 7.2 磷酸盐缓冲液稀释 10 倍。

（5）碱性羟胺溶液：临用前取等量 14%氢氧化钠溶液和 14%盐酸羟胺溶液，混合即成。

（6）4 mol/L 盐酸溶液：取相对密度为 1.19 的盐酸 1 容积，加蒸馏水 2 容积，混合即成。

（7）10%三氯化铁溶液：称取 $FeCl_3 \cdot 6H_2O$ 10 g 用 0.1 mol/L 盐酸溶解，使成 100 ml。

五、注意事项

要缓慢注射解磷定，否则容易导致动物呼吸抑制而死亡。

六、思考题

（1）有机磷酸酯类药物中毒治疗抢救原则有哪些？

（2）根据本次实验结果分析有机磷酸酯类药物中毒机理和解磷定、阿托品的解毒机制。

实验 2　有机磷及解毒剂对蟾蜍离体坐骨神经腓肠肌标本的作用

一、实验目的

（1）掌握蟾蜍离体坐骨神经腓肠肌标本的制备方法。

（2）熟悉电子刺激器的使用方法。

二、实验原理

两栖动物蛙类的一些基本生命活动与生理功能与恒温动物家兔等相似。在该部分实验中，我们主要以蟾蜍的坐骨神经-腓肠肌为对象，观察有机磷及不同解救药对离体标本的一些作用规律。当我们向神经施加有效电刺激时，就会引起肌肉收缩，带动描笔，产生一定的收缩高度。向标本滴加有机磷脂药液后，由于其强脂溶性，将很快作用于腓肠肌的 N_2 受体，引起肌肉的持续去极化；此时如再给神经同样强度的刺激，标本的收缩幅度会出现一过性的升高，之后将很快下降。这就是有机磷中毒的表现。不同解救药的机理是不同的，阿托品不作用于 N_2 受体，对标本的收缩幅度无影响；碘解磷定虽然作用于 N_2 受体，但由于其脂溶性不强，作用也不甚明显。

三、材料及药物

注射器(5 ml、10 ml、20 ml)、刀片、采血杯、动脉夹、棉球、恒温水浴、试管架、试管、吸管(0.2 ml，1 ml，2 ml，5 ml)、加样器、滤纸、漏斗、蛙类手术器械、电刺激器、标本盒。

0.1%硫酸阿托品(atropine sulfate)、1%敌百虫(dipterex)、2.5%解磷定(pyraloxime methoiodide，PAM)、任氏液。

蟾蜍 1 只。

四、实验步骤

1. 制备标本

(1)破坏脑和脊髓：取蟾蜍一只，用自来水冲洗干净。左手握住蟾蜍，并以食指压住其头部，使之前俯，右手持探针从枕骨大孔处皮肤垂直刺入。刺入后先将探针向前刺入颅腔左右搅动以捣毁脑组织，然后将探针抽回原处，再向后刺入椎管以捣毁脊髓。脑和脊髓完全破坏的标志是动物的四肢松软，呼吸消失。

(2)剪除躯干上部及内脏：完成上一部后，在蟾蜍骶髂关节水平之上 0.5～1.0 cm 处用粗剪刀横断脊柱。然后用左手握住蟾蜍的后肢并以拇指压住骶骨，使其头与后肢自然下垂；右手持粗剪刀，沿脊柱两侧剪除蟾蜍的一切内脏以及头、胸部，但要注意不要伤及坐骨神经干。

(3)剥皮：先剪去肛门周围皮肤。然后用左手垫纸握住脊柱断端，右手捏住其上的皮肤边缘，向下剥掉全部皮肤，再将剥皮后的标本放在盛有任氏液的培养皿中。在剥皮时用力要均匀，手部不可接触标本。

(4)将手及用过的手术器械洗净。

(5)分离两腿：将所得标本背位放置于蛙板上，于其两侧坐骨神经干下分别穿线并在尽量靠近脊柱处结扎，以免遗漏腰骶丛的任何分支。于结扎线的脊柱侧剪下神经，并以结扎线为支持线轻轻提起神经，沿着其走行方向剪去各个分支。将游离后的神经干搭在大腿肌肉上。持两腿，从背侧剪断两侧的梨状肌，沿脊柱两侧向上剪开并剔除脊柱。将两侧大腿连同下肢带骨相对扭动、脱关节，于耻骨联合中央剪开并剔除脊柱。将两侧大腿连同下肢骨相对扭动、脱关节，于耻骨联合中央剪开两侧大腿。将一腿放回培养皿中。

(6)游离坐骨神经：用玻璃钩沿神经走行方向进行分离。用支持线轻轻提起神经，顺其走行方向剪去分支，分离坐骨神经至腘窝处。将坐骨神经搭于腓肠肌上，在膝关节周围剪掉全部大腿肌肉，并用普通剪刀将股骨刮干净，然后在股骨中部剪断，保留下段股骨约 1 cm。用探针在跟腱处扎一小孔备用，然后剪断跟腱，游离腓肠肌至膝关节，沿膝关节囊将小腿其余部分剪掉。用经任氏液润湿的锌铜弓轻轻接触一下坐骨神经，如果腓肠肌发生迅速而明显的收缩，表明标本兴奋性良好，即可将标本置于盛有任氏液的培养皿中备用。

2. 固定标本　将坐骨神经标本固定于肌动器内。将负荷螺丝旋离描记杠杆，调节初长螺丝，使杠杆处于水平位置，调整好描笔，使笔尖与记纹鼓面相切。

3. 寻找适宜刺激条件　波宽约 0.5 ms，用中等刺激强度的单个脉冲刺激坐骨神经，每发出一次刺激，可见肌肉收缩一次。选择使肌肉收缩幅度最大而强度最小的刺激为最适刺激强度，实验过程中将保持这一强度不变。

4. 观察有机磷以及不同解救药对坐骨神经腓肠肌标本的作用

(1)打开电刺激器，选用连续刺激方式。用电动记纹鼓(较慢转速)进行记录，描记正常单收缩曲线。

(2)向标本上滴加 1%有机磷药液数滴，观察腓肠肌收缩曲线的变化情况。

(3)向中毒后的标本上滴加阿托品或解磷啶药液，观察不同解救药的解救效果。并对所观察的现象进行分析、讨论。

五、注 意 事 项

(1)实验过程中，保持初长螺丝及刺激参数不变。

(2)实验过程中，不要改变刺激强度。

(3)实验过程中保证肌肉有适当的休息时间，并不断滴加任氏液保护标本。

六、思 考 题

在使用阿托品或解磷啶药液解救中毒的肌肉标本时，现象有无差别？如何进一步验证后者具有缓解有机磷对肌肉的作用？

（黄 凌）

实验 3 血压和心率的神经、体液调节

一、实 验 目 的

本实验的目的是以动脉血压和心率为指标，观察整体情况下一些神经、体液因素对心血管活动的调节。观察与分析各外源性传出神经系统药物对受体选择性的差异与所产生效应的关系；分析各受体的激动剂与拮抗剂的相互作用，从而了解各药作用原理。

二、实 验 原 理

血压和心率主要受神经、体液的调节。神经调节是指中枢神经系统通过各种心血管反射，如压力感受性反射或化学感受性反射，某些因素对神经的刺激等，对血压和心率进行调节。体液调节是指血液和组织液中所含有的一些化学物质如肾上腺素等通过对相应受体的作用，对心肌和血管平滑肌活动进行调节，从而引起血压和心率的变化。肾上腺素与乙酰胆碱的拟似药与阻断药也可对心血管活动进行调节，引起心血管功能(包括血压、心率)发生相应改变。

三、材料和仪器

生物机能实验系统、血压换能器、刺激电极、手术台，手术器械一套、动脉插管、活动双凹夹、铁支柱、三通管、静脉输液装置、注射器(1 ml 3 支、5 ml、20 ml 各 1 支)。有色丝线、纱布、脱脂棉花。

3%戊巴比妥钠溶液、0.5%肝素生理盐水、0.5%盐酸麻黄碱溶液、10^{-4} mol/L 肾上腺素溶液、10^{-5} mol/L 肾上腺素溶液、10^{-4} mol/L 去甲肾上腺素溶液、10^{-5} mol/L 异丙肾上腺素溶液、1%酚妥拉明溶液、10^{-3} mol/L 普萘洛尔溶液、10^{-5} mol/L 乙酰胆碱(ACh)、10^{-3} mol/L ACh、10^{-3} mol/L 毛果芸香碱溶液、1%阿托品溶液、生理盐水。

狗，体重 8～12 kg，或兔，体重 2～2.5 kg。

四、实验步骤

1. 仪器装置 按操作规程准备好生物机能实验系统的血压记录装置及电刺激装置。

2. 手术操作

(1)动物麻醉与固定：动物称重后，以3%戊巴比妥钠1 ml/kg(30 mg/kg)静脉注射麻醉。将麻醉好的动物仰卧位固定于动物手术台上。

(2)备皮：剪去颈部及左右双侧腹股沟(手术部位)的被毛。

(3)分离一侧迷走神经：在颈部正中切开约6～8 cm的皮肤，分离出一侧迷走神经以备电刺激用。

(4)分离颈部血管：分离出两侧颈总动脉，分别穿线备用。

(5)分离股部血管并插管：于右侧腹股沟动脉搏动明显处沿动脉走向切开皮肤约5 cm，分离出右侧股动脉，用同样方法在左侧腹股沟处分离出左股静脉。行右股动脉插管，与压力换能器连接，记录血压。行左股静脉插管，与充满生理盐水的输液装置相连接，维持每分钟10～15滴，保持管道通畅，以备静脉注射药物用。

3. 观察与记录

(1)正常血压曲线：动脉血压随心室的收缩和舒张而变化。心室收缩时血压上升，心室舒张时血压下降，这种血压随心动周期波动称为“一级波”(心搏波)，其频率与心率一致。此外可见动脉血压亦随呼吸而变化，吸气时血压先是下降，继则上升，呼气时血压先是上升，继则下降。这种波动叫“二级波”(呼吸波)，其频率与呼吸频率一致。有时还可见到一种低频率(几次到几十次呼吸波为一周期)的缓慢波动，称为“三级波”，可能与心血管中枢的紧张性周期有关。

(2)神经反射对血压及心率的调节

1)牵拉颈总动脉 手持预先穿好的丝线，向心脏方向轻轻拉紧右侧颈总动脉，持续10～15 s，观察血压变化。

2)夹闭颈总动脉 用动脉夹夹闭左侧颈总动脉5～10 s，观察血压变化。再夹闭两侧颈总动脉5～10 s，观察血压变化。

3)电刺激迷走神经外周端，观察血压及心率的变化。

(3)外源性体液因子(药物)对血压及心率的调节：待血压平稳后，描记一段正常血压曲线，即按下列顺序由静脉插管注入药物，每次给药后输入生理盐水(NS)2.0ml。实验前可先输入NS 3.0ml，连接三次，观察每次输入 NS 是否引起血压、心率的变化。前一种药物作用消失后，再给下一种药物。

1)组：拟肾上腺素药实验。

a. 生理盐水3 ml。

b. 10^{-4} mol/L 肾上腺素溶液(adrenaline)0.1 ml/kg(10 μg/kg)。

c. 10^{-4} mol/L 去甲肾上腺素溶液(norepinephrine)0.1 ml/kg(10 μg/kg)。

d. 10^{-5} mol/L 异丙肾上腺素溶液(isoprenaline)0.1 ml/kg(1 μg/kg)。

e. 0.5%盐酸麻黄碱(ephedrine)溶液0.1 ml/kg(0.5 mg/kg)。

2)组：α受体阻断药实验。

a. 10^{-5} mol/L 肾上腺素溶液0.1 ml/kg(1 μg/kg)。

b. 1%酚妥拉明溶液(phentolamine)0.3 ml/kg(3 mg/kg)；3 min后再给下药。

c. 重复本组a。

d. 重复A组c、d项。

3)组：β受体阻断药实验。

a. 10^{-3} 普萘洛尔溶液(propranolol)0.3 ml/kg(0.3 mg/kg)(注意缓注，以防血压过度降低)。

b. 重复 A 组 d。

c. 重复 A 组 b、c 两项。

4) 组：拟胆碱及抗胆碱药实验。

a. 将 10^{-5}mol/L ACh 用 4 支试管依 10 倍稀释为 10^{-6} mol/L、10^{-7} mol/L、10^{-8} mol/L、10^{-9} mol/L。然后从低浓度至高浓度依次注射 0.1 ml/kg，测定 ACh 引起血压下降的最小有效量。

b. 10^{-3} mol/L 毛果芸香碱溶液 (pilocarpine) 0.1 ml/kg (0.1 mg/kg)。

c. 1%阿托品溶液 (atropine) 0.1 ml/kg (1 mg/kg)。

d. 最小有效量的 ACh。

e. 重复本组 b。

f. 10^{-3} mol/L ACh，5 ml (不计体重)。

五、注意事项

(1) 每项实验后，应等血压基本恢复并稳定后再进行下一项。

(2) 每次注射药物后应立即用注射器注射 2ml 左右生理盐水，以防止药液残留在针头、插管内及局部静脉中，影响下一种药物的效应。

六、思考题

(1) 动脉血压是如何保持相对稳定的？

(2) 夹闭一侧及两侧颈总动脉，血压的变化及其发生机制有何不同？

(3) 拟肾上腺素药和抗肾上腺素药的代表药物有哪些，各 (主要) 作用于哪些受体，对血压影响的作用如何？

(4) 拟胆碱药的代表药物有哪些？其主要临床适应证是什么？

(5) 作用于α和β受体的药物中，哪些药物 (列出具体药名) 之间存在着拮抗作用 (属于受体的竞争性、非竞争性拮抗或药物效应的生理性拮抗)，这些拮抗作用有何临床意义？

(黄　凌)

实验三十一　酚磺乙胺和肝素对小鼠血凝时间的影响

一、实验目的

本实验的目的是学习测定血凝时间的方法，观察药物缩短或延长血凝时间的作用。

二、实验原理

肝素在体内、体外均有强大的抗凝作用。可延长凝血时间，其作用机制主要是通过与抗凝血酶Ⅲ (AT-Ⅲ) 结合，引起 AT-Ⅲ构象改变，活性增加，灭活凝血因子Ⅱa、Ⅸa、Ⅹa、Ⅺa、Ⅻa 而发挥抗凝血作用。酚磺乙胺能使血管收缩，降低毛细血管通透性，也能增强血小板聚集性和黏附性，促进血小板释放凝血活性物质，缩短凝血时间，达到止血效果。

三、材料与仪器

1 ml 注射器、天平、弯头镊子、毛细玻管、清洁玻片、针头。

5%酚磺乙胺溶液（etamsylate）、80 U/ml 的肝素溶液、生理盐水。

小白鼠 3 只，体重 20～22 g。

四、实 验 步 骤

1. 毛细玻管法　取健康小白鼠 3 只，做好标记。甲鼠腹腔注射酚磺乙胺 0.5 g/kg（即 5%酚磺乙胺溶液 0.1 ml/10 g）；乙鼠腹腔注射肝素 800 U/kg（即 80 U/ml 肝素溶液 0.1 ml/l0g）；丙鼠腹腔注射生理盐水 0.1 ml/10 g。每鼠给药间隔 5 min。30 min 后，用毛细玻管插入内眦，稍加旋转，吸取达 5 cm 的血柱，然后每隔 30 s 折断毛细玻管一短截，检验有否出现血凝丝，记录从毛细玻管采血至出现血凝丝的时间即为血凝时间。

汇集全班各组实验结果，分别计算三组小白鼠的平均血凝时间，并作均数之间差异的显著性检验，从而得出关于酚磺乙胺和肝素对凝血时间影响的结论。

2. 玻片法　拔除毛细玻管后，分别滴两滴血于清洁玻片的两端，血滴的直径约 5 mm 左右。每隔 30s 用牙签挑动血液一次，直到尖端能挑起纤维蛋白丝为止，记录血凝时间。另一滴血供最后复验。同上法统计实验结果，结果记于表 4- 14 中。

表 4-14　酚磺乙胺和肝素对小鼠血凝时间的影响

组别	小鼠数	药物	血凝时间（$\overline{x}\pm s$）		对血凝时间的影响
			毛细玻管法	玻片法	
酸磺乙胺					
肝素					
生理盐水					

五、注 意 事 项

(1) 血凝时间测定可受当时温度影响，温度过低时血凝时间延长，进行本实验室温最好在 15℃左右。

(2) 测试血凝时间用毛细玻管的内径最好为 1 mm，且要求均匀一致，清洁干燥。

(3) 如血凝时间超过 10 min，即以 10 min 计。

六、思　考　题

酚磺乙胺和肝素对血凝时间有何影响？其作用机制如何？临床上有哪些应用？

（黄　凌）

实验三十二　毛花苷 C 中毒及利多卡因抢救

一、实 验 目 的

本实验的目的是观察强心苷类药物中毒时的心电图变化及利多卡因的抗心律失常作用。了解用心电图描记法检查药物对心脏影响的方法。

二、实 验 原 理

毛花苷C等强心苷类药物能抑制房室传导，提高浦肯野纤维自律性，缩短心肌的有效不应期(effective refractory period，ERP)，导致异位自律性提高等，其中毒可引起各种心律失常。利多卡因能降低浦肯野纤维自律性，相对延长ERP，消除折返激动，能治疗毛花苷C等强心苷类药物引起的快速型室性心律失常。

三、材料和仪器

心电图机、针形记录电极、手术台、手术器械、股静脉插管、铁支架、滴定管、注射器。棉线等。

0.025%毛花苷C溶液，0.25%利多卡因溶液，3%戊巴比妥钠溶液。

猫，体重1.5～2.5 kg，雌雄不拘。

四、实 验 步 骤

1. 仪器装置 打开及调试心电图机。

2. 手术操作

(1)动物麻醉与固定：动物称体重后，腹腔注射3%戊巴比妥钠溶液1.3 ml/kg(39 mg/kg)麻醉。将麻醉好的动物仰卧固定于手术台上。

(2)分离股静脉并插管：切开一侧腹股沟处皮肤约3～5 cm，分离出股静脉，安插与滴定管相连的静脉插管，用线结扎固定，以备注药。

3. 观察与记录

(1)记录正常心电图：在动物四肢安插针形电极，选用标准肢体Ⅱ导联，振1 mv=10 mm，纸速25 mm/min，作描记心电图准备，先描记一段正常心电图。

(2)给药并观察与记录心电图：按7～10滴/分钟左右的速度连续向股静脉内输入含量为0.025%毛花苷C溶液，每隔2 min记录心电图1次，出现明显心律失常时(约半小时)，每隔1 min记录1次，观察并分析所出现的各种心律失常。出现室颤时，经三通管缓慢给0.25%利多卡因溶液0.3 ml/kg，观察并分析利多卡因能否对抗此时的心律失常。

五、注 意 事 项

(1)本实验最好用猫，因猫对强心苷类药物比较敏感，且心率较慢，心电图波形易辩认。

(2)给药速度要恒定，确保能观察到典型的心律失常。

六、思 考 题

(1)强心苷引起的快速型心律失常，为何能用利多卡因解救？

(2)临床使用强心苷类药治疗时，要注意什么？

(黄 凌)

实验三十三　普萘洛尔对抗氯化钡引起的心律失常实验

一、实 验 目 的

本实验目的是观察普萘洛尔抗心律失常的作用。

二、实 验 原 理

高浓度 Ba^{2+}可能具类似 Ca^{2+}所致的心律失常作用。普萘洛尔(propranolol，心得安)通过阻断心肌β_1受体，抑制 Ca^{2+}或 Ba^{2+}内流，从而可抑制心律失常。

三、材料和仪器

心电图机，针形记录电极。1ml 注射器，大鼠固定板。

10%水合氯醛溶液、4%氯化钡溶液、0.025% 普萘洛尔溶液。

大白鼠 6 只，体重 150～200g，雌雄不拘。

四、实 验 步 骤

1. 仪器装置　心电图机的使用方法参见实验仪器详细介绍。

2. 动物麻醉与固定　取大白鼠 1 只，称重，腹腔注射 10%水合氯醛溶液 0.3ml/100g (300mg/kg) 麻醉后，仰卧固定在大白鼠板上。

3. 观察与记录

(1) 记录正常心电图：在动物四肢安插针形电极，选用标准肢Ⅱ导联，振幅 1mv=10mm，纸速 25 mm/min，记录正常心电图。

(2) 给予氯化钡并观察与记录：动物由舌下静脉缓慢注射 0.4%氯化钡溶液 0.1 ml/100g (4 mg/kg)，通常会出现心律失常(多为室性双向性心动过速或室性早搏，约连续 30 min 左右恢复窦性心律)，注射后即刻及以后每隔 2 min 记录心电图，直到心律恢复正常，记录心律失常维持时间。

(3) 观察普萘洛尔抗心律失常作用：待心律恢复正常后，再过 10 min 舌下静脉注射 0.025%普萘洛尔溶液 0.1 ml/100 g (0.25 mg/kg)，5 min 后再舌下静脉注射同样剂量的氯化钡，并用同样方法记录心电图及心律失常维持时间。将结果记录于表 4-15。

4. 结果　统计各组结果，比较前后两次氯化钡引起心律失常维持的时间并做 t 检验。

表 4-15　静脉注射普萘洛尔溶液前后氯化钡引起大白鼠心律失常持续的时间

	不同大白鼠心律失常持续的时间(min)						
	1 组	2 组	3 组	4 组	5 组	6 组	平均
注射氯化钡前							
第一次注射氯化钡							
第二次注射氯化钡							

五、注意事项

(1)氯化钡需要新鲜配制。第一次注射氯化钡后 30min，如果心律失常尚未恢复可以接着注射普萘洛尔，心律能很快恢复。

(2)腹腔注射水合氯醛麻醉时，速度不宜过快，否则易致动物呼吸抑制死亡。

(3)舌下静脉给氯化钡或普萘洛尔时，必须缓慢注射。

六、思考题

(1)氯化钡引起心律失常的原因是什么?

(2)普萘洛尔抗心律失常的机制是什么？临床上主要用于何种心律失常治疗?

（黄　凌）

实验三十四　利尿药实验

一、实验目的

本实验目的是通过观察利尿药和脱水药的利尿作用及其对水和电解质的影响，以了解利尿药、脱水药的利尿异同点。

二、实验原理

利尿药能作用于肾脏，通过抑制各段肾小管对 Na^+或 Cl^-的重吸收而发挥利尿作用。

三、材料和仪器

722 分光光度计、比色杯、记滴器、兔手术台、手术器械一套、开口器、试管架、试管。

3%戊巴比妥钠溶液、0.5%肝素生理盐水溶液、钠、钾和氯混合标准液、0.5%焦锑酸钾溶液(potassium pyroantimonate)、1%四苯硼钠溶液(sodium tetraphenylboron)、单一显色剂、无水乙醇、30%乙醇溶液、生理盐水、1%呋塞米溶液、50%葡萄糖溶液。

家兔，体重 2.0～3.0 kg(雄性为好，雌性应无孕)。

四、实验步骤

1. 仪器装置　准备好 722 分光光度计、比色杯、记滴器。

2. 手术操作　①取体重 2.5～3.0 kg 家兔一只，称重，以 3%戊巴比妥钠溶液 1 ml/kg(30 mg/kg)静脉注射麻醉；②麻醉后将家兔仰卧固定于兔台上，剪去下腹部正中兔毛；③行双侧输尿管插管，连接记尿滴装置，记录尿量(可用仪器记录或肉眼观察记录尿量)。

3. 观察与记录

(1)观察记录给药前正常尿量(ml/min)及每分钟尿滴数(正常对照)。

(2)从耳缘静脉注射下列各药并收集尿液：①注射生理盐水 20 ml，收集 10 min 尿量并记录尿滴数；②注射 1%呋塞米溶液 1 ml/kg（10 mg/kg），收集每 10min 尿量并记录尿滴数，至尿量明显减少（30～40 min）；③注射 50%葡萄糖溶液 2 ml/kg（1 g/kg），同②收集尿量。

（3）测尿糖（斑氏尿糖定性检查）

1）原理：在热碱性溶液中，葡萄糖的醛基（—CHO）被氧化，可将试剂中的 Cu^{2+} 还原成 CuO 而出现砖红色沉淀，反应式：

$$\underset{\text{(班氏试剂)}}{C_6H_{12}O_6+2Cu^{2+}+NaOH} \xrightarrow{\triangle} C_6H_9O_7Na+\underset{\text{(砖红色)}}{Cu_2O\downarrow}+H_2O$$

2）操作步骤：取试管一支，加入班氏试剂 2 ml，加热至沸，再加尿液 0.2 ml，再煮沸 2 min，观察结果：蓝色不变（–）（无葡萄糖），绿色（+），绿黄色（++），土黄色（+++），砖红色（++++），从绿色到砖红色，尿中葡萄糖逐渐增加。

（4）尿中钠、钾和氯离子浓度测定：取试管 16 支，每 4 支一组，分别标上 N、G、F 和 S。然后把生理盐水、50%葡萄糖溶液和 1%呋塞米溶液作用后收集的各样品尿取出 0.1ml 依次加入 N、G、F 管中，S 管内加入钠钾和氯离子的混合标准溶液 0.1 ml。再按下列各表（表 4-16，表 4-17、表 4-18、表 4-19）各离子测定程序加入试剂。

表 4-16　钠离子的测定

0.5%焦锑酸钾溶液	1.0	1.0	1.0	1.0
无水乙醇溶液	1.0	1.0	1.0	1.0
30% 乙醇溶液	2.0	2.0	2.0	2.0

混匀后，各管吸取 1ml 置相应编号的试管内，依次表 4-17 加入试剂。

表 4-17　钠离子测定加样顺序

加样（ml）	试管号			
	N	G	F	S
样品尿	0.1	0.1	0.1	—
标准溶液	—	—	—	0.1
蒸馏水	4.9	4.9	4.9	4.9

表 4-18　氯离子的测定

加样（ml）	试管号			
	N	G	F	S
样品尿	0.1	0.1	0.1	—
标准溶液	—	—	—	0.1
单一显色剂	4.9	4.9	4.9	4.9

表 4-19　钾离子的测定

加样（ml）	试管号			
	N	G	F	S
样品尿	0.1	0.1	0.1	—
标准溶液	—	—	—	0.1
1%四苯硼钠液	1.0	1.0	1.0	1.0
蒸馏水	3.9	3.9	3.9	3.9

混匀后，选波长 460 nm，以蒸馏水调零，测定各样品钠和氯离子的光密度(*OD*)。各管钾离子的光密度测定，选波长 560 nm。

$$样品尿中钠和氯离子浓度=150\ \mathrm{mEq}\times\frac{样品尿的光密度(OD)}{标准溶液的光密度(OD)}$$

$$样品尿中钾离子浓度=5\ \mathrm{mEq}\times\frac{样品尿的光密度(OD)}{标准溶液的光密度(OD)}$$

(5)生理盐水、高渗葡萄糖和呋塞米的利尿作用比较，见表 4-20。

表 4-20　生理盐水、高渗葡萄糖和呋塞米的利尿作用比较

药物	尿量 ml/10 min	作用持续时间(min)	Na^+			K^+			Cl^-		
			OD	mEq/L	总排量(mEq)	*OD*	mEq/L	总排量(mEq)	*OD*	mEq/L	总排量(mEq)
NS											
50%GS											
1%呋塞米											

附：试剂配制方法

(1)钠、钾和氯离子的混合标准溶液

氯化钠(AR)：8.766 g(120 ℃烘烤干 2 h 后置于干燥器内冷却)，硫酸钾(AR)0.436 g，置于 100 ml 的容量瓶内，用蒸馏水溶解并定容摇匀。溶液中钠和氯离子浓度为 150 mEq/L，钾离子为 5 mEq/L。

(2)0.5%焦锑酸钾溶液：焦锑酸钾(AR)2 g 加蒸馏水至 400 ml，置沸水中溶解，冷却后加入 10%氢氧化钾溶液 6 ml，混匀。试剂用塑料瓶或涂蜡瓶保存。

(3)1%四苯硼钠溶液：①液：$Na_2HPO_4\cdot12H_2O_7$16 g，加蒸馏水至 100 ml 溶解摇匀。②液：称取枸橼酸 2.19 g，加蒸馏水至 100 ml 溶解摇匀。

(4)取①液 19.45 ml+②液 0.55 ml 即成缓冲液。取 1g 四苯硼钠加缓冲液 20ml，再加蒸馏水 100ml 摇匀溶解即是 1%四苯硼钠溶液。此溶液 pH 应在 8.0～8.05 之间，置冰箱内保存备用。

(5)单一显色剂：黄氧化汞 150.2 mg 加 HNO_3 30 ml，煮沸 5 min，然后加蒸馏水至 100 ml，再加硫氰酸氨 88 mg，煮沸 30 min，冷却，溶液加蒸馏水至 1000 ml，放置于室温，次日加硝酸铁 1 g 即成。

五、注 意 事 项

(1)静脉注射麻醉药时要缓慢，否则呼吸抑制。

(2)输尿管插管完毕后，轻轻将腹腔内容物回纳入腹腔，盖上生理盐水纱布。

六、思 考 题

(1)利尿药与脱水药(渗透性利尿药)的药理作用和临床应用有哪些异同点?

(2)各类利尿药、脱水药的代表药有哪些？对水和电解质有何影响?

七、临床用药分析

(1)急性水肿患者的抢救及护理。

(2) 高血压患者或慢性心功能不全患者的抢救、治疗与护理。

(3) 急性药物中毒患者的抢救及护理。

（黄　凌）

实验三十五　药物对小鼠自发活动的影响

一、实验目的

观察药物对小鼠自发活动的影响，学习镇静催眠药的筛选方法。

二、实验原理

自发活动是动物的生理特征，自发活动的多少往往表现其中枢兴奋或抑制的状态。镇静安定类药物均可明显减少小鼠的自发活动。自发活动减少的程度与中枢抑制药的作用强弱成正比。

三、材料和仪器

小鼠自发活动记录仪、注射器、鼠笼、天平。

0.05%地西泮溶液、生理盐水。

小鼠，体重 18～22g。

四、实验步骤

(1) 每个实验小组取活动度相近的小鼠 4 只，称体重，编号。

(2) 实验动物分组、给药及测定：将 4 只小鼠分为 2 组，每组 2 只；给药前将小鼠置于自发活动记录装置的盒内，使其适应环境约 5 min。然后开始计算时间，观察并记录 5 min 时数码显示管上显示的数字，作为给药前的对照值。然后，甲组小鼠腹腔注射 0.05%地西泮溶液 10 mg/kg(即 0.2ml/10g)，乙组小鼠腹腔注射等容积的生理盐水(0.2 ml/10g)，作为对照组。给药后将小鼠放回盒内，每隔 5min 按上述方法记录活动量 1 次，连续观察 25 min。

(3) 结果与处理按表 4-21 记录实验结果。

表 4-21　地西泮对小鼠自发活动的影响

组别	体重(g)	药物及剂量(mg/kg)	5 min 内活动计数					
			给药前	给药后时间(min)				
				5	10	15	20	25
甲 1 号								
甲 2 号								
乙 1 号								
乙 2 号								

五、注 意 事 项

(1)实验环境要求安静。有条件可在隔音室内进行。
(2)动物宜事先禁食 12 h，以增加觅食活动。

六、思　考　题

容易影响动物自发活动实验结果的因素有哪些？

（黄　凌）

实验三十六　药物抗惊厥实验

实验 1　苯巴比妥钠抗电惊厥作用

一、实 验 目 的

本实验目的是通过电刺激制作成惊厥模型，观察苯巴比妥钠的抗惊厥作用。

二、实 验 原 理

以一定强度电流刺激小鼠头颅可引起全身强直性惊厥。苯巴比妥钠(sodium phenobarbital)属中枢抑制药，可对抗电刺激等引起的惊厥作用。

三、材料和仪器

BL-420 生物机能实验系统、注射器、天平、鼠笼。
1%苯巴比妥钠溶液、生理盐水。
小白鼠，18～22 g，雌雄均可，雌性应未孕。

四、实 验 步 骤

(1)打开电脑，运行 BL-420 生物机能实验系统，在系统主界面的菜单条上依次选择实验项目—药理学模块—电惊厥实验。在主界面的电刺激器窗口中，可见电刺激的各参数(刺激强度、刺激串数)，参数值可依动物个体的反应程度进行调整。比如，先将刺激强度设为 60V 时，电刺激小鼠无反应，则增加刺激强度至 65V 进行刺激，至达到小鼠出现后肢强直的刺激强度。

(2)动物筛选：取小鼠数只，用生理盐水擦湿两耳，将 BL- 420 生物机能实验系统刺激输出线末端的两鳄鱼夹分别夹在小鼠的两耳上。点击 BL- 420 生物机能实验系统刺激参数窗口中的电刺激启动按钮一次。以后肢强直作为电惊厥阳性鼠，选出数只。

(3)取电惊厥阳性鼠 4 只，称重编号。1、2 号鼠腹腔注射苯巴比妥钠溶液 0.1 ml/10 g(0.1 g/kg)，3、4 号鼠注射等容量的生理盐水作对照。

(4)给药后 30 min，以与药前相同的刺激强度刺激小鼠，比较各鼠给药前后对电刺激反应的差异。将结果记录于表 4-22。

表 4-22 苯巴比妥钠的抗惊厥作用

鼠号	体重(g)	药物及剂量	电刺激反应	
			用药前	用药后
1				
2				
3				
4				

五、注意事项

(1)引起惊厥的电刺激参数因个体差异而不同，电压不宜过大，以免死亡。
(2)操作时谨防触电，同时避免两鳄鱼夹相碰引起短路而损坏刺激仪。
(3)筛选电惊厥阳性鼠必须是惊厥可恢复的小鼠，以后肢强直为阳性指标。

六、思考题

(1)苯巴比妥钠抗惊厥的作用机制?
(2)临床上应用苯巴比妥钠抗惊厥应注意哪些事项?

实验 2 地西泮对抗中枢兴奋药过量引起惊厥的作用

一、实验目的

本实验目的是观察中枢兴奋药过量的毒性反应和地西泮的对抗作用。

二、实验原理

二甲氟林(demefline)和尼可刹米(nikethamide，coramine)为主要兴奋延脑呼吸中枢的药物，过量均可引起中枢各部位广泛兴奋而导致惊厥。二甲氟林作用强度比尼可刹米强约 100 倍。教学实验中选择其中一种中枢兴奋药即可。地西泮为中枢抑制药，对中枢兴奋药过量等原因引起的惊厥有良好的对抗作用。

三、材料和仪器

鼠笼，天平，注射器。

药物组合一：0.08%二甲氟林溶液，1%地西泮溶液，生理盐水；药物组合二：5%尼可刹米溶液，0.25%地西泮溶液，生理盐水。

小白鼠，18～22 g，雌雄均可，雌性应未孕。

四、实验步骤

(1)取小鼠 4 只，称重，编号。

(2)分别给 1、2 号鼠腹腔注射 1%地西泮溶液 0.1 ml/10 g(与二甲氟林配对)或 0.25%地西泮溶液 0.1 ml/10g(与尼可刹米配对)，3、4 号鼠注射等容量的生理盐水作对照。

(3)30 min 后，各鼠分别皮下注射二甲氟林溶液或尼可刹米溶液 0.1 ml/10 g，观察并记录各鼠是否出现惊厥，出现快慢和强度(痉挛、强直或死亡)。将结果记录于表 4-23。

表 4-23　地西泮抗惊厥作用

鼠号	体重(g)	药物及剂量	注射药物后反应	
			惊厥产生时间	反应情况
1				
2				
3				
4				

五、注意事项

(1)掌握腹腔注射和皮下注射要领，规范操作。

(2)注射二甲氟林或尼可刹米后不宜给小鼠其他刺激(如声音、惊吓等)。

六、思考题

(1)地西泮有哪些作用和用途?

(2)中枢兴奋药有哪些毒性反应，应如何防治?

(黄　凌)

第二章　设计性实验

实验三十七　镇痛药实验设计

一、设计性实验目的

本实验目的是通过学生自主设计镇痛实验方法，使学生掌握和观察吗啡(morphine)或哌替啶(pethidine)的镇痛作用。

充分调动同学的学习主动性、积极性和创造性，并将所学的药理学知识应用于实验的选题与设计。通过创造性设计一种机能性动物实验(包括动物的病理模型)，在一定的实验条件和范围内，完成从实验设计到亲自动手操作全过程。在实验过程中，观察实验动物的各种机能与代谢变化，分析和掌握其发生的主要原因和机制，使学到的基础理论知识与实践的感性认识更好地相结合。最终达到提高同学发现问题、分析问题、解决问题的能力和树立严谨的科学作风与创新精神。

二、实验设计基本要求和原则

1. 基本要求

(1)明确实验目的和意义。

(2)确定实验组和对照组。

(3)决定实验方法和观察指标。

(4)选择动物和实验模型。

(5)对动物进行抽样与分组。

(6)确定给药剂量。

(7)安排给药途径、药物剂型和观察时间。

2. 原则　为保证实验结果的科学性、正确性，减少误差和偏因，在实验设计时要注意“重复、对照、随机”三个基本原则。

三、设计性实验完成的基本步骤

(1)立题以实验小组为单位，根据已学的基础或近期将要学的知识，并利用图书馆及 Internet 网查阅相关的文献资料，了解国内外研究现状。经过小组集体酝酿、讨论确立一个既有科学性又有一定创新的镇痛药实验方案。但是，要注意实验方案不可过大和脱离现实条件，应强调其可操作性。初步选题后，由授课老师根据设计方案的目的性、科学性、创新性和可行性进行初审，然后与同学一起对实验方案进行论证。

(2)方案设计的内容与格式每实验小组在立题基础上，认真地按照规定的格式写出实验设计方案。设计性实验方案的内容应详细和具可操作性，具体的内容和格式要求如下：①题目、班级、设计者；②立题依据(实验目的、意义，以及拟解决的问题和国内外研究现状)；③实验动物品种、性别、规格和数量；④实验器材与药品(器材名称、型号、规格和数量；药品或试剂的名称、规格、剂型和使用量)，包括特殊仪器与药品需要；⑤实验方法与操作步骤，包括实验技术路线、实验进程安排、每个研究项目的具体操作过程，以及设立的观察指标和指标检测手段；⑥观察结果的记录表格制作；⑦预期结果；⑧可能遇到的困难和问题及解决的措施；⑨注明参阅文献。

(3) 实验准备同学应根据实验的设计方案列出实验所需的动物、器械、药品的预算清单，在实验课前两周提交指导老师。对一些特殊药品或试剂应列出供应商的公司名称。

(4) 预实验应按照实验设计方案和操作步骤认真进行。在预实验过程中，同学要做好各项实验的原始记录。实验结束后，应及时整理实验结果，发现和分析预实验中存在的问题和需要改进、修改的地方，并向带习老师进行汇报。得到老师的同意之后，在正式实验时加以更正。如果带习老师认为预实验已基本达到目的和要求，即实验宣告结束。

(5) 正式实验应按照修改的实验设计方案和操作步骤认真进行，并强化小组成员的协调与配合，力争实验成功。实验过程中，记录好实验的原始数据；实验结束后，及时整理、分析实验结果。

(6) 实验结果讨论分析各实验小组对实验数据进行归纳和处理，并简单汇报一下实验的结果。回答带习老师和其他同学提出的问题。

(7) 书写实验报告。

(8) 评分设计性实验的成绩占本课程总成绩 10%。其具体依据每组设计性实验的科学性、先进性、创新性，以及实验完成的质量进行评分，其成绩占实验成绩的 50%；每个同学在整个设计性实验过程中的具体表现，如方案设计的参与程度、实验动手能力、论文的质量、回答问题的能力进行评分。对小组中做出突出贡献者加分(每组不超过 2 名)；对能提出较高水平问题者加分；在回答问题时思路敏捷、语言表达准确和清楚者加分(每组不超过 2 名)。

四、实验器材与药品请领

实验动物及实验器材应尽可能按老师能提供的品种范围内选择，实验药品除了基本药品供选择外，可根据实验需要提出其他药品，但如遇到无法及时购买药品或试剂时，应及时调整实验内容。设计性实验论证通过后，各实验分组应及时向实验室提出所需动物、实验器材与药品请领清单。

五、设计性实验要求与分组

1. 树立良好的团队和协作精神 在设计性实验中，同学将成为实验课的主角，通过实验仪器与动物的结合、专业的基础知识与实验实践相结合，一定能激发出同学的实验创造性，尤其是提供了所学知识的纵向和横向扩展与创新的舞台。所以，在实验过程中也希望同学能相互合作、彼此理解、取长补短，形成良好的团队精神，因为一个设计的综合性实验不可能由一、二个同学独立完成。另外，各小组间也要积极开展相互交流与沟通，养成良好的互相配合、相互协作精神。

2. 实验分组 设计性实验共分 5 个实验小组，每组 6～7 人。

3. 设计安排节点 实验的整个流程大致分为三个阶段：选题和可行性论证、实验操作、结果分析。

(1) 选题和可行性论证：选题主要由同学利用课余时间查阅资料进行。开始时间安排由带习教师决定，各小组在各自带习教师帮助下完成初步的实验设计报告；2 周后进行设计性实验的可行性论证。先对所选的实验课题进行形式审查(是否符合实验设计报告的书写格式)；然后，对实验课题的科学性、创新性和可行性进行论证。

(2) 实验操作：实验课时间为 4 学时(预实验和正式实验)。动物实验操作应尽可能在 2～3 h 内完成，其余时间可进行实验结果的初步整理、分析和讨论。实验操作一方面是对设计性实验的科学性和可行性进行检验；同时也是对同学能否独立完成实验的能力考验，以及对发现问题、解决问题能力的检验。

(3) 结果分析：实验结束后，在写实验报告之前，认真完成实验结果的整理、归纳、统计和分析。完成的实验报告交给带习教师，由教师对整个设计实验打分，给出成绩。

六、注 意 事 项

(1)遵守实验室各项规章制度，不损坏仪器设备，爱护动物。

(2)自主设计实验在强调其先进性和创新性同时应注意可行性，切忌脱离现实条件。

(3)实验过程不得危害人体健康和污染环境。

(4)对不符合设计的抄袭方案将予取消实验资格；对不能及时立题的小组，同学将分散到其他小组观看实验。

（黄 凌）

实验三十八 氯丙嗪与阿司匹林的降温实验

一、设计性实验目的

本实验目的是通过学生掌握实验设计的理论和方法，通过观察氯丙嗪与阿司匹林不同的降温作用，掌握其降温特点，了解两药在临床上不同的应用。

二、实验设计基本要求和原则

要求学生设计实验方案，借助合理的动物模型、实验模型来观察氯丙嗪的降温作用，同时需比较氯丙嗪与阿司匹林降温作用的差异，充分调动同学的学习主动性、积极性和创造性，并将所学的基础医学知识应用于实验选题与设计。通过创造性设计一种研究氯丙嗪降温作用的动物实验(包括动物的病理模型)，在一定的实验条件和范围内完成从实验设计到亲自动手操作全过程。

三、设计性实验组织、完成的基本步骤

同镇痛药实验设计。

四、实验器材与药品请领

同镇痛药实验设计。

五、设计性实验要求与分组

同镇痛药实验设计。

六、注 意 事 项

同镇痛药实验设计。

（黄 凌）

实验三十九　链霉素的毒性反应及解救

一、设计性实验目的

观察硫酸链霉素引起肌肉麻痹及解救药物的对抗作用。

二、实验设计基本要求和原则

链霉素为氨基苷类抗生素，用药不当会发生副作用，其急性毒性反应为神经肌肉阻滞，出现四肢无力甚至呼吸抑制。本实验要求学生设计实验方案，给予链霉素使动物产生急性毒性，观察急性毒性反应后选择适当的解救药物。

三、设计性实验组织、完成的基本步骤

同镇痛药实验设计。

四、实验器材与药品请领

同镇痛药实验设计。

五、设计性实验要求与分组

同镇痛药实验设计。

六、注 意 事 项

同镇痛药实验设计。

（黄　凌）

第五篇　天然药物化学实验

第一章　综合性实验

实验四十　薄层色谱应用

一、实验目的

(1)掌握薄层色谱的操作方法和各类天然产物中的化学成分鉴别方法。
(2)熟悉展开剂、吸附剂和被分离物质三者的关系。
(3)了解薄层板上原位化学反应。

二、实验原理

薄层层析在一般情况下是一种吸附层析，利用吸附剂对化合物吸附能力的不同而达到分离，吸附剂吸附能力的大小和化合物极性的大小有关。在硅胶等极性吸附剂薄层上化合物极性大，被吸附剂吸附得牢，Rf 值小；反之化合物极性小，Rf 值大。一个化合物在硅胶薄层上的 Rf 值的大小主要取决于展开剂的极性大小，即展开剂极性大，化合物 Rf 值大；展开剂极性小，化合物 Rf 值小。

薄层板上原位化学反应是直接在薄层板上进行的有机化学反应，又称原位反应薄层。先将样品加在薄层板上，然后滴上适当的试剂后展开反应物。有时先在试管内进行反应，而后在薄层板上进行层析检识。根据原化合物的 Rf 值再联系反应产物的层析行为(Rf 值)，可供鉴别一个化合物或者提供鉴定一个化合物极有价值的线索。应用这些特殊反应只消耗未知物极微量的样品，却提供了大量的有关结构鉴别的信息，操作简便。如氧化、还原、脱水、水解、卤化、 酶的催化作用、酯化、硝化、衍生物的制备、混合反应等均可在薄层板上进行。

三、仪器与材料

硅胶 CMC-Na 薄层板，毛细管，层析缸，显色剂喷瓶，烘箱或电吹风。

样品：芦丁甲醇溶液，氨基酸混合液，小檗碱乙醇液，薄荷油，原儿茶酸乙醇液，原儿茶醛乙醇液。

显色剂：三氯化铁 1%乙醇溶液，三氯化铝 1%乙醇溶液，茚三酮 0.2%乙醇溶液，碘化铋钾，0.5%香草醛-硫酸：乙醇(4∶1)溶液，磷钼酸 5%乙醇溶液，碘蒸气，2，4-二硝基苯肼。

溶剂：石油醚，乙酸乙酯，三氯甲烷，丙酮，甲醇，乙醇，醋酸，醋酐，吡啶，10%碳酸氢钠溶液，环己烷，硝酸银。

四、实 验 步 骤

1. 定性点滴反应　取硅胶 CMC-Na 薄层板 1～2 块，用铅笔轻轻按图 5-1 方格划线，将各样品先滴加于相应的格子中，再将各显色试剂分别自空白起逐格点加试剂，观察并记录反应变化。(具腐蚀性试剂也可用带穴白磁板进行上述实验。)

试剂 样品	(1)	(2)	(3)	(4)	(5)	(6)	…
(1)							
(2)							
(3)							
(4)							
…							

图 5-1　定性点滴反应

注：喷洒后用电吹风(或烘箱)加热至 120℃，观察颜色变化

2. 鉴别中草药中的化学成分

(1) 单向展开

1) 实例一：①硅胶 CMC-Na 薄层(载玻片板)；②样品：薄荷油、薄荷脑的 0.1%乙醇熔液；③展开剂：石油醚、乙酸乙酯、石油醚-乙酸乙酯(85∶15)；④显色剂：香草醛-硫酸。

操作：取 CMC-Na 薄层板，用铅笔在距 1.5 cm 处左右划起始线及原点，用毛细管点适量的样品溶液，待溶剂挥干后，进行上行法展开，当展开剂接近顶部时，取出，用铅笔标记溶剂前沿，挥干展开剂，喷洒显色剂，必要时可适当加热促进显色。计算薄荷脑的 Rf 值，并比较在三种展开剂中的展开情况，由结果判断何种展开剂最适合分离薄荷油。

2) 实例二：①硅胶 CMC-Na 薄层(载玻片板)；②样品：大叶冬青提取物、原儿茶酸 1%乙醇溶液、原儿茶醛 1%乙醇溶液；③展开剂：石油醚、三氯甲烷、甲醇、三氯甲烷∶丙酮(8∶2)、三氯甲烷∶丙酮∶甲醇：醋酸(7∶2∶0.5∶0.5)*；④显色剂：三氯化铁 1%乙醇溶液。

由色谱结果判断选用何种展开剂展开时效果最佳？展开剂*中为何要加醋酸？

(2) 双向展开

1) 硅胶 CMC-Na 薄层板(8 cm×8 cm)，不活化。在薄层板距两侧边各 1.5 cm 交点的地方点样品(见图 5-2 双向展开)。

2) 样品混合氨基酸(精氨酸、脯氨酸、亮氨酸的 1%水溶液)。

3) 展开剂：第Ⅰ向为正丁醇-醋酸-水(4∶1∶1)(v/v)，第Ⅱ向为苯酚-水(75∶25)(W/W)(苯酚需重蒸后配制使用)。

第一次展开后，加热风使溶剂挥散，将样品已展开的一边作起始线，在第Ⅱ向溶剂系统中展开。

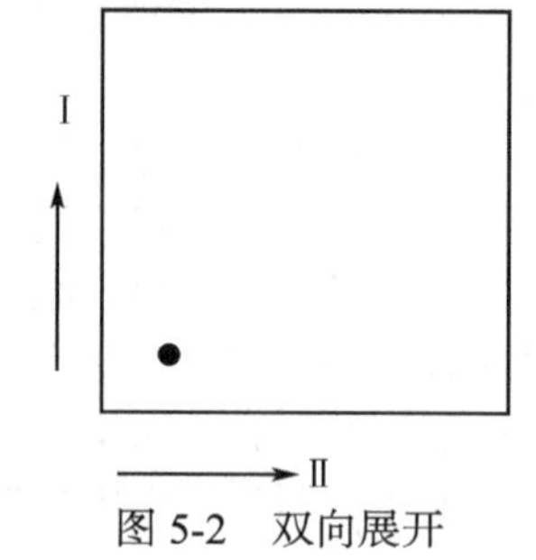

图 5-2　双向展开

4) 显色剂：0.2%茚三酮乙醇溶液，喷洒后，以电吹风(或烘箱)加热(110℃)显色，观察各斑点的颜色变化。

(3) 硝酸银-硅胶薄层

1) 硝酸银硅胶薄层板的制备：用 20 g 硅胶 G 和 55 ml 水中含 5 g 硝酸银(8%)的溶液调制成，在暗处按常法铺薄层板(4 cm×7 cm 约 30 块)。避光阴干后，于 105℃活化半小时避光贮存备用。

2) 样品：细辛提取物。

3) 展开剂：环己烷-乙酸乙酯(7∶2)。

4) 显色：将薄层板展开后置红外灯下加热使其出现黑色斑点。

3. 薄层板上原位化学反应

(1) 酯化反应

1) 取原儿茶酸乙醇溶液，在一薄层板上点加两个相同样点，其中一份样点的原点再点加醋酐-吡啶(3∶1)试剂(另一份不加)，待溶剂挥散后，重复点加数次。干后，以三氯甲烷∶丙酮(8∶2)展开。碘蒸气显色，观察斑点位置。

2）取原儿茶醛乙醇溶液，在同一薄层上点加两个相同样点，其中一份样点的原点上再点加醋酐-吡啶（3∶1）试剂（另一份不加），待溶剂挥散后，重复点加试剂数次，用三氯甲烷∶丙酮（8∶2）展开。用2，4-二硝基苯肼显色。

（2）成盐反应：取原儿茶酸乙醇溶液，在同一薄层板的起始线上点加两个相同样点，其中一份样点的原点上再点加10%碳酸氢钠溶液（另一份不加），以三氯甲烷∶丙酮∶甲醇（8∶2∶1）展开，并用三氯化铁乙醇溶液喷雾显色。可见：其中点加碳酸氢钠的样点Rf值已有变化，未加碱的样点照常展开。

（3）苯腙反应：取原儿茶醛乙醇溶液，在同一薄层上点加两个相同样点，其中一个样点上再点加2，4-二硝基苯肼试剂，给以热风以促进成腙反应，然后以三氯甲烷∶丙酮（8∶2）展开，可见出现两个棕红色斑点，在棕红色斑点下，再喷以三氯化铁试剂，又出现紫蓝色斑点，上面的红棕色斑点是原儿茶醛与2，4-二硝基苯肼所形成的，下面紫蓝色斑点是剩下的部分未成腙的原儿茶醛。2，4-二硝基苯肼的斑点呈黄色，Rf值最大。

由原位反应的结果判断原来化合物结构上有何基团特征？并绘出薄层层析图谱。

五、注意事项

实验用各展开剂瓶、量筒、层析缸必须干燥无水。

六、思考题

（1）挥发油在硅胶薄层板上用石油醚、乙酸乙酯、石油醚∶乙酸乙酯（85∶15）三种展开剂分别展开时，结果不同，其原因是什么？

（2）欲进行薄层层析鉴定时，应如何选择一个比较理想的层析条件？

（靳德军）

实验四十一　超临界二氧化碳萃取海南广藿香油

超临界流体（supercritical fluid，SCF）技术中的SCF是指温度和压力均高于临界点的流体，如二氧化碳、氨、乙烯、丙烷、丙烯、水等。高于临界温度和临界压力而接近临界点的状态称为超临界状态。处于超临界状态时，气液两相性质非常相近，以至无法分别，所以称之为SCF。目前研究较多的超临界流体是二氧化碳，其临界温度为31.2℃，临界压力为7.2Mpa，还具有无毒、不燃烧、对大部分物质不反应、价廉等优点，最为常用。在超临界状态下，二氧化碳流体兼有气液两相的双重特点，既具有与气体相当的高扩散系数和低黏度，又具有与液体相近的密度和对物质良好的溶解能力。其密度对温度和压力变化十分敏感，且与溶解能力在一定压力范围内成比例，所以可通过控制温度和压力改变物质的溶解度。超临界状态下，二氧化碳对亲脂性、低沸点成分的溶解能力较大，对极性基团多和分子量大的化合物较难萃取。

一、实验目的

（1）掌握超临界二氧化碳萃取广藿香油的方法。

（2）熟悉广藿香油中化学成分的薄层点滴定性检识。

（3）了解超临界二氧化碳萃取天然产物的优势和局限性。

二、实验原理

超临界流体萃取分离过程是利用超临界流体的溶解能力与其密度的关系，即利用压力和温度对超临界流体溶解能力的影响而进行的。当气体处于超临界状态时，成为性质介于液体和气体之间的单一相态，具有和液体相近的密度，黏度虽高于气体但明显低于液体，扩散系数为液体的 10 ~ 100 倍；因此对物料有较好的渗透性和较强的溶解能力，能够将物料中某些成分提取出来。在超临界状态下，将超临界流体与待分离的物质接触，使其有选择性地依次把极性大小、沸点高低和分子量大小不同的成分萃取出来。并且超临界流体的密度和介电常数随着密闭体系压力的增加而增加、极性增大，利用程序升压可将不同极性的成分进行分步提取。当然，对应各压力范围所得到的萃取物并非单一，但可以通过控制条件得到最佳比例的混合成分，然后借助减压、升温的方法使超临界流体变成普通气体，被萃取物质则自动地完全或基本析出，从而达到分离提纯的目的，这就是超临界流体萃取分离的基本原理。

广藿香为唇形科刺蕊草属植物广藿香 *Pogostemon cablin*(Blanco) Benth.的干燥地上部分，为常用芳香化湿中药，有芳香化浊、开胃止呕、发表解暑功效，是著名成药“藿香正气丸(水)”的重要组成药物。根据产地不同可将其分为石牌藿香、高要藿香和海南霍香三种。海南广藿香全草挥发油含量达到 0.6%～1.5%，主要成分是广藿香醇，占挥发油总量的 52%～57%。超临界二氧化碳可以很好的萃取其中的芳香性物质。

三、仪器与材料

1～5L 超临界萃取装置，薄层色谱缸，点样毛细管，显色剂喷瓶，红外灯或电吹风。

海南广藿香，二氧化碳，丙酮，石油醚，乙酸乙酯，香草醛-浓硫酸试剂(临时配用)。

四、实 验 步 骤

1. 广藿香油的萃取

(1) 开机准备：系统内放入二氧化碳达到 4.5 MPa 以上，检查系统各个部位是否有漏气现象，各压力表是否正常，调节电接点压力表为 10 MPa。

(2) 萃取：准确称量自然干燥后粉碎达 40 目的广藿香药材 400 g（可根据设备容量进行调整），放入超临界流体萃取装置的萃取釜中，打开进气阀和排空阀让二氧化碳自然挤压排出空气，设定分离釜温度为 35℃，常压，对冷凝器中二氧化碳进行降温，同时对萃取釜和分离釜加热，待冷凝器达到预定温度，萃取釜达到 40℃时开主泵加压，压力升至 7.2 MPa 时静态萃取 15 min，然后调节系统中二氧化碳流量为 27 kg/h，循环萃取 1 h 后从分离釜收集萃取物。

(3) 清洗系统：关闭系统主泵、电源、萃取釜进气阀门和流量调节阀，打开排空阀放出二氧化碳，待萃取釜压力表显示为零，同时排空阀不再有二氧化碳排出即可打开萃取釜，取出料篮，倒出废料后关闭各个阀门，然后按照萃取程序开机，在夹带剂系统中加入乙醇清洗萃取系统，在萃取釜和分离釜下面放出清洗液。

2. 广藿香油薄层色谱检识 取硅胶 H-CMC-Na 薄层板一块，在距底边 1.5 cm 处用铅笔画起始线。将广藿香油溶于丙酮，用毛细管点于起始线上，用石油醚（30～60℃）-乙酸乙酯（85 : 5）为展开剂展开至接近薄层板顶端时取出，挥去展开剂后，用 1%香草醛-硫酸喷雾后加热显色，可与挥发油产生紫色、红色等。观察斑点的数量、位置及颜色，推测挥发油中可能含有化学成分的种类及数量。

五、注 意 事 项

(1) 由于二氧化碳达到超临界状态时压力非常高，有很高危险性，为了保证工作安全，开机之前要检查系统是否有漏气、各个压力表是否正常以及调整电接点压力表达到比萃取釜预设压力略高即可。

(2) 二氧化碳在系统中的压力要达到 4.5 MPa 才可以冷凝降温，否则主泵进行无效工作。
(3) 喷洒香草醛-浓硫酸显色剂时，应于通风橱内进行。

六、思　考　题

(1) 超临界二氧化碳萃取药物中的化学成分原理是什么?
(2) 在超临界二氧化碳开始萃取之前为什么要在冷凝器中对二氧化碳进行降温?
(3) 超临界二氧化碳开始萃取时为什么要对海南广藿香进行粉碎?

（靳德军）

实验四十二　大黄中蒽醌苷元的提取、分离和检识

一、实 验 目 的

(1) 掌握蒽醌苷元的提取方法：酸水解法。
(2) 掌握缓冲纸色谱的原理及基本操作技术。
(3) 掌握 pH 梯度萃取法的原理及操作技术。
(4) 通过大黄酚和大黄素甲醚的分离实验，熟悉柱色谱的操作技术。
(5) 熟悉蒽醌类化合物的检识方法。

二、实 验 原 理

大黄为蓼科植物掌叶大黄 *Rheum palmatum* L.、唐古特大黄 *R.tanguticum* Maxim.ex Balf.或药用大黄 *R. officinale* Baill.的干燥根及根茎。大黄记载于《神农本草经》等许多文献中，具有泻热通肠、凉血解毒、逐淤通经之功效，用于泄下、健胃、清热解毒等。自古以来，大黄在植物性泻下药中有重要作用，是一味很早就被各国药典所收载的世界性生药。其主要成分为蒽醌衍生物，总量约 3%～5%，以部分游离、大部分成苷的形式存在。大黄的抗菌、抗感染有效成分为大黄酸、大黄素和芦荟大黄素，表现为对多种细菌有不同程度的抑菌作用。药理证明大黄能缩短凝血时间，止血的主要成分为大黄酚。大黄粗提物、大黄素或大黄酸对实验性肿瘤均有抗癌活性。此外，结合型的蒽醌是泻下的有效成分，包括蒽醌苷和双蒽醌苷。另外，大黄还含有鞣酸类多元酚化合物，含量在 10%～30%之间，具止泻作用，与蒽醌的泻下作用恰恰相反。大黄中羟基蒽醌主要有大黄酸、大黄素、芦荟大黄素、大黄素甲醚和大黄酚，见表 5-1。

大黄中蒽醌苷元结构不同，因而酸性强弱也不同。大黄酸连有—COOH，酸性最强；大黄素连有 β-OH，酸性第二；芦荟大黄素连有苄醇—OH，酸性第三；大黄素甲醚和大黄酚均具有 1，8-二酚羟基，前者连有—OCH_3 和—CH_3，后者只连有—CH_3，因而后者酸性排在第四位。

本实验是根据大黄中的羟基蒽醌苷经酸水解成游离羟基蒽醌，而游离羟基蒽醌不溶于水，可溶于三氯甲烷、乙醚等亲脂性有机溶剂的性质，用三氯甲烷从水解液中将游离羟基蒽醌萃取出来，再利用各游离羟基蒽醌的酸性不同，采用 pH 梯度萃取法将其分离。其中大黄酚和大黄素甲醚的酸性十分接近，用 pH 梯度萃取法难以分离，可利用两者的极性不同，采用硅胶柱色谱法进行分离。

表 5-1　大黄内化合物

R_1	R_2	名称	晶形	熔点
—H	—COOH	大黄酸(rhein)	黄色针晶	321～322℃
—CH_3	—OH	大黄素(emodin)	橙色针晶	256～257℃
—H	—CH_2OH	芦荟大黄素(aloe-emodin)	橙色细针晶	223～224℃
—CH_3	—OCH_3	大黄素甲醚(physcion)	砖红色针晶	203～207℃
—H	—CH_3	大黄酚(chrysophanol)	金色片状结晶	196～197℃

三、仪器与材料

玻璃色谱柱(18 mm×280 mm)及配套 100 ml 三角瓶，蒸发皿，试管，玻璃板(5 cm×20 cm)，色谱缸，铁架台，脱脂棉，1000 ml 分液漏斗，2000 ml 圆底烧瓶，恒温水浴锅，冷凝器，新华滤纸，250 ml 烧杯，1000 ml 烧杯，三角漏斗。

大黄粗粉，200～300 目硅胶，硅胶 G，乙醇，石油醚(60～90℃)，乙酸乙酯，三氯甲烷，硫酸，柠檬酸，磷酸氢二钠，氢氧化钠，碳酸氢钠，盐酸，冰醋酸，甲酸，丙酮，CMC-Na，0.5% 醋酸镁甲醇溶液，大黄酸、大黄素、芦荟大黄素、大黄酚和大黄素甲醚对照品。

四、实 验 步 骤

1. 提取分离流程　见图 5-3 大黄提取分离流程。

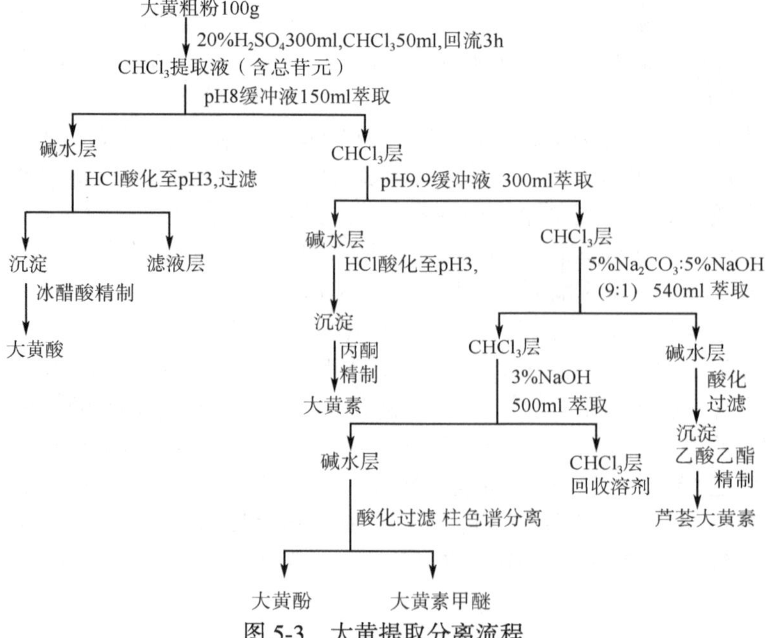

图 5-3　大黄提取分离流程

2. 总蒽醌苷元的提取　大黄粗粉 100 g，加 20%硫酸溶液 300 ml 润湿，再加三氯甲烷 500 ml，水浴回流提取 3h，稍冷后过滤，残渣弃去，三氯甲烷提取液倒入分液漏斗中，分出酸水层，得三氯甲烷提取液。

3. 蒽醌苷元的分离和精制

(1) 蒽醌类成分的缓冲纸色谱实验：为了验证分离所采用的萃取液是否合理，作如图 5-4 缓冲纸色谱实验：取层析滤纸 3 cm×12 cm，距下端 1.5 cm 处画一起始线，向上每隔 1.5 cm 画一平行线，在各条带上依 pH 由低至高顺次涂布实际所用的各缓冲液及碱液，涂布完后，将湿滤纸夹在两片干滤纸中吸至半干。

取样品总蒽醌苷元三氯甲烷提取液点在起始线上，用三氯甲烷上行展开，完毕后在可见光下观察黄色斑点出现的位置，将结果绘制在下面示意图中，并确定选择的萃取剂是否合理。

3%NaOH
5%Na_2CO_3:5%NaOH(9:1)
碳酸氢钠-碳酸钠缓冲液pH9.9
柠檬酸-磷酸氢二钠缓冲液pH8
柠檬酸-磷酸氢二钠缓冲液pH3
样品

图 5-4　缓冲纸色谱示意图

(2) 分离与精制

1) 大黄酸的分离和精制：将三氯甲烷萃取液 450 ml 于 1000 ml 分液漏斗中，加 pH 8 缓冲液 150 ml 充分振摇，静置至彻底分层，分出碱水层置 250 ml 烧杯中，在搅拌下滴加 20%盐酸至 pH 3，待沉淀析出完全后，过滤，并用少量水洗沉淀物至洗出液呈中性，沉淀干燥后，样品加冰醋酸 10 ml 加热溶解，趁热过滤，滤液放置析晶，过滤，用少量冰醋酸淋洗结晶，得黄色针晶为大黄酸。

2) 大黄素的分离和精制：pH 8 缓冲液萃取过的三氯甲烷层，用 pH 9.9 缓冲液 300 ml 振摇萃取，静置至彻底分层后，分出碱水层，在搅拌下用 20%盐酸酸化至 pH 3，析出棕黄色沉淀，过滤，水洗沉淀物至洗出液呈中性，沉淀经干燥后，用 15 ml 丙酮热溶，趁热过滤，滤液静置，析出橙色针晶，过滤后，用少量丙酮淋洗结晶，得大黄素。

3) 芦荟大黄素的分离与精制：pH 9.9 萃取过的三氯甲烷层再加 5%碳酸钠-5%氢氧化钠(9：1)碱水液 540 ml 萃取，碱水层加盐酸酸化，析出的沉淀水洗，干燥，用 10 ml 乙酸乙酯精制，得黄色针晶芦荟大黄素。

4) 大黄酚和大黄素甲醚的分离：萃取除去芦荟大黄素后余下的三氯甲烷层，再用 3%氢氧化钠溶液 500 ml 分多次萃取，至三氯甲烷层无色为止，合并碱水层，加盐酸酸化，析出黄色沉淀，过滤，水洗至中性，干燥，为大黄酚和大黄素甲醚混合物，留作柱色谱分离的样品。余下三氯甲烷液水洗至中性，蒸馏回收三氯甲烷。

5) 硅胶柱色谱法分离大黄酚、大黄素甲醚

a. 装柱：在 250 ml 烧杯中加入 20 g 200～300 目硅胶和水饱和的石油醚，搅拌均匀，尽量赶出气泡。一次性倒入 1.8 cm×28 cm 的层析柱中，用洗耳球或其他软物轻轻敲打使硅胶均匀下沉，至硅胶界面不再下降为止。

b. 加样：将含大黄酚和大黄素甲醚的混合物用乙醇加热溶解，拌入约 1 g 硅胶中，水浴 60℃左右烘干，干法加到已装好的硅胶柱顶端，最后在样品带上盖上一层硅胶或脱脂棉以保护样品界面不受干扰。

c. 洗脱：用水饱和的石油醚洗脱，每份 10 ml，根据薄层色谱结果合并相同成分得到分离开的大黄酚和大黄素甲醚。

4. 蒽醌类化学成分鉴定

(1) 化学鉴定

1) 碱液实验：分别取各蒽醌结晶少量置于小试管中，加 2%氢氧化钠溶液 1 ml，振摇放置后观察颜色变化。

2) 醋酸镁实验：分别取蒽醌结晶少量置于小试管中，加乙醇 1 ml 使溶解，滴加 0.5%醋酸镁甲

醇溶液，观察颜色变化。

(2) 色谱鉴识

1) 薄层板：硅胶 G-CMC-Na 板。

2) 点样：总蒽醌苷元的三氯甲烷溶液及各对照品三氯甲烷溶液。

3) 展开剂：石油醚-乙酸乙酯-甲酸(15∶5∶1)上层溶液。

4) 展开方式：上行展开。

5) 显色：在可见光下观察，记录黄色斑点出现的位置，然后喷 5%醋酸镁甲醇溶液显色。

6) 观察记录：记录图谱并计算 Rf 值。

五、注 意 事 项

(1) 大黄中蒽醌类化合物的种类、含量与大黄的品种、采集季节、炮制方法及贮存时间均有关系。由于蒽醌类衍生物主要以苷形式存在，所以较新鲜的原药材蒽醌类成分含量高，如果是贮存时间长的饮片，则蒽醌类成分含量低，实验选材要注意。

(2) 由于温度对分配系数影响较大，所以最佳萃取剂的确定要以实验温度下的纸色谱结果为准，配好的缓冲液要测 pH。一般萃取大黄酸用 pH 7～8 范围，萃取大黄素用 pH 9.5～11 范围。

(3) 冰醋酸有腐蚀性，操作时避免触及皮肤并在通风柜中操作。

(4) 采用梯度 pH 萃取法分离萃取各游离蒽醌成分时，不宜过分剧烈振摇，以免乳化，难以分层。

(5) 柱色谱整个操作过程硅胶柱表面应保持一定高度的洗脱剂，不使柱面溶液流干。柱色谱洗脱时流速不应太快，以免柱交换来不及达到平衡，影响分离效果。

六、思 考 题

(1) 大黄中总蒽醌苷元的提取原理是什么?

(2) 大黄中 5 种羟基蒽醌化合物的酸性和极性大小应如何排列?为什么?

(3) pH 梯度法的原理是什么?适用于哪些中药成分的分离?

(4) 蒽醌类与醋酸镁显色反应的必要条件是什么?其颜色反应与羟基所在的位置有何关系?

(靳德军)

实验四十三　氧化苦参碱的提取、分离和鉴定

一、实 验 目 的

(1) 掌握渗漉法的原理、操作与影响因素。

(2) 掌握离子交换树脂法提取生物碱的原理和方法。

(3) 掌握连续回流提取法的原理、特点及仪器的使用方法。

(4) 熟悉生物碱的常规定性检识方法。

二、实 验 原 理

中药苦参是豆科植物苦参(*Sophora flavescens* Ait.)的干燥根，有清热燥湿、杀虫、利尿之功效。

苦参在临床上用于杀虫、治疗痢疾、肝炎、荨麻疹、湿疹、气管炎等。苦参中主要含生物碱和黄酮类成分。其中生物碱有苦参碱、氧化苦参碱、槐定、槐果碱等。药理实验证明苦参总生物碱有抗心率失常及抗癌活性等。氧化苦参碱有抗癌、抗衰老等作用。

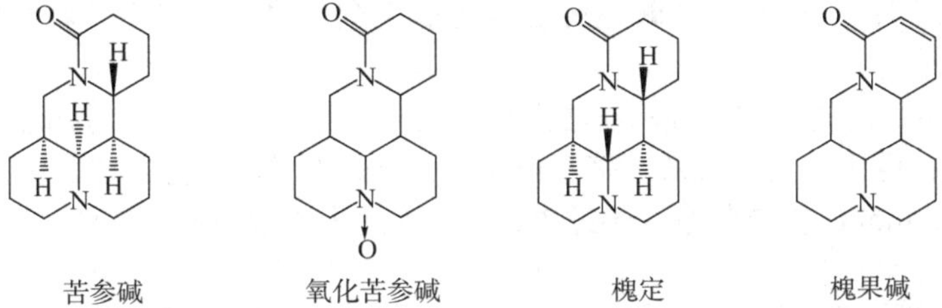

氧化苦参碱，为无色柱状结晶，mp162～163℃(水合物)、207℃(无水物)，可溶于水、三氯甲烷、乙醇，难溶于乙醚、石油醚。用二氧化硫处理可转变为苦参碱。

从苦参中提取生物碱一般用水、酸水或醇提法。苦参生物碱由于可与酸结合成盐，因此采用酸水提取后，生物碱呈阳离子状态而被阳离子交换树脂所交换，再用氨水碱化后使生物碱游离，用有机溶剂回流提取纯化。氧化苦参碱的极性大于苦参碱，因此分离方法多用碱性氧化铝或硅胶柱色谱。

三、仪器与材料

索氏提取器，渗漉筒，500、100、10 ml 烧杯，搪瓷盘，50、500 ml 锥形瓶，蒸发皿，托盘天平，量筒，薄层色谱缸，点样毛细管，玻棒，脱脂棉，显色剂喷瓶，色谱柱(2 cm×100 cm)，滤纸，pH 试纸。

苦参粗粉，聚苯乙烯磺酸型阳离子交换树脂，盐酸，氨水，三氯甲烷，丙酮，改良碘化铋钾试剂(临时配用)，薄层用硅胶 H，0.2%CMC-Na，氢氧化钠，甲醇，苦参碱、氧化苦参碱对照品，无水硫酸钠。

四、实验步骤

见图 5-5 苦参碱提取分离流程图。

1. 离子交换树脂的预处理 将 60 g 聚苯乙烯磺酸型树脂(交联度 3%)，放入烧杯中，加 200 ml 80℃的蒸馏水溶胀 30 min，倾出蒸馏水后加入 2 mol/L 盐酸 300 ml，充分搅拌，放置 30min(静态转型)，后装入树脂柱(2 cm×100 cm)，并使全部酸水溶液通过树脂柱(动态转型)，流出液的速度以液滴不成串为宜。后用蒸馏水洗至中性，待用。

注意：从装柱到洗涤过程中始终保持液面高于树脂床。

2. 总生物碱的提取与纯化 称苦参根的粉末 100 g，加入 250 ml 左右 0.2% 的盐酸湿润，搅匀，放置 20 min 后装入渗漉筒，加入适量 0.2%盐酸至下口有溶液流出且筒内无气泡。然后再用 0.2%的盐酸溶液 750 ml，以 3～5 ml/min 的速度进行渗漉，渗漉液直接进入交换树脂柱。

注意：渗漉筒底部，放一块脱脂棉(先用水湿润)然后将润湿过的药料分次加入，分层填压，顶部盖一张滤纸压上洁净的鹅卵石或玻璃珠。

将渗漉液通过阳离子交换树脂柱进行交换，交换速度为 6～8 ml/min。待酸水液全部交换完毕后，将树脂倒入烧杯中，用蒸馏水洗树脂至中性，抽干放置于搪瓷盘中，铺平，空气中晾干。

注意：①适当打开柱底部的螺旋夹，将树脂与水混悬后倒入柱中。在整个实验过程中，树脂柱中液面应高于树脂面，防止气泡进入树脂中，影响交换效果。②不同交换时间测定流出液 pH 的变化。③树脂抽干时用两层滤纸。

将晾干的树脂称重后放入烧杯中，加 14%的氨水 8～10 ml 湿润（使树脂充分溶胀又无过剩的水），加盖，静置 20 min，室外挥至无氨味，装入索氏提取器，以 150 ml 三氯甲烷连续回流提取生物碱约 1.5 h，中间注意检查生物碱是否已被提取完全。停止实验后，将树脂回收，提取液置 500 ml 锥形瓶中保存。

树脂再生：使用过的树脂用蒸馏水洗去杂质并抽干。然后以 2 mol/L 盐酸浸泡后装柱，使酸液通过树脂进行交换，再用水洗去酸液。接着再用 1～2 mol/L 氢氧化钠（或氯化钠）进行交换，再用水洗去碱液，复用 2 mol/L 盐酸浸泡后通过树脂，用水洗去酸液后即可再用，树脂不用时应加水保存在广口瓶中。

注意：①请在实验楼外挥散氨气。②索氏提取前缝制纸筒，然后将纸筒装入索氏提取器。③提取后树脂回收。④索氏提取器使用前后都不能用水洗涤。

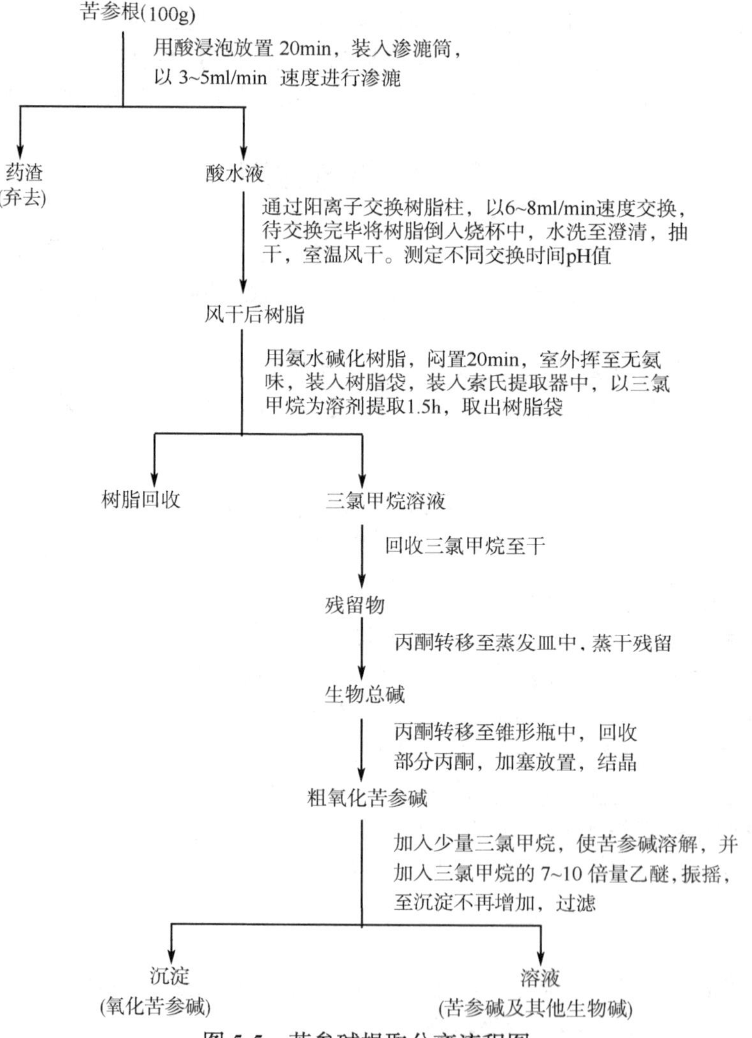

图 5-5　苦参碱提取分离流程图

3. 氧化苦参碱粗品的获得　三氯甲烷提取液加无水硫酸钠脱水，回收三氯甲烷至干，加少量丙酮转移至干燥的 50ml 锥形瓶中，回收部分丙酮，加盖放置，结晶，得氧化苦参碱粗品。

4. 氧化苦参碱的分离　将粗品氧化苦参碱加入少量三氯甲烷，振摇，至全部溶解。再加入三氯甲烷量 7～10 倍的乙醚，振摇，至沉淀不再增加，过滤，沉淀即为氧化苦参碱。

5. 层析鉴定

硅胶层析

(1)层析板：硅胶 H 中加 2%氢氧化钠按常规自制的硅胶 CMC-Na 硬板。

(2)样品：①分离的氧化苦参碱的三氯甲烷溶液，制成(1 mg/ml)。②分离氧化苦参碱后的溶液。

(3)对照品：①氧化苦参碱的三氯甲烷溶液(1 mg/ml)。②苦参碱的三氯甲烷溶液(1 mg/ml)。

(4)展开剂：三氯甲烷：甲醇：氨水(15：4：0.5)或三氯甲烷：甲醇(9：2)。

(5)显色剂：改良碘化铋钾试剂喷雾。

五、注意事项

(1)苦参粗粉过 10 目筛即可，不宜太粗或太细。

(2)树脂使用前应用水充分膨胀，否则交换效率低，重现性差。

(3)喷改良碘化铋钾试剂前薄层板上残留展开剂要挥干。

六、思考题

(1)苦参生物碱的提取分离方法还有哪些？同时注意实验成本、仪器、安全、环保等多因素思考。

(2)离子交换树脂分离苦参生物碱的基本原理是什么？

(3)为什么用氢氧化钠制硅胶板？

(4)树脂再生应注意什么问题？

（靳德军）

实验四十四　洋金花中生物碱的提取、分离、鉴定及含量测定

一、实验目的

(1)掌握莨菪烷型生物碱的提取分离方法及主要检识反应。

(2)掌握酸提碱沉法提取生物碱的原理及操作技术。

(3)掌握利用离子交换树脂除杂的方法。

(4)熟悉高效液相色谱法测定成分含量。

二、实验原理

莨菪碱与东莨菪碱能与酸成盐而溶于水，利用此性质可以用酸水将洋金花中的生物碱提取出来。生物碱盐在酸水中以离子形式存在，能与阳离子交换树脂上的氢离子交换而被吸附于树脂上，再将树脂碱化，生物碱即可游离，用有机溶剂洗脱得到总生物碱溶液，然后利用莨菪碱和东莨菪碱的碱性不同将两者分离，东莨菪碱结构中由于多一个含氧三元环，故碱性弱(K_b=3.5×10^{-7})；而莨菪碱的碱性较强(K_b=4.5×10^{-6})。因此，在莨菪碱和东莨菪碱的酸水溶液中加碳酸氢钠调节 pH 至弱碱性，东莨菪碱由于碱性弱，可以首先游离析出，转溶于与水不相混溶的有机溶剂中，莨菪碱仍和酸结合成盐留在水溶液中，达到二者分离之目的。

洋金花为茄科曼陀罗属植物百花曼陀罗（*Datura mete* L.）及毛曼陀罗（*Datura innoxiamill.*）的花。又名曼陀罗花、酒醉花等。味辛性温，有毒。具有定喘祛风、麻醉止痛之功。主治哮喘、惊痫、风湿痹痛等。还可作手术麻醉剂。《本草纲目》记载；“热酒调服三钱，少顷昏昏如醉，割疮炙火，而先服此，则不觉苦也。”民间将洋金花揉碎与烟丝或烟叶混合，做成卷烟，用其治疗老年性慢性气管炎哮喘，对缓解支气管平滑肌痉挛有明显疗效。

洋金花的主要成分为东莨菪碱，并含有少量的莨菪碱及微量其他生物碱。东莨菪碱为抗胆碱药，能解除平滑肌痉挛，抑制腺体分泌，扩大瞳孔。临床多用其氢溴酸盐作中药麻醉剂（配合氯丙嗪、哌替啶等），也可用洋金花总碱或氢溴酸东莨菪碱治疗精神病。近年应用东莨菪碱、阿托品治疗感染中毒性休克，效果良好。洋金花中主要成分的性质如下：

（1）东莨菪碱（hyosine or scopolamine）：黏稠状液体，其一分子水合物为结晶体，熔点 59℃，可溶于水，易溶于热水、乙醇、乙醚、氯仿、丙酮，难溶于四氯化碳、苯或石油醚、氢溴酸东莨菪碱为无色或白色结晶或白色颗粒状粉末，含三分子结晶水（$C_{17}H_{21}NO\cdot 4HBr\cdot 3H_2O$），微有风化性，对光敏感，熔点 195～200℃（无水物）。易溶于水，可溶于乙醇，微溶于氯仿，几乎不溶于乙醚。碱性较弱，不能与氯化汞生成氧化汞黄色沉淀。

（2）莨菪碱（hyoscyamine or atropine）：固体，熔点 108.5℃。莨菪碱溶于无水乙醇中，加 0.16%的氢氧化钠或 120℃加热 30min，经消旋化即可转变为阿托品。阿托品是长柱状结晶体，熔点 118℃。易溶于乙醇、氯仿，可溶于四氯化碳、苯，难溶于乙醚或热水，更难溶于冷水，几乎不溶于石油醚。硫酸阿托品为无色结晶或白色结晶状粉末，含有一份子结晶水，易风化，遇光易变质，熔点 190～194℃。极易溶于水，易溶于乙醇或甘油，难溶于氯仿、乙醚或丙酮等有机溶剂。碱性比东莨菪碱强，能与氯化汞生成黄色氧化汞沉淀。

三、仪器与材料

洋金花粗粉、0.5%盐酸水溶液、蒸馏水、磺酸氢型聚苯乙烯树脂、10%氨水、95%乙醇、乙醚、氯化汞试剂、发烟硝酸、氢氧化钾、钼酸铵、浓硫酸、改良碘化铋钾试剂等。

层析柱、烧杯、渗漉筒、索氏提取器、搪瓷盘、薄层色谱装置、紫外分光光度计、高效液相色谱仪等。

四、实验步骤

1. 提取和分离 （见图 5-6 洋金花中生物碱的提取和分离流程）用碳酸氢钠溶液调酸性溶液的 pH=7.5～8（pH 可用酸度计测量）（pH 稍大于 7，东莨菪碱即可游离出来而转溶于氯仿），加入氯仿萃取，每次用 15 ml，共提 3 次，各次提取液用薄层鉴定。氧化铝（180 目 Ⅰ 级）软板，二甲苯-丙酮-无水乙醇-二乙胺（50：40：10：0.6）展开，改良碘化铋钾显色，应为单一东莨菪碱斑点。合并单一东莨菪碱氯仿提取液，加无水硫酸钠脱水，过滤，减压回收氯仿，得油状物，即东莨菪碱。

将所得油状物溶于等量无水乙醇中。在冰浴冷却下滴加 48%氢溴酸溶液中和至刚果红试纸呈蓝色。然后于搅拌下缓缓加入约 3 倍量丙酮，使结晶开始析出为止，冰冻静置后过滤，可得氢溴酸东莨菪碱粗品，干燥后称量。测熔点，并与标准品混合，测混合熔点。

2. 鉴定

（1）化学检识

1）氯化汞反应：取少量硫酸阿托品及氢溴酸东莨菪碱分别置 2 支试管中，加入氯化汞乙醇溶液，可见阿托品生成黄色沉淀，加热后转为红色，东莨菪碱生成白色沉淀。

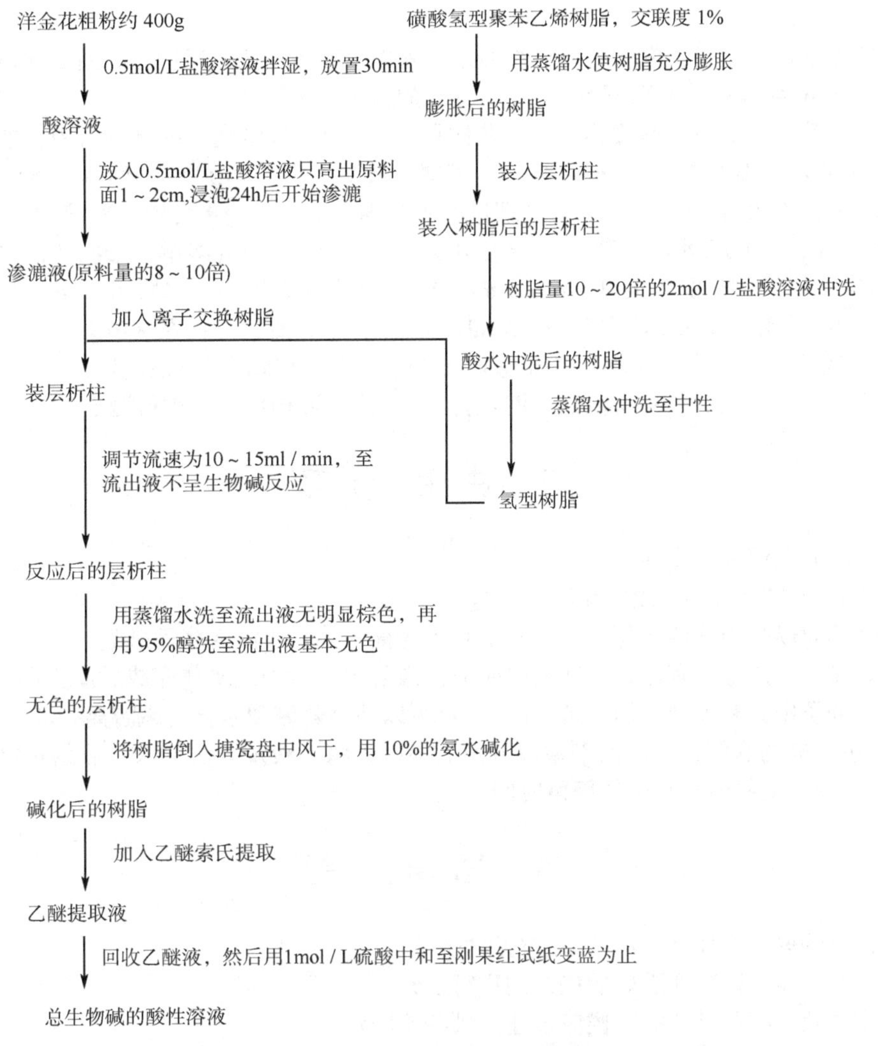

图 5-6　洋金花中生物碱的提取和分离流程

2) Vitali 反应：取东莨菪碱(或阿托品)10mg 置瓷皿中，加发烟硝酸 5 滴后，在水浴上蒸干，得白色残渣，冷却后加氢氧化钾乙醇液 2～3 滴及氢氧化钾一小粒，即呈深紫色，即而转为暗红色，最后褪色。

3) 与钼酸铵浓硫酸试剂反应：东莨菪碱与 5%钼酸铵的浓硫酸溶液加热反应，初生成黄色，继变为蓝色，阿托品不显色。

(2) 薄层鉴定

1) 吸附剂：中性氧化铝(Ⅱ～Ⅲ级 180 目)干板。

2) 展开剂：①二甲苯-丙酮-无水乙醇-二乙胺(50：40：10：0.6)；②氯仿-乙醇(19：1)；③氯仿-二乙胺(9：1)。

3) 样品：①东莨菪碱标准品；②自制东莨菪碱；③氢溴酸东莨菪碱标准品；④自制氢溴酸东莨菪碱。

4) 显色剂：改良碘化铋钾试剂。

3. 高效液相色谱法测定含量

(1) 色谱条件：采用 Hypersil BDS C_{18} 柱(4.6 mm×250 mm，5 μm)，流动相甲醇-水(40：60，水中含 0.02%乙酸钠、0.02%三乙胺、用冰醋酸调 pH 至 6.0)，流速 1.0 ml/min，检测波长 215 nm，

柱温室温。

(2) 对照品溶液的制备：称取适量氢溴酸东莨菪碱、硫酸阿托品对照品，用二次蒸馏水溶液溶解并定容于 25 ml 容量瓶，分别配置成 1.0 mg/ml 的对照品溶液。

(3) 供试品溶液的制备：精确称取洋金花样品约 0.1 g，置带塞子的锥形瓶中，准确加入浓氨水-乙醇-乙醚(4∶5∶10)溶液 9.5 ml，摇匀、密塞，放置过夜(12 h)；常温下同一溶剂超声提取 2 次，每次 30min；倾出上清液，用乙醇处理过的脱脂棉过滤；残渣再各用提取液 10 ml 分次洗涤，合并滤液和洗液，于 60℃水浴上蒸干。残渣用 0.5 mol/L 硫酸 1 ml 溶解，二次蒸馏水洗涤，转移到分液漏斗中，用氯仿萃取 3 次(10 ml、5 ml、5 ml)，弃去氯仿层，水层用 0.5mol/L 氢氧化钠调节 pH=8～9，再用氯仿萃取 3 次(10 ml、5 ml、5 ml)，合并氯仿液，在水浴上蒸去氯仿，残渣用甲醇溶解，定容于 10 ml 容量瓶中，微孔滤膜(0.45 μl)过滤，即得供试品溶液。

(4) 测定：准确吸取对照品与供试品溶液各 10 μl 注入液相色谱仪进行测定。

五、注意事项

(1) 注意填装色谱柱的步骤。

(2) 调节 pH 时要小心滴加溶液以免调过。

(3) 渗漉的时候必须按照步骤进行，并防止渗漉筒因药材吸液膨胀而破裂。

(4) 安装须知：洋金花有毒，故在粉碎时应注意防尘，粉碎及操作完成后应立即洗手。

(5) 由于分子中具有酯键，易水解，pH=9 足可以使莨菪碱和东莨菪碱游离，pH 切不可过高，以尽量减缓生物碱的水解速度。溶剂萃取分离时最好先将溶液及氯仿加入分液漏斗中，然后再碱化、振摇，以减少生物碱在水中的停留时间。

六、思考题

(1) 碱化后的树脂为什么要加乙醚进行提取？

(2) 有没有可能选择其他更好的展开剂进行展开？

(3) 操作高效液相色谱仪的时候应该注意哪些问题？

(4) 提取洋金花生物碱的原理是什么？为什么在提取过程中要避免强碱和热？

(5) 根据成分结构性质，分析色谱结果。

（靳德军）

实验四十五 虎杖中蒽醌类成分的提取、分离和鉴定

一、实验目的

(1) 掌握羟基蒽醌类化合物的提取分离方法及主要检识反应。

(2) 掌握 pH 梯度萃取法的原理及操作技术。

(3) 熟悉利用溶剂的极性不同分离脂溶性和水溶性成分的方法。

(4) 了解蒽醌化合物的一般性质。

二、实验原理

本品为蓼科植物虎杖 *Polygomum cuspidatum Sieb.*et Zucc.的干燥根茎和根。别名花斑竹、酸筒杆、酸汤梗、川筋龙等，春、秋二季采挖，除去须根，洗净，趁鲜切短段或厚片，晒干。本品多为圆柱形短段或不规则厚片，长1～7cm，直径0.5～2.5cm。外皮棕褐色，有纵皱纹及须根痕，切面皮部较薄，木部宽广，棕黄色，射线放射状，皮部与木部较易分离。根茎髓中有隔或呈空洞状。质坚硬。气微，味微苦、涩。功能与主治：祛风利湿、散瘀定痛、止咳化痰。用于关节痹痛、湿热黄疸、经闭、咳嗽痰多、水火烫伤、跌扑损伤、痈肿疮毒。

主要化学成分如下：根和根茎含游离蒽醌及蒽醌苷，主要为大黄素（emodin）、大黄素甲醚（physcion）、大黄酚（chrysophanol）、蒽苷（anthraglycside）A 即大黄素甲醚 8-O-β-D-葡萄糖苷（physcion -8-O-β-D -glucoside）、蒽苷（anthraglycoside）B 即大黄素 8-O-β-D 葡萄糖苷（emodin-8-O-β-D-glucoside）、迷人醇（fallacinol）、6-羟基芦荟大黄素（citreorsein）、大黄素-8-甲醚（questin）、6-羟基芦荟大黄素-8-甲醚（questinol）等；还含芪类化合物：白藜芦醇（resveratrol）即是3，4′，5-三羟基芪（3，4′，5-tri-hydroxystilbene）、虎杖苷（polydatin）即白藜芦醇-3-O-β-D-葡萄糖苷（reveratrol-3-O-β-D-glucoside）；又含原儿茶酸（protocate-chuic acid）、右旋儿茶精（catechin）、2，5二甲基-7-羟基色酮（2，5-dimethy-7-hydroxychromone）、7-羟基-4-甲氧基-5 甲基香豆精（7-hydroxyl-4-methoxy-5-methyl coumarin）、2-甲氧基-6-乙酰基-7-甲基胡桃醌（2-methoxy-6-acetyl-7-methyljuglone）、决明蒽醌-8-葡萄糖苷（torachrysone-8-O-*D*-glucoside）、β-谷甾醇葡萄糖苷（β-sitosterol glucoside）以及葡萄糖（glucose）、鼠李糖（rhamnose）、多糖、氨基酸和铜、铁、锰、锌、钾及钾盐等。

三、仪器与试药

虎杖粗粉、乙醚、乙醇、活性炭、5%碳酸氢钠、甲醇、Gibbs 试剂、0.5%醋酸镁甲醇溶液、大黄酸、大黄素、芦荟大黄素、大黄酚和大黄素甲醚对照品等。

水浴锅、回流提取装置、烧杯、分液漏斗、薄层色谱装置等。

四、实验步骤

1. 提取和分离 虎杖中蒽醌类成分的提取和分离流程如图5-7所示。

2. 主要化学成分的鉴定

（1）虎杖中苷的检识反应

1）三氯化铁反应：取样品数毫克，溶于0.5 ml乙醇中，滴加1%三氯化铁溶液数滴，凡有酚羟基者呈蓝、绿等色。

2）Glibbs 反应：取样品数毫克，加乙醇1 ml溶解，加氨水数滴调pH至9～10，再加新配置的Gibbs 试剂数滴，凡酚羟基对位无取代者呈蓝色或绿色。

3）香草醛反应：取样品数毫克，加乙醇1 ml溶解后，加香草醛盐酸试剂，凡有间苯二酚或间苯三酚结构者呈红色。

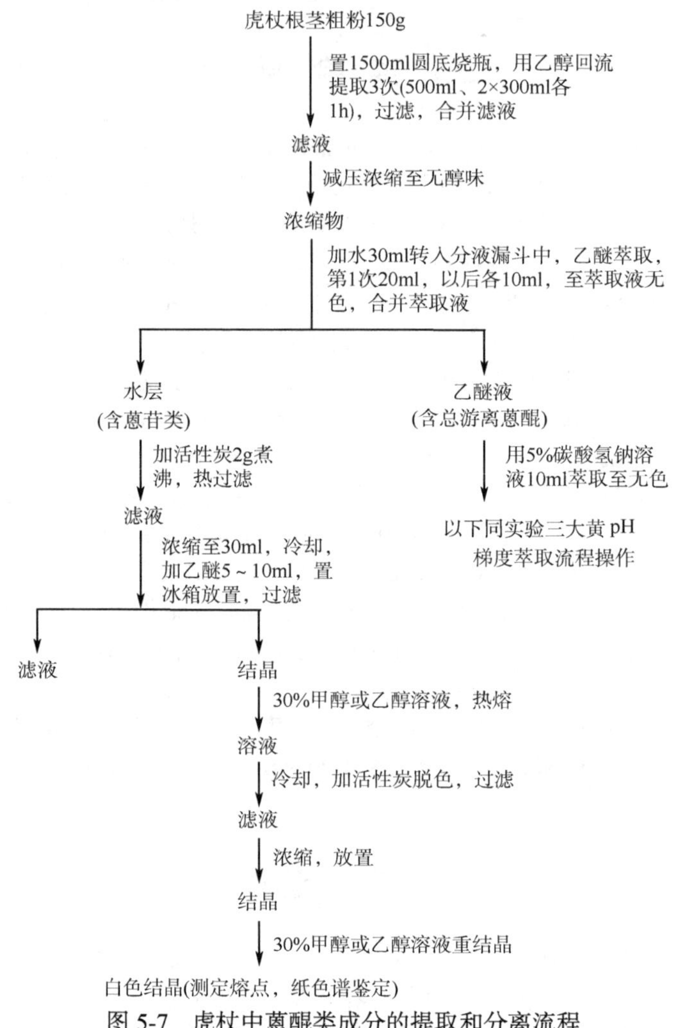

图 5-7 虎杖中蒽醌类成分的提取和分离流程

4) 重氮盐反应：取样品数毫克，加 5%碳酸钠溶液 0.5 ml。滴加新配的重氮盐试剂 1～2 滴，凡酚羟基临位或对位无取代者呈红色。

(2) 羟基蒽醌类化合物检识反应：Borntrager 反应：取样品数毫克，加乙醚溶解，将乙醚液用玻璃棒点于纸片上，喷洒 10%氢氧化钾水溶液，羟基蒽醌类就呈黄色、橙色、红色荧光。

3. 蒽醌类化合物的薄层色谱鉴别

(1) 薄层板：硅胶 G-CMC-Na 板。

(2) 点样：总蒽醌苷元的三氯甲烷溶液及各对照品三氯甲烷溶液。

(3) 展开剂：石油醚-乙酸乙酯-甲酸（15∶5∶1）上层溶液。

(4) 展开方式：上行展开。

(5) 显色：在可见光下观察，记录黄色斑点出现的位置，然后喷 5%醋酸镁甲醇溶液显色。

(6) 观察记录：记录图谱并计算 Rf 值。

五、注 意 事 项

(1) 乙醇回流提取时，注意控制温度不要过高。

(2) 注意抽滤方法及滤纸的剪裁。

(3) 使用分液漏斗时要按使用要求进行振摇。
(4) 用不同碱液萃取时，碱水层为下层，应以下层碱水层色淡为准。
(5) 滴加盐酸时，应随时搅拌，以避免局部溶液的酸性过高。

六、思　考　题

(1) 虎杖中 5 种羟基蒽醌类化合物的酸性和极性大小应如何排列？为什么？
(2) 梯度 pH 萃取法的原理是什么？适用于哪些中药化学成分的分离？
(3) 试分析薄层色谱图谱中各羟基蒽醌类成分的结构与 Rf 值的关系。

（靳德军）

第二章　设计性实验

实验四十六　中草药成分预实验

一、实 验 目 的

(1)学习中药化学成分的预实验方法及原理并自行设计某药材的化学成分预实验。

(2)掌握中药预实验的程序及结果的判断。

二、实 验 原 理

中草药中的化学成分比较复杂，种类很多，因此在着手研究一个中草药的有效成分时，首先要知道该中草药中大致含有哪些类型的化学成分，以便确定即将进行的研究工作的方式方法。检查中草药化学成分的方法很多，主要可归纳为两类：一类是系统预试法，即对一个中草药做各类成分的检查，这样一般要做十多种或更多的化学成分的预实验；另一类是单项预试法，即根据工作的需要，有重点地检查某类成分，定向的寻找某类化学成分。例如为了寻找强心药物，可利用强心苷的特征性化学反应(或药理作用)，从多种中草药中检查强心苷的存在情况；为寻找合成甾体激素的原料(甾体皂苷或其苷元)，就要建立简便的对甾体皂苷及其苷元的预实验方法等。

根据预实验的结果，判断可能含有哪些类型的化学成分，然后按照所含化学成分的性质，设计此类成分提取和分离的具体方法。

预实验方法的基本要求是简便而快速，并且要有尽可能的正确性。

系统预试和单项预试的基本原理基本相似，首先制备供试液，然后进行各类成分的检识。制备供试液主要是利用各类化学成分在不同溶剂中的溶解度不同分成数个部分，如水溶性、醇溶性及石油醚溶解部分。有时还可结合化合物的酸碱性不同，采用酸或碱处理，使其再细分为含酸性、含碱性及含中性的化合物部分。如欲进一步了解预试的结果，也可根据化合物极性大小和分配系数不同采用吸附薄层层析或纸层析进行观察。

制成供试液后就可分别进行各类成分的检识，根据检出结果确定药材中可能含有哪些类型的化学成分。

三、仪器与材料

水浴锅，试管，滤纸片，薄层板，漏斗，旋转蒸发仪，研钵，分液漏斗，小三角瓶，烧杯。

乙醇，甲醇，盐酸，石油醚，金边龙舌兰，决明子，白鲜皮，苦杏仁，黄连，Molish 试剂，异羟肟酸铁反应试剂，改良碘化铋钾试剂，醋酐，浓硫酸，三氯化铁试剂，氢氧化钾，苦味酸试纸条，碳酸钠。

四、实 验 方 法

1. 预实验溶液的制备　在进行预实验时，首先要对样品进行提取，且使得提取液中尽可能包含多种待测成分。目前常用的提取方法是使用水和乙醇(或甲醇)，可以将大多数常见植物化学成分提取出来供实验用。预实验时，样品溶液的一般制备方法如下：

(1)水浸液：取植物粉末 5 g，加 50 ml 蒸馏水，在 50～60℃的水浴上加热约 1h 后过滤。此滤液即可在试管及滤纸片(或薄层板)上作糖、多糖、有机酸、皂苷、苷类、酚类、鞣质、氨基酸、蛋白质、生物碱等项预实验。

(2)乙醇提取液：取植物粉末 5 g，加 50 ml 95%乙醇，在水浴上回流 1h 后过滤，滤液即可进行酚类、鞣质、有机酸等项的预实验。其后将滤液(减压)浓缩至糖浆状，置于研钵中，用少量 5%稀盐酸溶液碾溶，取此稀盐酸水溶液进行生物碱的预实验。原来糖浆复以少量乙醇溶解，其溶液可进行黄酮体、蒽醌、酚类、苷类、有机酸、香豆素、萜类以及萜内酯类化合物、甾体化合物等项预实验。

若被试植物为树叶，其中含很多叶绿素，应尽量先将叶绿素除去，才不致妨碍预实验结果的判断。方法是将醇提取液稀释成含醇量约 70%浓度的溶液，倒入分液漏斗，再加等体积的石油醚或汽油振摇，使叶绿素转移到上层石油醚溶液中。分出下层 70%乙醇提取液，减压抽干呈糖浆状，再作上述预实验。

2. 实验用药材(可购买或直接采集)　①金边龙舌兰：皂苷，甾体；②决明子：羟基蒽醌类；③白鲜皮：内酯类；④苦杏仁：生氰苷；⑤黄连：生物碱；⑥自由选材：可含多类成分。

3. 样品制备(需自行设计)

(1)龙舌兰水提取液：称取适量的金边龙舌兰叶片自行设计、安排合理的提取方法进行：泡沫实验和 Molish 反应实验。

(2)龙舌兰乙醇提取液：称取适量的金边龙舌兰叶片自行设计、安排合理的提取方法，并用石油醚萃取 1 次(用量为下层的 30%左右)，留石油醚层进行甾体鉴别预实验。

(3)决明子乙醇提取液：称取适量的决明子粉自行设计、安排合理的提取方法进行（蒽醌)碱性实验。

(4)白鲜皮乙醇提取液：称取适量的白鲜皮粉自行设计、安排合理的提取方法进行内酯类的异羟肟酸铁反应和生物碱斑点反应。

(5)黄连乙醇提取溶液：称取适量的黄连粉自行设计、安排合理的提取方法进行生物碱斑点反应。

(6)自选药材提取溶液：称取适量的自选药材自行设计、安排合理的提取方法，根据药材可能含有的成分自行选择鉴别方法。

4. 显色反应及鉴别反应　显色反应和鉴别反应是有区别的：鉴别反应阳性结果表明样品中可能存在有某种结构类型的物质，而显色反应除具备鉴别反应的这一特征外，另外尚表示在层析板的某位置上存在有某种物质，是薄层层析时辨别物质分离与否的鉴别方法。如常用的碘蒸气显色，通用试剂显色等方法。

(1)生物碱：碘化铋钾实验：取样品液点样于薄层板上，稍候待溶剂蒸发，喷洒碘化铋钾试剂，应显(橙)红色斑点。

(2)甾体、三萜、苷类

1)泡沫反应：取样品溶液约 1～2 ml 置于试管内，激烈振摇，泡沫特别显著，在试管内能持续 10 min 以上。如果产生持久性泡沫，表明样品中可能含有皂苷类成分。

注意：高级脂肪酸盐、蛋白质或黏液也会产生泡沫。

2)α-萘酚反应(Molish reaction)：取样品溶液(约 1 ml)置试管内，加入α-萘酚试液数滴并振摇，然后再沿试管壁滴加少量浓硫酸(约 0.5～1 ml，勿振摇)，两层接触面处应产生紫红色环，表明有还原糖存在或样品此时产生了还原糖。

此反应是糖类、多糖或苷类等与浓硫酸作用生成糠醛或其衍生物，然后再与α-萘酚作用产生紫红色缩合物。反应很灵敏，所以有微量滤纸纤维或中草药粉末存在于供试样本中，均能发生颜色反应。

3) 醋酐—浓硫酸反应(liebermann-burchard reaction)

取样品溶液约 5～10 ml 水浴蒸干，用 0.5～1ml 醋酐溶解(悬浮)并转移至试管内(保持干燥环境，勿使水或水汽进入)，滴加 1 滴浓硫酸。试管颜色逐渐由黄—(红—紫—蓝)—污绿进行变化，则表示有甾醇、甾体皂苷的苷元及三萜类化合物。其中甾体化合物颜色变化较快，而三萜类化合物相应颜色变化较慢。

(3) 酚性物质：三氯化铁反应：样品溶液如为酸性，即可直接进行检查。如为碱性，可加醋酸酸化后再滴加三氯化铁试剂。蓝、墨绿或蓝紫色，证明可能含有酚类或鞣质。没食子酸系统的鞣质呈蓝色，而儿茶酚系统的鞣质呈绿色。酚类化合物在纸片上单独用三氯化铁显色时灵敏度较差。

(4) 蒽醌类：碱性实验(Borntrager reaction)：取样品溶液约 2 ml 置于试管中，缓缓加入 10%氢氧化钾溶液，若溶液颜色加深(一般多呈现橙、红、紫红及蓝色)，表明其中可能含有羟基蒽醌类物质。

(5) 内酯类：异羟肟酸铁反应：取样品溶液约 1～2 ml，滴加 2 滴盐酸羟胺溶液，再滴加 3～4 滴 10%氢氧化钾溶液，水浴(80℃)加热 3～5 min。冷却后，稀盐酸酸化反应液，滴加三氯化铁试剂，溶液呈红色(棕红，樱红色)表明含有内酯类成分。

(6) 生氰苷类：取苦杏仁粉约 0.5～1 g 于试管内，加入约 1～2 ml 2%硫酸溶液浸润样品，管口处悬挂一苦味酸试纸条(悬挂前用 1 滴 10%碳酸钠溶液浸润)，盖紧管口，置于通风橱内水浴(80℃)锅上。试纸条变红(棕红)，表明有氢氰酸放出。

五、注 意 事 项

(1) 过去预实验的方法多采用试管方法，但由于植物提取液大多数颜色较深，在试管内观察颜色变化常发生困难和易产生歧义。随着色谱技术的发展和推广，采用滤纸片或薄层板做斑点鉴别反应的方法逐渐成熟起来。即将被鉴别样品的提取液用毛细管点样于滤纸或薄层板上，然后或浸泡或喷洒显色试剂于滤纸(或薄层板)上，观察其颜色变化并做好记录。这种方法也可用于一些简单的合成反应，如被检测物质的乙酰化可以很方便地在薄层板上进行。

(2) 在利用滤纸或硅胶薄层板进行预实验时，还可进一步采用纸层析或薄层层析的操作，即将点样斑点做初步展开后再喷洒各类显色剂。这样操作后，往往可以削弱杂质(如色素)对反应的干扰，使灵敏度得到相应提高。另外除了通过显色反应能鉴别各种类型的成分外，还有可能反映某类成分的组成情况。如检查生物碱时，不仅能了解样品中是否含有生物碱，还能了解样品中大致含有几种生物碱。薄层层析比纸层析展开的时间短，操作方便，更适用于预实验工作。

(3) 由于植物体内许多成分含量很低，尤其是某些具有生理活性的物质的含量极低，如美登素在原植物中仅含千万分之二，运用一般预实验的方法是很难发现的。同时在中草药有效成分的研究工作中，还会发现一些新类型的化学成分，靠目前一些预实验方法是无法预检的。因此要完全肯定或否定某类化学成分，往往需要作进一步的研究工作。

六、思 考 题

(1) 如何才能提高预实验的准确性?

(2) 中药化学成分预实验有何意义? 在判断预实验结果时应注意哪些问题?

(靳德军)

实验四十七 芦丁的提取及鉴定

一、实验目的

(1)设计芦丁的提取与精制方法。

(2)对芦丁进行一般性质的化学鉴别。

(3)按照色谱技术设计对糖的检测。

二、实验原理

芦丁(rutin)广泛存在于植物界中，现已发现含芦丁的植物至少在70种以上，如烟叶、槐花、荞麦和蒲公英中均含有。尤以槐花米(为豆科植物槐树 *Sophora japonica* L 的未开放的花蕾，芦丁含量高达12%～20%。)和荞麦中含量最高，可作为大量提取芦丁的原料。芦丁具有维生素P样作用。有助于保持及恢复毛细血管的正常弹性，主要用作防治高血压病的辅助治疗剂(但不能降压)，亦可用于对防治因缺乏芦丁所致的其他出血症。多作口服，也可作注射用。芦丁是由槲皮素(quercetin)3 位上的羟基与芸香糖脱水缩合成苷，芸香糖(rutinose)为葡萄糖(glucose)与鼠李糖(rhamnose)组成的双糖。

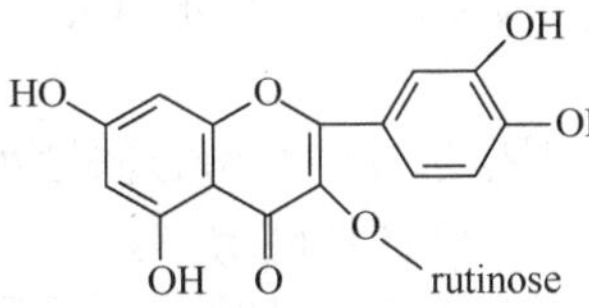

HO OH OH O OH O O rutinose

$C_{27}H_{30}O_{16}\cdot 3H_2O = 664.6$

芦丁单体为浅黄色粉末或极细的针状结晶，含有三分子的结晶水，熔点为174～178℃，无水物188～190℃。溶解度为冷水中1∶10 000，热水中1∶200，冷乙醇1∶650，热乙醇1∶60，微溶于丙酮、乙酸乙酯、不溶于苯、乙醚、三氯甲烷、石油醚，溶于碱水呈黄色。

提取芦丁的方法很多，目前我国多采用碱提取—酸沉淀方法，这个方法的提取原理是依据芦丁结构中含有酚羟基，显弱酸性，能与碱反应生成盐而溶于水中，向此盐溶液中加入酸，则芦丁游离析出沉淀。并利用芦丁在冷水和热水中的溶解度差异进行重结晶精制。芦丁的提取和分离亦可利用其极性采用溶剂提取、色谱分离等方法。在了解芦丁的性质以后同学们可以采用自己喜欢的方法并在充分调研和论证的基础上安排提取分离。芦丁的水解多采用酸水解方法，可通过酸水解或者其他水解方法得到苷元(槲皮素)和糖，并可通过薄层色谱法或纸色谱法进行糖的检识。酸水解原理如下：

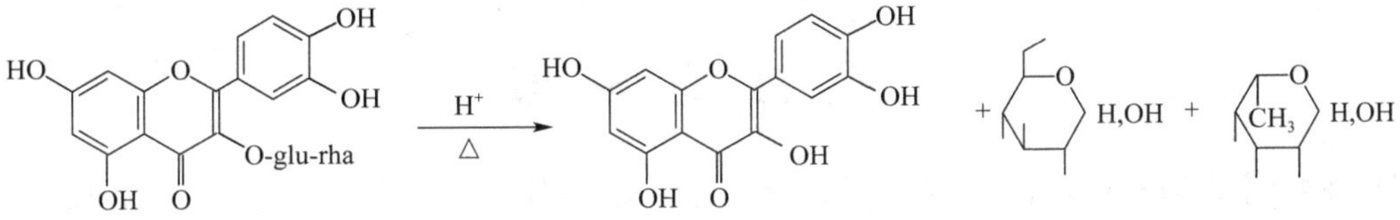

HO OH OH O O-glu-rha OH O $\xrightarrow[\triangle]{H^+}$ HO OH OH O OH OH O + H,OH + CH_3 H,OH

三、仪器与材料

烧杯(100、250、500、1000 ml)，圆底烧瓶(250 ml)，电热套或电炉，球形冷凝器，玻璃漏斗，抽滤瓶，布什漏斗，三角瓶(100 ml)，培养皿，试管，色谱缸，滤纸，毛细管，铁架台，天平等。

槐花米，氧化钙，盐酸，硫酸，乙醇，氢氧化钡，镁粉，正丁醇，醋酸，葡萄糖、鼠李糖对照品，邻苯二甲酸-苯胺试剂，α-萘酚试液，2%二氯氧锆的甲醇溶液，2%柠檬酸的甲醇溶液等。

四、实 验 步 骤

1. 芦丁的提取、分离、精制 在实验课之前讨论并制定好方案。要求：在了解芦丁的性质以后充分进行文献调研，在现有实验条件的基础上，或者容易购买到的、能快速解决实验条件的基础上自行设计提取分离方法，要求方法适当、时间可行、结果可见(即得到足够量的精制芦丁以备下列实验使用)。

2. 芦丁的鉴定 取提取到的芦丁 3～4 mg，加乙醇 5～6 ml 使溶，分成 3 份做下述实验：

(1) 盐酸-镁粉反应：取上述溶液 1～2 ml 于试管中，加 2 滴浓盐酸，再酌加少许镁粉，注意观察颜色变化情况。

(2) 锆盐-柠檬酸反应：取上述溶液 1～2 滴，再用乙醇稀释至几乎无色，取 1～2 ml 于试管中然后滴加 1～2 滴 2%二氯氧锆的甲醇溶液，注意观察颜色变化情况，再继续向试管中加入 2%柠檬酸的甲醇溶液，并详细记录颜色变化情况(可以做一空白实验以便证实是否为溶液稀释褪色)。

(3) α-萘酚反应(Molish 反应)：取上述溶液 1～2 ml 于试管中，然后再加等体积的 10% α-萘酚乙醇溶液，摇匀，沿管壁滴加浓硫酸，注意观察两液面产生的颜色变化。

3. 芦丁水解后糖与苷元的鉴定

(1) 芦丁水解。方法设计：根据芦丁的性质自行设计芦丁水解方法，水解后把芦丁苷元(槲皮素)用乙醇溶解少量，然后做α-萘酚反应来验证是否水解完全。亦可通过锆盐-柠檬酸反应验证槲皮素 3 位羟基是否游离。

(2) 糖的鉴定。糖浓缩液的制备：根据选择的水解方法把水解后含有糖的水解母液进行浓缩作为供试液以备点样用，要求供试液中尽量少含其他杂质。

如酸水解后可做如下处理：将水解母液 10 ml 小心用氢氧化钡细粉(亦可用其悬浮液)中和至中性(由于水解母液中仍残存少量槲皮素，故滴定终点时由于钡离子的过量溶液会迅速变黄。)，滤出生成的硫酸钡，滤液小心浓缩至小体积(约 1～2 ml，此时注意防止炭化)，加 2～3ml 乙醇溶解，作为糖鉴别的供试液。

利用现有材料如培养皿、试剂瓶盖、滤纸和剪刀等自制一套径向纸色谱展开装置，将圆形滤纸按 90 度划分成四等分，取供试液以划线方式点于圆形滤纸的圆心四周两个对角线区域的起始线上，并用葡萄糖、鼠李糖对照品溶液同样以划线方式点于圆形滤纸的圆心四周另外两个对角线区域的起始线上(注意点样一定要细，否则实验会失败)，以正丁醇：醋酸：水(4：1：5)上层溶液做径向展开。显色剂：邻苯二甲酸-苯胺，喷洒后在 105℃下加热数分钟直至显色。观察结果并记录其 Rf 值。

本实验亦可用向上展开的方式用滤纸条进行纸色谱鉴别。

五、注 意 事 项

(1) 在接到实验任务以后首先查阅相关资料进行文献调研，分析和总结前人经验，找出影响实验的关键因素以便设计时重点关注。

(2) 设计实验方案时要考虑实验的可行性，如实验学时是否够用，实验是否可以间断，结果能否出现，实验条件是否易得，实验原理是否得当等。

(3) 做锆盐柠檬酸反应时在样品溶液中加入 2%二氯氧锆的甲醇溶液之后，如溶液呈黄色可能有 C_3—OH 或 C_5—OH。如再加入 2%柠檬酸甲醇溶液，黄色不褪示有 C_3—OH；如黄色减退，示无 C_3—OH，但有 C_5—OH(上述两种条件下生成的锆络合物因对酸的稳定性不同，其中 C_3—OH，

4-酮基络合物稳定性大于 C_5—OH，4-羰基的络合）。

六、思　考　题

(1) 黄酮类化合物有哪些提取方法？

(2) 芦丁酸水解常用什么酸？如果选用硫酸做水解为什么比用盐酸水解后处理更方便？

(3) 纸色谱的原理是什么？解释化合物结构与 Rf 值的关系。

（靳德军）

第六篇　药剂学实验

第一章　综合性实验

实验四十八　乳剂的制备

一、目 的 要 求

(1)掌握乳剂的一般制备方法及乳剂类型的鉴别。
(2)掌握混合乳化剂的使用及 HLB 值的计算。
(3)了解离心分光光度法在评价乳剂物理稳定性研究中的应用。

二、实 验 原 理

乳剂是指一种或一种以上的液体以小液滴的形式分散在另一种不相混溶的液体连续相中所形成的非均相分散体系。制备时加乳化剂，通过外力做功，使乳剂形成。乳剂的类型有水包油(O／W)型和油包水(W／O)型等。一般认为乳化剂吸附在界面上，以减小界面张力，使乳剂稳定。

乳剂的类型主要取决于乳化剂的种类、性质及两相体积比。制备乳剂时应根据制备量和乳滴大小的要求选择设备。小量制备多在乳钵中进行，大量制备可选用搅拌器、乳匀机、胶体磨等器械。制备方法有干胶法、湿胶法或直接混合法。乳剂类型的鉴别，一般用稀释法或染色法。

乳剂的分散液滴一般为 0.1～100μm，微小液滴表面积大，表面自由能大，因而具有热力学不稳定性，乳剂的破坏是其必然结果，只是方式与时间上的差异而已。乳剂的物理不稳定性表现为分散液滴可自动由小变大或分层等，其每种形式都是乳剂稳定性发生改变的表征。本实验采用离心法加速乳剂的分层，由于不同处方组成的乳剂在相同的离心条件下乳滴合并或分层速度不同，因而利用离心加速法观察乳剂的物理稳定性，为筛选处方及选择最佳工艺条件提供科学依据。

通常对特定的乳化物要求适宜的 HLB 值，HLB 值可通过如下公式计算：

$$\mathrm{HLB}_{混}=\frac{\mathrm{HLB}_1\cdot W_1+\mathrm{HLB}_2\cdot W_2+\cdots+\mathrm{HLB}_n\cdot W_n}{W_1+W_2+\cdots+W_n}$$

式中 HLB_1、$\mathrm{HLB}_2\cdots\mathrm{HLB}_n$ 分别为各乳化剂的 HLB 值，W_1、W_2、…、W_n 则分别为各乳化剂的质量。

三、仪器与试剂

研钵，刻度试管，试剂瓶，离心机，显微镜，具塞试管，恒温水浴锅，天平等。

液状石蜡，聚山梨酯 80，司盘 80，阿拉伯胶，植物油，氢氧化钙，5%苯乙酯醇溶液，蒸馏水等。

四、实验步骤

1. 用阿拉伯胶为乳化剂

【处方】

植物油	7.8 ml
阿拉伯胶粉	1.9 g
5%羟苯乙酯醇溶液	0.1 ml
蒸馏水	适量
共制成	30 ml

【操作】

(1) 干胶法

1) 取植物油置干燥研钵中，加阿拉伯胶粉研磨均匀。按油：水：胶(4：2：1)的比例，首次加入蒸馏水 3.9 ml，迅速向一个方向研磨，直至产生“劈裂”的乳化声，即成初乳。

2) 用适量蒸馏水与初乳混合，定量转移至刻度试管中，加入 5%羟苯乙酯乙醇溶液，加水至 30 ml，搅匀即得。

(2) 湿胶法：取蒸馏水 3.8 ml，加入阿拉伯胶粉，搅拌制成胶浆，至研钵中，作为水相；再将植物油分次加入水相中，边加边研磨，成初乳，将羟苯乙酯乙醇溶液加入，最后加水至 30 ml，研磨均匀即成乳剂。

(3) 显微镜法观察乳滴形态：取上述制备的乳剂少许置载玻片上，加盖玻片后在显微镜下观察乳滴形态和大小。

【注意】

(1) 干胶法简称干法，适用于乳化剂为细粉者，在制备初乳时，要根据油相的性质确定油、胶、水的比例，如油相为植物油时，油：水：胶的比例为 4：2：1，油相为挥发油时，油：胶：水的比例为 2：2：1。湿胶法简称湿法，所用的乳化剂可以不是细粉，但预先应能制胶浆，初乳中油：水：胶的比例同干胶法。

(2) 制备初乳时，干法应选用干燥乳钵，油相与胶粉(乳化剂)充分研匀后，按比例一次加水，迅速沿同一方向旋转研磨，否则不易形成 O/W 型乳剂，或形成后也不稳定。

(3) 在制备初乳时添加水量过多，则外相水液的黏度较低，不利于油分散成油滴，制得的乳剂也不稳定，易破裂。

(4) 在制备时，必须待初乳形成后，方可加水稀释，否则不易形成均匀乳剂。

(5) 在使用合成乳化剂时，可不考虑混合顺序，将油相、水相、乳化剂混合后，剧烈搅拌或震摇即可制成稳定的乳剂。

(6) 镜检时要分清乳滴和气泡。

2. 石灰擦剂的制备

【处方】

植物油	10 ml
饱和氢氧化钙溶液	10 ml

【操作】

量取植物油和饱和氢氧化钙溶液各 10 ml，置具塞试管中，用力振摇至乳剂生成。用染色法鉴别乳剂的类型。

【注释】

植物油中含有脂肪酸，它与氢氧化钙发生皂化反应，生成钙肥皂作为乳化剂，再乳化植物油而制成 W/O 型乳剂。凡是含有脂肪酸的植物油均可用此法制备乳剂。

3. 乳化植物油所需 HLB 值的测定

【处方】

植物油　　5 ml

混合乳化剂（司盘 80 与吐温 80）　　0.5 g

蒸馏水　　加至 10 ml

【操作】

(1) 用司盘 80（HLB 值为 4.3）、吐温 80（HLB 值为 15.0）配成 6 种混合乳化剂，使其 HLB 值分别为 4.3、6.0、8.0、10.0、12.0 和 14.0。计算各单个乳化剂的用量（g），并填入表 6-1 中。

表 6-1　混合乳化剂中各乳化剂的用量

乳化剂	混合乳化剂的 HLB 值(g)					
	4.3	6.0	8.0	10.0	12.0	14.0
吐温 80						
司盘 80						

(2) 取 6 只具塞刻度试管，各加入植物油 5 ml，再分别加入上述不同 HLB 值的混合乳化剂各 0.5 g，然后加蒸馏水至 10 ml，加塞，振摇 2 min，即成乳剂。将试管竖直放置，5、10、30 和 60 min 后，分别测量其水层高度，记录于表中，乳剂最稳定的处方所对应的 HLB 值即为乳化植物油所需的 HLB。

【注意】

(1) 测定植物油乳化所需 HLB 值时，6 支试管振摇的强度和时间应尽可能一致。

(2) 实验所用的植物油可为花生油、芝麻油等。

4. 乳剂类型的鉴别

(1) 稀释法：在试管中分别加入上述所得乳剂一滴，加入蒸馏水 5 ml，轻轻振摇，观察混合情况。能在水中分散均匀溶为一体者为 O/W 型乳剂，否则为 W/O 型乳剂。

(2) 染色法：用玻璃棒蘸取少许乳液，涂于载玻片上，分别用亚甲蓝溶液（水溶性色素，水性溶液）和苏丹红Ⅲ溶液（脂溶性色素，油性溶液）染色，并在显微镜下观察着色情况，使亚甲蓝均匀分散者为 O/W 型乳剂，使苏丹红Ⅲ均匀分散者为 O/W 型乳剂，由此可判断乳剂的类型。

五、实验结果和讨论

(1) 绘制显微镜下乳剂的形态图，并解释乳剂形成这种形态的原因。

(2) 将用不同 HLB 值乳化剂所制得的乳剂静止后测得的水层高度填于表 6-2。

表 6-2　不同 HLB 值乳化剂所得乳剂的稳定性

处方号	HLB 值	放置时间 (min)			
		5	10	30	60
1	4.3				
2	6.0				
3	8.0				
4	10.0				
5	12.0				
6	14.0				

(3)将上述所得乳剂类型记入表 6-3 中。

表 6-3　乳剂类型鉴别结果

	阿拉伯胶植物油乳		石灰植物油乳	
	内相	外相	内相	外相
亚甲蓝染色				
苏丹红Ⅲ染色				
用水稀释情况				
乳剂类型				

六、思　考　题

(1)乳化剂有哪几类?制备乳剂时应如何选择乳化剂?
(2)影响乳剂物理稳定性因素有哪些?如何制备与评价稳定的乳剂?
(3)石灰擦剂制备的原理是什么？它属于何种类型的乳化剂?

(张鹏威)

实验四十九　混悬剂的制备

一、目 的 要 求

(1)掌握混悬剂的一般制备方法。
(2)掌握沉降容积比的概念并熟悉测定沉降容积比的方法。
(3)了解混悬剂的稳定方法。

二、实 验 原 理

混悬剂(suspensions)系指难溶性固体药物以微粒状态分散于分散介质中形成的非均匀的液体制剂。混悬剂中药物微粒一般在 0.5～10 μm 之间，小者可为 0.1 μm，大者可达 50 μm 或更大。混悬剂属于热力学不稳定的粗分散体系，所用分散介质大多数为水，也可用植物油。

一个优良的混悬剂应具有下列特征：其药物微粒细小，粒径分布范围窄，在液体分散介质中能均匀分散，微粒沉降速度慢，沉降微粒不结块，结块的沉淀经轻微振摇可再分散成均匀的混悬液。

混悬剂中微粒直径较小，具有较大的表面积和较大的表面自由能，属于热力学不稳定系统。微粒有聚集成大颗粒的趋势，可加入表面活性剂等使体系稳定，其原理是表面活性剂可减小混悬剂微粒的界面能。表面活性剂又可作润湿剂，改善疏水性药物的润湿性。从而克服疏水微粒(质轻)因吸附空气而造成上浮现象。

混悬剂的沉降速度与多种因素有关，可用 Stoke's 定律表示：

$$V=\frac{2r^2(\rho_1-\rho_2)g}{9\eta}$$

式中，V 为沉降速度，r 为粒子半径，ρ_1 为粒子密度，ρ_2 为介质密度，η 为混悬剂的黏度，g

为重力加速度。

混悬剂微粒的沉降速度与微粒半径、混悬剂黏度的关系最大。通常用减小微粒半径，并加入助悬剂如天然高分子化合物、半合成纤维素衍生物等，以增加介质黏度来降低微粒的沉降速度。

混悬剂中微粒可因本身离解或吸附分散介质中的离子而荷电，具有双电层结构，即有 ζ-电势。由于微粒表面荷电，水分子可在微粒周围可形成水化膜，这种水化作用的强弱随双电层厚度而改变。微粒荷电使微粒间产生排斥作用，加之有水化膜的存在，阻止了微粒间的相互聚结，使混悬剂稳定。向混悬剂中加入少量的电解质，可以改变双电层的构造和厚度，会影响混悬剂的聚结稳定性并产生絮凝，形成网状疏松的聚集体。其特点是沉降速度快，沉降物体积大，沉降物易再分散，其物理稳定性好，此种混悬剂称絮凝混悬剂。疏水性药物混悬剂的微粒水化作用很弱，对电解质更敏感。亲水性药物混悬剂微粒除荷电外，本身具有水化作用，受电解质的影响较小。

混悬剂的配制方法有分散法与凝聚法。

分散法：系将固体药物粉碎成符合混悬微粒分散度要求后，再混悬于分散介质中。一般要加入适宜的稳定剂。亲水性药物先干研至一定细度，再加液研磨(通常一份固体药物，加 0.4～0.6 份液体为宜)；疏水性药物则先用润湿剂或高分子溶液研磨，使药物颗粒润湿，最后加分散介质稀释至总量。

凝聚法：将离子或分子状态的药物借助物理或化学方法在分散介质中凝聚成新相的方法。

混悬剂的质量评价主要考察其物理稳定性，一般包括沉降体积比、絮凝度测定和微粒大小的测定。

三、仪器与试剂

乳钵，量筒，刻度试管，吸管，显微镜。

氧化锌，甘油，甲基纤维素，沉降硫黄，乙醇，软肥皂，聚山梨酯-80，碱式硝酸铋，枸橼酸钠，蒸馏水。

四、实 验 步 骤

1. 氧化锌混悬剂的制备及沉降容积比的测定

【处方】 处方见表 6-4。

表 6-4　氧化锌混悬剂处方

处方号	1	2	3	4
氧化锌(g)	0.5	0.5	0.5	0.5
甘油(g)	—	4.0	—	—
甲基纤维素(g)	—	—	0.1	0.3
蒸馏水加至(ml)	10	10	10	10

【操作】

(1)处方 1、2 的配制：称取氧化锌细粉(过 120 目筛)，置乳钵中，分别加少量蒸馏水或甘油研成糊状，再各加少量蒸馏水或余下甘油研磨均匀，最后加蒸馏水稀释并转移至 10 ml 刻度试管中，加蒸馏水至刻度。

(2)处方 3、4 的配制：分别称取甲基纤维素 0.1 g 和 0.3 g，加入蒸馏水研成溶液后，加入氧化锌细粉，研成糊状，再加蒸馏水研匀，稀释并转移至 10 ml 刻度试管中，加蒸馏水至刻度。

(3)沉降容积比测定：将上述 4 个装混悬液的试管，塞住管口，同时振摇相同次数(或时间)后放置，分别记录 0、5、10、30、60、90、120 min 沉降物的高度(ml)，计算沉降容积比，结果填入表 6-6。根据表 6-6 数据，绘制各处方的沉降曲线。加甘油作助悬剂，会出现两个沉降面，这是因为甘油对小粒子的助悬效果好，而对大粒子助悬效果差造成的，观察时应同时记录两个沉降体积。

(4)用吸管小心从不同高度吸取少量混悬液，置于载玻片上，在显微镜下观察粒子的大小。

【注意】

(1)各处方配制时，加液量、研磨时间及研磨用力应尽可能一致。

(2)用于测定沉降容积比的试管，直径应一致。

(3)由于甘油为低分子助悬剂，助悬效果不很理想，研磨时力度、时间应保持一致，否则不易观察。

(4)各处方在定量转移时要完全。

2. 絮凝剂对混悬剂再分散性的影响

【处方】

(1)碱式硝酸铋　　1.0 g
　蒸馏水　　适量
　共制成　　10 ml

(2)碱式硝酸铋　　1.0 g
　1%枸橼酸钠溶液　　1.0 ml
　蒸馏水　　适量
　共制成　　10 ml

【操作】

(1)取碱式硝酸铋 2.0 g 置乳钵中，加少量蒸馏水研磨，加蒸馏水分次转移至 10 ml 试管中，摇匀，分成 2 等份，一份加水至 10 ml，为处方(1)；另一份加蒸馏水至 9 ml，再加 1%枸橼酸钠溶液 1.0 ml。两试管振摇后放置 2 h。

(2)首先观察试管中沉降物状态，然后再将试管上下翻转，观察沉降物再分散状况，记录翻转次数与现象。

【注意】 用上下翻转试管的方式振摇沉降物，两管用力要一致，用力不要过大，切勿横向用力振摇。

3. 疏水性药物混悬剂的制备

【处方】

硫磺洗剂的处方组成见表 6-5。

表 6-5 硫磺洗剂处方组成

处方号	1	2	3	4
沉降硫磺(g)	0.2	0.2	0.2	0.2
乙醇(ml)	–	2.0	–	–
甘油(g)	–	1.5	–	–
软皂液(ml)	–	–	1	–
聚山梨酯-80(g)	–	–	–	0.03
蒸馏水加至(ml)	10	10	10	10

【操作】 称取沉降硫磺置乳钵中，各处方分别按加液研磨法依次加入少量蒸馏水、乙醇、甘油、软皂液或聚山梨酯-80(加少量蒸馏水)研磨，再向各处方中缓缓加入蒸馏水至全量。振

摇，观察硫磺微粒的混悬状态，记录。

【注意】

(1) 为保证结果观察准确，硫磺称量要准确。

(2) 转移要完全。

4. 凝聚法制备硫磺洗剂

【操作】 取4%盐酸 (W/V) 与20%硫代硫酸钠 (W/V) 溶液各5 ml，置10 ml具塞试管中，振摇，观察硫磺存在的状态，记录。

五、实验结果和讨论

(1) 将沉降容积比测定结果填入表6-6。

表6-6 沉降容积比与时间的关系

时间 (min)	处方号							
	1		2		3		4	
	H_u	H_u/H_0	H_u	H_u/H_0	H_u	H_u/H_0	H_u	H_u/H_0
0								
5								
10								
30								
60								
90								
120								

注：H_0为混悬液的高度；H_u为沉降物的高度

(2) 根据表6-6数据，以H_u/H_0 (沉降容积比) 为纵坐标，时间为横坐标，绘制各处方沉降曲线，比较几种助悬剂的助悬能力。

(3) 记录碱式硝酸铋混悬剂2 h沉降物状态及再分散翻转次数，沉降物的状态。

1) 记录硫磺洗剂各处方的混悬情况，讨论不同润湿剂的稳定作用。

2) 记录分散法与凝聚法制备硫磺洗剂的混悬情况，讨论不同制备方法对制剂稳定性及分散状况的影响。

六、思 考 题

(1) 结合Stoke's定律解释氧化锌混悬剂不同高度的粒子大小和处方差异引起的沉降比差异。

(2) 凝聚法制备混悬剂在处方及工艺上有何要求？

(张鹏威)

实验五十 药物的增溶与助溶

一、目 的 要 求

(1) 掌握增溶与助溶的基本原理。

(2)了解影响药物增溶与助溶的因素。

(3)熟悉常见的增溶剂与助溶剂。

二、实验原理

增加疏水物质在水中的溶解度，此种作用称为增溶作用。助溶是指难溶性药物在水中，当加入第三种物质时能增加其溶解度，这种物质就称为助溶剂。助溶与增溶不同，其主要区别在于助溶加入的第三种物质是低分子化合物，而不是胶体电解质或非离子表面活性剂。增溶与助溶是药剂学中增加水中难溶性药物溶解度的常用方法。

常用的增加溶解度的物质是表面活性剂，称为增溶剂，被增溶的物质称为增溶质。对于以水为溶剂的药物，增溶剂的最适 HLB 值为 15～20。药物的增溶作用受诸多因素影响，如增溶剂的性质、增溶质的性质、增溶温度、增溶质的加入顺序等。

助溶是指难溶性药物与加入的第三种物质在溶剂中形成可溶性络合物、复盐或缔合物，以增加药物在溶剂中溶解度的过程。这第三种物质称为助溶剂。助溶剂可溶于水，多为低分子化合物，形成的络合物多为大分子。常用的助溶剂主要分为两大类：一类是某些有机酸及其钠盐，如苯甲酸钠，水杨酸钠，对氨基苯甲酸等；另一类是酰胺类化合物，如：尿素，烟酰胺、乙酰胺等。因助溶机理较复杂，许多机理至今尚不清楚，因此，关于助溶剂的选择尚无明确的规律可循，一般只能根据药物的性质选用与其能形成水溶性的分子间络合物、复盐或缔合物的物质。

如碘加碘化钾可形成络合物 KI_3，从而增加碘在水中的溶解度。咖啡因在水中的溶解度为 1∶50，加入苯甲酸后，可形成分子复合物苯甲酸钠咖啡因，溶解度增加至 1∶1.2，茶碱在水中的溶解度为 1∶120，与乙二胺形成氨茶碱后，溶解度增大为 1∶5。

研究表明，部分难溶性药物的溶解度的增加与助溶剂的用量呈直线关系，但有些药物这种规律不明显。多数助溶剂的用量可通过实验来确定。

三、仪器与试剂

烧杯，恒温水浴锅，量筒，分光光度计。

布洛芬，聚山梨酯-80，聚山梨酯-20，茶碱，乙二胺，烟酰胺，微孔滤膜器，蒸馏水。

四、实验步骤

1. 增溶剂对难溶性药物的增溶作用

(1)聚山梨酯-80 及其加入顺序对布洛芬增溶的影响

1)取蒸馏水 50 ml 于 100 ml 烧杯中，加布洛芬 50 mg，反复搅拌，放置约 15 min，观察并记录布洛芬的溶解情况。

2)取蒸馏水 50 ml 于 100 ml 烧杯中，加聚山梨酯-80 4 g，搅拌均匀后，加布洛芬 50 mg，反复搅拌，放置约 15 min，观察并记录布洛芬的溶解情况。

3)取蒸馏水 50 ml 于 100 ml 烧杯中，加布洛芬 50 mg，混匀，加聚山梨酯-80 4 g，反复搅拌，放置约 15 min，观察并记录布洛芬的溶解情况。

4)加布洛芬 50 mg 于 100 ml 烧杯中，加聚山梨酯-80 4 g，混匀，加蒸馏水 10 ml，反复搅拌，放置 15 min，观察并记录布洛芬的溶解情况。

(2)聚山梨酯的种类及温度对布洛芬增溶的影响

1)取蒸馏水 50 ml 两份，分别置于 100 ml 烧杯中，分别加聚山梨酯-20 和聚山梨酯-40 4 g，搅拌均匀后，加布洛芬 200 mg，反复搅拌，放置约 15 min，0.45 μm 微孔滤膜过滤，取滤液 0.5 ml，以蒸馏水稀释并定容至 100 ml，于波长 222 nm 下测吸收度(对照液为同量聚山梨酯，加水 50 ml，取 0.5 ml 稀释并定容至 100 ml)，分别计算药物溶解度。

2)取蒸馏水 50ml 两份，分别加聚山梨酯-80 4 g，搅拌均匀后，各加布洛芬 200 mg，分别于室温、50℃恒温搅拌约 15min，微孔滤膜保温过滤，取滤液 0.5 ml，以蒸馏水稀释并定容至 100 ml，同上法分别测吸收度，计算溶解度并与 1)结果相比较。

(3)注意事项

1)操作中各项条件应尽可能保持一致，如：加药量、搅拌强度和搅拌时间等。

2)增溶操作中，样品搅拌后应放置一段时间，以利于药物充分进入胶团。

3)保温过滤时应先将滤器加热到相同的温度，操作应迅速，避免温度下降布洛芬析出。

2. 助溶剂对难溶性药物的助溶作用

平行称取茶碱三份(每份约 0.15 g)

(1)取茶碱一份放入小烧杯中，然后加水 20 ml，搅拌 10 min，观察茶碱溶解情况。

(2)取茶碱一份放入烧杯中，加水 19 ml，搅拌，然后滴加乙二胺 1ml，观察茶碱溶解情况。

(3)取茶碱一份放入烧杯中，加同量烟酰胺后，加水约 1 ml，搅拌，再加水 19 ml，观察茶碱溶解情况。

五、实验结果和讨论

1. 聚山梨酯对布洛芬的增溶结果填入表 6-7。

表 6-7 聚山梨酯对布洛芬的增溶

药物	表面活性剂	溶解情况状态	溶解度(药物 g/100ml)
布洛芬	无		0.008
	聚山梨酯-20		
	聚山梨酯-40		
	聚山梨酯-80		

2. 温度对增溶的影响结果填入表 6-8。

表 6-8 不同温度下聚山梨酯-80 对布洛芬的增溶

药物	表面活性剂	溶解度(g/100ml)	
		室温	50℃
布洛芬	聚山梨酯-80		

3. 助溶剂对茶碱的助溶结果填入表 6-9。

表 6-9 不同助溶剂对茶碱的助溶

药物	助溶剂	溶解情况
茶碱	无	
	乙二胺	
	烟酰胺	

六、思 考 题

(1)结合实验结果分析与讨论影响水中难溶性药物增溶的主要因素。

(2)增溶和助溶的机理有什么不同?

(张鹏威)

实验五十一　维生素C注射剂的制备及质量评价

一、目 的 要 求

(1)掌握注射剂的生产工艺过程和操作要点。

(2)掌握注射剂成品质量检查的标准和方法。

(3)了解注射剂灌装量的调节要求。

二、实 验 原 理

1. 注射剂的定义、种类及常用附加剂　注射剂(injection)系指药物制成的供注入体内的无菌溶液(包括乳浊液和混悬液)以及供临用前配成溶液或混悬液的无菌粉末或浓溶液。按分散系统可分为四类，即溶液型注射剂、混悬型注射剂、乳剂型注射剂、注射用无菌粉末(无菌分装及冷冻干燥)。根据医疗上的需要，注射剂的给药途径可分为静脉注射、脊椎腔注射、肌肉注射、皮下注射和皮内注射五种。由于注射剂直接注入人体内部，故吸收快，作用迅速，为保证用药的安全性和有效性，必须对成品生产和成品质量进行严格控制。

注射剂的质量要求：

(1)无菌：注射剂成品中不得含有任何活的微生物。

(2)无热原：对于注射量大、供静脉注射和脊椎腔注射的注射剂必须符合无热原的质量指标。

(3)澄明度：按照澄明度检查的规定，应符合规定要求。

(4)pH值：一般注射剂要求pH4～9，脊椎腔注射剂要求pH5～8。

(5)渗透压：注射剂要求有一定的渗透压。供静脉注射和脊椎腔注射的注射剂应当与血浆渗透压相等或接近。否则，低渗溶液会造成红细胞胀破、溶血；高渗溶液会使红细胞萎缩。

(6)安全性：注射剂安全实验包括刺激性实验、溶血实验、过敏实验、急性毒性实验、长期毒性实验等。

(7)稳定性：注射剂要求具有必要的化学稳定性、物理稳定性和生物稳定性。有明确的有效期。

(8)降压物质：有些注射液，如复方氨基酸输液，其降压物质必须符合要求。

凡在水溶液中不稳定的药物常制成注射用灭菌粉末即无菌冻干粉针或无菌粉末分装粉针，以保证注射剂在贮存期内稳定、安全、有效。

为了达到上述质量要求，在注射剂制备过程中，除了生产操作区符合GMP要求、操作者严格遵守GMP规程外，药物、附加剂及溶剂等均需符合注射用质量标准，采用经药品监督管理部门批准的处方和工艺进行生产，不得随意更改。

注射剂常用附加剂一般有渗透压调节剂、pH值调节剂、增溶剂、抗氧化剂、抑菌剂。但这些附加剂不是必需的，一般根据药物的性质和制剂的要求在实验的基础上添加。

2. 注射剂的制备方法与工艺路线

注射剂的工艺流程：以溶液型注射剂制备过程为例，其工艺流程如图 6-1。

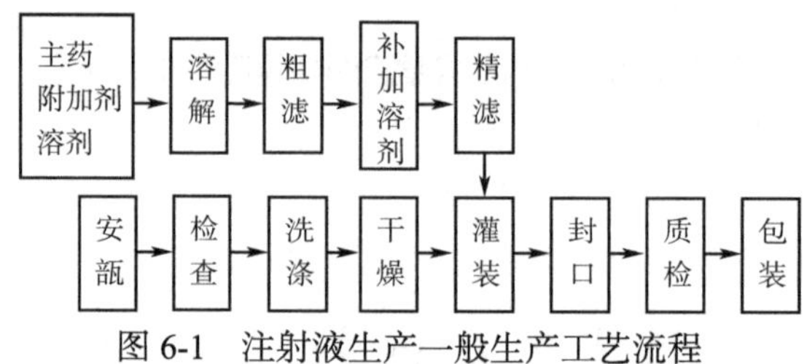

图 6-1　注射液生产一般生产工艺流程

三、仪器与试剂

1. 仪器　pH 计，G3 垂熔玻璃漏斗，微孔薄膜过滤器，灌注器，酒精喷灯，高压灭菌锅。

2. 材料　空安瓿，维生素 C，碳酸氢钠，依地酸二钠，亚硫酸氢钠，注射用水。

四、实验内容与操作

【处方】

维生素 C	10.4 g
碳酸氢钠	4.9 g（调 pH5.0～7.0）
依地酸二钠	0.005 g
亚硫酸氢钠	0.2 g
注射用水	加至 100 ml

【操作】

（1）空安瓿的处理：空安瓿在用前先用常水冲刷外壁，然后将安瓿中灌入常水甩洗 2 次（如果安瓿清洁度差，须用 0.5%盐酸溶液灌满，100℃加热 30 min），再用过滤的蒸馏水或去离子水甩洗两次，最后用澄明度合格的注射用水洗一次，120～140℃烘干，备用。

（2）注射液的配制

1）容器处理：配制用的一切容器使用前要用洗涤剂或硫酸清洁液处理洗净，临用前用新鲜注射用水荡洗，以避免引入杂质及热原。

2）滤器等的处理：

a. 垂熔玻璃滤器先用水反冲，除去上次滤过留下的杂质，沥干后用洗液（1%～2%硝酸钠硫酸洗液）浸泡处理，用纯化水冲洗干净，最后用注射用水过滤，至滤出水检查 pH 值不显酸性，并检查澄明度至合格为止。

b. 微孔滤膜：经检查合格的微孔滤膜（0.22 μm 可用于除菌滤过、0.45 μm 可用于一般滤过）浸泡于注射用水中 1 h，煮沸 5 min，如此反复三次；或用 80℃注射用水温浸 4 h 以上，室温则需浸泡 12 h，使滤膜中纤维充分膨胀，增加滤膜韧性。使用时用镊子取出滤膜且使毛面向上，平放在膜滤器的支撑网上，平放时注意滤膜无皱褶或无刺破，使滤膜与支撑网边缘对齐以保证无缝隙，无泄漏现象，装好盖后，用注射用水过滤，滤出水澄明度合格，即可备用。

c. 乳胶管：先用水揉洗，再用 0.5%～1%氢氧化钠液适量，煮沸 30 min，洗去碱液；再用 0.5%～1%盐酸水适量，煮沸 30 min，用蒸馏水洗至中性，再用注射用水煮沸即可。

3）惰性气体处理：因维生素 C 极易氧化，故配制时需通惰性气体，常用的是二氧化碳或氮气。

4）配液：取注射用水 120 ml，煮沸，放冷至室温，或通入二氧化碳（约 20～30 min）使其饱和，以除去溶解其中的氧气，备用。取处方量维生素 C，溶解于处方量 80%的注射用水中，分次缓慢地加入碳酸氢钠固体，不断搅拌至完全溶解，继续搅拌至无气泡产生后，加亚硫酸氢钠和依地酸二钠溶解，加用 5%碳酸氢钠溶液或盐酸调节药液 pH 值至 6.0～6.2，最后加用二氧化碳饱和的注射用水至全量。用 G3 垂熔玻璃漏斗预滤，再用 0.45 μm 孔径的微孔滤膜精滤，检查滤液澄明度，合格后即可灌装。

(3) 灌封

1) 灌封器的处理：首先要检查灌注器玻璃活塞是否严密，用洗液浸泡再分别用常水、蒸馏水抽洗灌装器，最后用注射用水抽洗至流出水澄明度检查合格，即可用于灌装药液。

2) 装量调节：在灌装前先调节灌注器装量，按《中国药典》2015 年版的规定，为了保证在使用时能够满足临床剂量要求，应适当增加装量。不同标示装量应增加的装量见表 6-10（《中国药典》2015 版第四部 0102）。

表 6-10　注射液的装量

标示装量（ml）	增加装量（ml）	
	易流动液	黏稠液
0.5	0.10	0.12
1.0	0.10	0.15
2.0	0.15	0.25
5.0	0.3	0.5
10.0	0.50	0.70
20.0	0.60	0.90
50.0	1.0	1.5

3) 熔封灯火焰调节：熔封时要求火焰细而有力，燃烧完全。单焰灯在黄蓝两层火焰交界处温度最高；双焰灯的两火焰应有一定夹角，火焰交点处温度最高。

4) 灌装操作：将经滤膜过滤的药液，立即灌装于 2 ml 安瓿中，每支 2.15 ml，通入二氧化碳于安瓿上部空间，随灌随封。灌装时要求装量准确、装药不能太急，以免药液沾瓶壁，在熔封时产生焦头。

熔封拉封时可将颈部置于火焰温度最高处，掌握好安瓿在火焰中停留时间，待玻璃完全软化，先用镊子夹住顶端慢拉，拉细处继续在火焰上烧片刻，再拉断，避免出现细丝。熔封后的安瓿顶部应圆滑、无尖头或鼓泡等现象。

(4) 灭菌与检漏：灌封好的安瓿，应及时灭菌。维生素 C 因不稳定，灭菌温度不宜过高，时间也不宜过长。本实验采用 100℃煮沸 15 min 灭菌，维生素 C 含量约下降 2%。灭菌完毕立即将安瓿放入 1%亚甲蓝或曙红溶液中，挑出药液被染色的安瓿。将合格安瓿外表面用水洗净，擦干，供质量检查用。

【注意】

(1) 配液时，将碳酸氢钠加入于维生素 C 溶液中时速度要慢，以防止产生大量气泡使溶液溢出，同时要不断搅拌，以防局部碱性过强，造成维生素 C 破坏。

(2) 维生素 C 容易氧化，致使含量下降，颜色变黄，金属离子可加速这一反应过程，同时 pH 值对其稳定性影响也较大。因此在处方中加入抗氧剂、通入二氧化碳、加入金属离子络合剂，同时加入碳酸氢钠调节 pH 值。在制备过程中应避免与金属用具接触。

(3) 使用纯度较低的二氧化碳时，可将气体分别通过盛装浓硫酸，1%硫酸铜、1%高锰酸钾溶液的洗气瓶处理，以分别除去水分、硫化物、有机物和微生物，最后经注射用水洗气瓶除去可溶性杂质和二氧化硫。若惰性气体纯度较高时，只需通过甘油和注射用水洗涤即可。

【质量检查与评定】

(1)装量：按中国药典 2015 版第四部 0942 检查方法进行，2 ml 安瓿检查 5 支，每支装量均不得少于其标示量装量。

(2)澄明度：按中国药典 2015 版第四部 0902 方法进行检查。

(3)pH 测定：应为 5.0～7.0(《中国药典》2015 版第四部 0631)。

(4)含量测定：按《中国药典》2015 年版二部测定，应为标示量的 90.0%～110.0%。

(5)颜色：取本品，加水稀释成每 1 ml 中含维生素 C 50 mg 的溶液，照分光光度法，在 420 nm 的波长处测定，吸收度不得过 0.06。

五、实验结果与讨论

澄明度检查结果见表 6-11。

表 6-11 澄明度检查结果

总数	废品数(支)						合格数(支)	合格率(%)
	玻屑	纤维	白点	焦头	其他	总数		

将质量检查各项结果进行分析讨论。

六、思 考 题

(1)影响药物氧化的因素有哪些？如何防止？

(2)制备维生素 C 注射液为什么要用煮沸注射用水和通入二氧化碳？

(3)制备注射剂的操作要点是什么？

(张鹏威)

实验五十二 栓剂的制备

一、目 的 要 求

(1)掌握热熔法制备栓剂的工艺过程。

(2)掌握置换价测定方法及应用。

二、实 验 原 理

栓剂是指将药物与适宜的基质均匀混合后制成的具有一定形状供腔道给药的固体外用制剂。栓剂中的药物与基质应充分混匀，栓剂应具有一定硬度、无刺激性、外形完整光滑，其熔点应接近体温(约 37℃)，置入腔道后应能融化、软化或溶化，并与分泌液混合，逐渐释放出药物，产生局部或全身作用。目前，常用的栓剂有肛门栓(直肠栓)和阴道栓。肛门栓一般做成鱼雷形或圆锥形，阴道栓有球形、卵形、鸭舌形等形状。

栓剂的基本组成是药物、基质和相关的附加剂。

常用基质可分为油脂性基质与水溶性基质两大类。油脂类基质，如可可豆脂、半合成脂肪酸酯、氢化植物油等。水溶性基质，如甘油明胶、聚氧乙烯硬脂酸酯和聚乙二醇类等。某些基质中还可加入表面活性剂使药物易于释放和被机体吸收。

附加剂主要有硬化剂、增稠剂、乳化剂、吸收促进剂、着色剂、抗氧剂和防腐剂。

栓剂的制备方法有搓捏法、冷压法和热熔法三种。脂溶性基质栓剂的制备可采用三种方法中的任何一种，而水溶性基质的栓剂多采用热溶法制备。热熔法应用较多，其工艺流程如图 6-2。

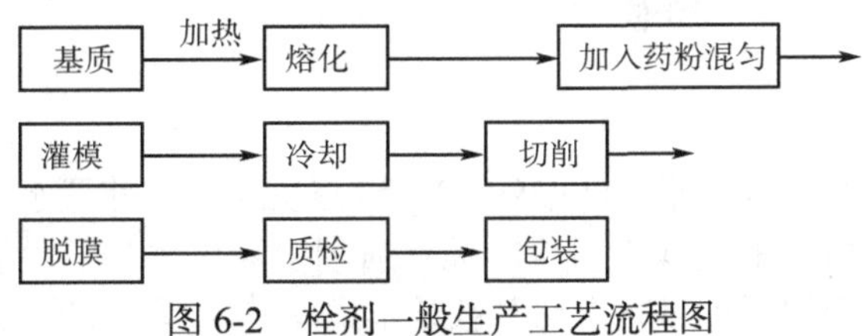

图 6-2　栓剂一般生产工艺流程图

栓剂中的药物可溶于基质中加入，也可粉碎成细粉加入。制备栓剂用的固体药物，除另有规定外，应过 100 目筛，为了使栓剂冷却后易从模型中推出，灌模前模型应涂润滑剂。水溶性基质涂油溶性润滑剂，如液体石蜡；油溶性基质涂水溶性润滑剂，如软皂乙醇液（由软皂、甘油各一份及 90%乙醇溶液五份混合而成）。

不同的栓剂处方用同一模型制得的容积是相同的，但其重量则随基质与药物密度的不同而有差别。为了正确确定基质用量以保证剂量准确，常需测定药物的置换价。置换价（f　）定义为主药的重量与同体积基质重量的比值。如碘仿与可可豆脂的置换价为 3.6，即 3.6g 碘仿和 1g 可可豆脂所占容积相等。由此可见，置换价即为药物的密度与基质密度之比值。所以，对于药物与基质的密度相差较大及主药含量较高的栓剂，测定其置换价尤具有实际意义。当药物与基质的密度已知时，可用下式计算。

$$f=\frac{\text{药物密度}}{\text{基质密度}}$$

当基质和药物的密度不知时，可用下式计算：

$$f=\frac{W}{G-(M-W)}$$

式中，W 为每枚栓剂中主药的重量，G 为每枚纯基质栓剂的重量，M 为每枚含药栓剂的重量。

根据求得的置换价，计算出每枚栓剂中应加的基质质量（E）为

$$E=G-\frac{W}{f}$$

值得注意的是，同一种药物针对不同的基质有不同的置换价，所以，谈及药物的置换价时应指明基质类别。

栓剂的质量评定内容，药典规定必须检查其重量差异，融变时限，外观，硬度。另外，还有一些非法定检查指标，如均匀度、粒度、软化点、体外释放实验、生物利用度等。

三、仪器与试剂

1. 仪器　栓模，恒温水浴锅，研钵，裁纸刀。

2. 材料　吲哚美辛，醋酸氯己定，冰片，半合成脂肪酸酯，乙醇，甘油，硬脂酸，氢氧化钠，聚山梨酯-80，明胶，蒸馏水，液体石蜡。

四、实验步骤

1. 吲哚美辛栓的制备(脂肪性基质栓)

【处方】

吲哚美辛　　0.50 g
半合成脂肪酸酯(山油脂)　　适量
制成栓剂　　10 枚

【操作】

(1) 置换价的测定

1) 纯基质栓的制备：取半合成脂肪酸酯约 10 g 置蒸发皿内；移置水浴上加热熔化后，保温静置至无气泡，注入涂过润滑剂的栓模中，冷却固化后削去溢出部分，脱模，得完整的纯基质栓数枚，用纸擦去栓剂外的润滑剂后称量；求得每枚栓剂的平均重量为 E(g)。

2) 含药栓的制备：称取研细的吲哚美辛 3 g 置小研钵中，另取半合成脂肪酸酯 6 g 置蒸发皿中，于水浴上加热；至基质 2/3 熔化时，立即取下蒸发皿，轻轻搅拌至全熔，将已熔化的基质分次加至研钵中与吲哚美辛细粉研匀，然后注入涂过润滑剂的栓模中，用冷却固化，削去溢出部分，脱模，得完整的含药栓数枚，擦去润滑剂后称重，每枚含药栓平均重量为 G(g)，药物的百分含量为 $x\%$(质量分数)。

3) 置换值的计算：将上述得到的 E、G、$x\%$值代入公式，得到吲哚美辛的半合成脂肪酸酯置换价。

(2) 吲哚美辛栓的制备

1) 基质用量的计算：将上述实验得到的吲哚美辛的半合成脂肪酸酯置换值，再代入公式计算出每枚栓剂所需基质量，并得出 10 枚栓剂需用的基质量。

2) 栓剂的制备：称取研细的吲哚美辛 0.5 g 置小研钵中，另取计算量的半合成脂肪酸酯置蒸发皿中，于水浴上加热。至基质 2/3 熔化时，立即取下蒸发皿，轻轻搅拌至全熔，将已熔化的基质分次加至研钵中与吲哚美辛细粉研匀，然后注入涂过润滑剂的栓模中，用冰浴迅速冷却固化，削去溢出部分，脱模。

【注意】

(1) 吲哚美辛易氧化变色，故混合时基质温度不宜过高。

(2) 搅拌时要顺一个方向搅拌，速度不宜过快，避免过于剧烈带入气泡。

(3) 注模时如混合物温度太高时基质冷却时收缩较多，所制栓剂易发生中空或顶端凹陷现象，另外，若药物混杂在基质中，灌模温度太高则药物易于沉降，影响含量均匀度。故最好在混合物黏稠度较大时灌模，灌至模口稍有溢出为度，且要一次完成。

(4) 注好的栓模应在适宜的温度下冷却一定时间。冷却的温度偏高或时间太短，常发生黏模现象；冷却温度过低或时间过长，则又易产生栓剂破碎。

2. 甘油栓的制备(亲水性基质栓)

【处方】

甘油　　10 g
硬脂酸钠　　0.86 g
蒸馏水　　1.4 g
制成圆锥形肛门栓　5 枚

【操作】 取甘油和水在水浴上加热至 90℃，加入研细的硬脂酸钠，不断搅拌，使之溶解，继续在 85～95℃保温至澄清无气泡，稍冷却，灌入涂有润滑剂的模型内，冷却凝固后削去模口溢出部分，脱模，得甘油栓。

【注意】

(1)处方中硬脂酸钠也可以用硬脂酸与氢氧化钠生成钠肥皂，其化学反应式为：

$$C_{17}H_{35}COOH+NaOH \rightarrow C_{17}H_{35}COONa+H_2O$$

甘油栓中含有大量甘油(约含 90%～95%，质量分数)，甘油与反应生成的钠肥皂混合，凝结成硬度适宜的块状，二者均具轻泻作用。硬脂酸钠还起到硬化剂的作用，使栓剂有一定的硬度。

(2)注模时基质温度不宜过高也不宜过低，约 70～80℃较好，注模要一次完成。

(3)注模前应将将模预热至 70℃左右，注模后应缓慢冷却，如冷却过快，成品的硬度、弹性、透明度均受影响命。

3. 醋酸氯己定栓的制备

【处方】

醋酸氯己定(过 100 目筛)	0.25 g
聚山梨酯-80	1.0 g(ρ ：1.06～1.09)
冰片酊	2.5 ml
甘油	32.0 g
明胶	9.0 g
蒸馏水	加至 50.0 ml
制成鸭舌形阴道栓	10 枚

【操作】

(1)冰片酊的配制：称取冰片 0.5 g，用 95%乙醇稀释至 25 ml 即得。

(2)甘油明胶溶液的制备：称取处方量的明胶，置称重的蒸发器中(连同使用的玻棒一起称重)，加入相当明胶量 1.5～2 倍的蒸馏水浸泡，使明胶溶胀变软，倒掉多余的水，于水浴上加热，使充分融熔制得明胶溶液。再加入处方量的甘油(称重)，轻搅使之混匀，继续加热搅拌，使水分蒸发至处方量为止(称重净重为 46.25 g)。

(3)栓剂的制备：将醋酸氯己定、聚山梨酯-80、冰片酊混合均匀，然后在搅拌下将其加入上述的甘油明胶溶液中，搅匀，趁热灌入已涂有润滑剂的栓模中，冷却，削去模口溢出部分，脱模，得醋酸氯己定栓数枚。

【注意】

(1)明胶应先加入适量冷蒸馏水使充分溶胀后再加热溶解，否则无限溶胀时间延长，且含有一些未溶解的明胶小块或硬粒。

(2)醋酸氯己定在水中微溶，在乙醇中溶解。处方中聚山梨酯-80 可以使醋酸氯己定均匀分散于甘油明胶基质中。

(3)在上述整个操作过程中，均应不断轻轻搅拌，切勿剧烈搅拌，以免胶液中产生气泡，使栓剂中含有气泡会影响产品质量。

(4)需控制甘油明胶基质中水分含量，必须蒸发至处方量，水量过多栓剂太软；相反水量过少，栓剂太硬。

五、实验结果与讨论

(1)记录吲哚美辛对半合成脂肪酸酯的置换价。讨论在什么情况下制备栓剂时需测定药物对基质的置换价。

(2)栓剂的各项质量检查结果记录于表 6-12。

表 6-12 三种栓剂质量检查结果

名称	外观色泽	重量(g)
吲哚美辛栓剂		
甘油栓剂		
醋酸氯己定栓剂		

六、思 考 题

(1)热熔法制备栓剂应注意什么问题?

(2)醋氯己定栓剂为何选用甘油明胶基质?结合该栓讨论全身作用栓剂和局部作用栓剂的设计区别。

(张鹏威)

实验五十三 膜剂的制备

一、目 的 要 求

(1)掌握小剂量膜剂的制备方法。

(2)熟悉常用成膜材料的性质和特点。

二、实 验 原 理

膜剂是指药物与适宜的成膜材料经加工制成的膜状制剂。可供内服(如口服、口含、舌下)、外用(如皮肤、黏膜)、腔道(如阴道、子宫腔)给药、植入及眼用等。

膜剂成型的关键之一是成膜材料,常用的成膜材料有天然高分子物质,如明胶、琼脂、阿拉伯胶、纤维素衍生物以及海藻酸及其盐等,合成高分子多聚物常用乙烯类、丙烯类多聚物,如聚乙烯醇(PVA)、聚乙烯吡咯烷酮(PVP)及聚丙烯酸树脂类(eudragit)等。目前最常用的较理想的成膜材料是PVA。PVA为白色或淡黄色粉末或颗粒,国内应用的多是0588和1788两种规格,其聚合度分别为500和1700,醇解度为88%,此时水溶性最好。其溶解过程需经润湿、渗透、溶胀和溶解等阶段,浸泡溶胀应充分,否则溶解不完全。聚合度越高,溶解度越小。

膜剂除主药和成膜材料外,还需加入增塑剂(如甘油、丙二醇等)、着色剂、填充剂(如糊精、淀粉等)、表面活性剂、脱膜剂(如液体石蜡、甘油等)等辅料。

制备膜剂时,药物如为水溶性,可溶于成膜材料的溶液中;若为难溶性或不溶性,则应粉碎成极细粉,并与成膜材料等混匀。大量生产时采用涂膜机流涎法制备;小量制备可用手工刮板法,即选用洁净玻璃板(或不锈钢板),撒上少许滑石粉,用干净的纱布擦净,然后将浆液倒上,用有一定间距的刮刀或推杆刮平,使成具有一定厚度、均匀的薄层,于80~100℃干燥即得。

此外,也可涂少许液体石蜡作为脱膜剂,以利脱膜。还可用聚乙烯薄膜为垫材,更易脱膜,即将玻璃板以75%乙醇溶液(体积分数)涂擦,趁湿铺上一张宽于玻璃板的薄膜,展开并驱除气泡,使薄膜吸附于玻璃板上,再按以上方法制膜。

膜剂制备中一些常见问题及解决办法见表6-13。

表 6-13 膜剂制备中常见问题与解决方法

常见问题	产生原因	解决方法
药膜不易剥离	干燥温度太高	降低干燥温度
	模板不光滑	更换或清洁膜板
	未涂脱模剂	涂脱膜剂
药膜表面有气泡	干燥开始时温度过高	降低开始时干燥温度，使之低于溶剂的沸点
	干燥速度过快	缓慢升温，并通风
药膜“走油”	油类含量过高	降低油脂含量
	成膜材料不合适	更换成膜材料
		将油性成分用少量吸收剂吸收后再制膜
药粉自药膜上脱落	固体成分含量过高	减少粉末含量
		增加增塑剂用量
药膜中有粗大颗粒	未过滤	过滤浆液后再涂膜
	药物自浆液中析出	研磨促进药物溶解
药膜中药物含量不均匀	浆液放置过久，药物沉淀	浆液搅拌均匀，排除气泡后及时制膜
	不溶性药物粒子太大	研成极细粉
药膜太脆或太软	增塑剂过少或过多	调整增塑剂用量
	药物与成膜材料发生化学反应	更换成膜材料

三、仪器与试剂

1. 仪器 玻璃板，圆铜棒(或玻璃棒，或刮刀)，尼龙筛(80 目)，恒温水浴，紫外灯等。

2. 材料 利福平，利多卡因，硝酸钾，聚乙烯醇(PVA，1788)，甘油，山梨醇，聚山梨酯 80，羧甲基纤维素钠(CMC–Na)，糖精钠，注射用水，蒸馏水等。

四、实验步骤

1. 利福平眼用膜剂的制备

【处方】

利福平 75 mg
聚乙烯醇 1788 4.0 g
甘油 0.5 g
注射用水 25 ml

【操作】 取 PVA 加甘油及注射用水，搅拌均匀，使充分膨胀后，在水浴(90℃)上加热至溶解，趁热用尼龙筛网过滤，保温于 45℃，加入研成极细粉的利福平混匀，静置除去气泡。将玻璃板预热至相同温度，将膜材料在玻璃板上涂膜，涂成厚度均匀(约 0.1 mm)约 250 cm^2 的薄膜，在 70～80℃鼓风干燥 10 min 后立即脱膜，放冷至室温，称重，切成每张面积约 0.5 cm×1.0 cm，含主药 0.15 mg 的药膜。药膜用紫外灯消毒 30 min(正反面各 15 min)。

【注意】

(1) PVA 在浸泡溶胀时应加盖，以免水分蒸发，难以充分溶胀。溶解后应趁热过滤，除去杂质，放冷后不易过滤。

(2) 药物与胶浆混匀后应静置除去气泡，涂膜时不宜搅拌，以免形成气泡。应及时制膜，久置后，药物易沉淀使含量不均匀。

(3) 玻璃板应光洁，可预先涂少量液体石蜡，再预热至 45℃，以利脱膜。

2. 利多卡因外用膜剂的制备

【处方】

利多卡因　　4 g
PVA（1788）　　4 g
山梨醇　　0.7 g
甘油　　0.5 g
注射用水　　30 ml

【操作】 将 PVA、山梨醇、甘油加适量水温匀，浸润溶胀后，加热至 90℃使溶解，加入研成极细粉的利多卡因，加水至全量，搅拌均匀后，在 45℃保温静置，除去气泡。将玻璃板预热至相同温度后，涂膜，涂成厚度约 0.15 mm，面积约 250 cm^2 的薄膜，在 70℃干燥。紫外灯下灭菌 30 min。

【注意】

(1) 处方中山梨醇及甘油为增塑剂，使膜有一定的韧性，可防止膜剂脆碎，调节增塑剂的量可调节膜的柔韧性。

(2) 注意控制干燥的温度，以免发生脱膜困难或产生气泡。

3. 硝酸钾牙用膜剂的制备

【处方】

硝酸钾　　1.0 g
CMC-Na　　2.0 g
聚山梨酯 80　　0.2 g
甘油　　0.5 g
糖精钠　　0.1 g
蒸馏水　　50 ml

【操作】 取 CMC-Na 加蒸馏水 40 ml 浸泡过夜使其充分溶胀，于水浴上加热溶解，制成胶浆；另取处方量的甘油、聚山梨酯–80、糖精钠、硝酸钾溶解于 10 ml 蒸馏水中，必要时加热溶解。然后与胶浆搅拌混匀，保温于 60℃，待气泡消除后，立即制成约 400 cm^2 的药膜，80℃干燥 15 min 脱膜即得。

【注意】

(1) 硝酸钾、糖精钠应完全溶解于水中后再与胶浆混匀。

(2) 制膜后应立即烘干，以免硝酸钾等析出结晶，造成药不均匀。

4. 膜剂的质量检查

【外观检查】 膜剂外观应完整光洁，厚度一致，色泽均匀。

【重量差异检查】 除另有规定外，取膜片 20 片，精密称定总重量，计算平均膜重后，再分别精密称定每片膜的重量。每片膜的重量与平均膜重相比较，超出重量差异限度的膜片不得多于 2 片，并不得有 1 片超出限度的 1 倍。重量差异限度如表 6-14 规定。

表 6-14　膜剂重量差异限度

平均膜重	重量差异限度
0.02g 以下至 0.02g	± 15%
0.02g 以上至 0.20g	± 10%
0.20g 以上	± 7.5%

凡进行含量均匀度检查法的膜剂，一般不再进行重量差异限度检查。

五、实验结果和讨论

将以上实验结果填入表 6-15。

表 6-15 膜剂质量检查结果

	外观	平均膜重	重量差异
利福平眼用膜剂			
利多卡因外用膜剂			
硝酸钾牙用膜剂			

六、思 考 题

(1)试分析实验各处方中各成分的作用。
(2)膜剂在应用上有哪些特点?
(3)眼用膜剂与滴眼剂比较有何优点?

(张鹏威)

实验五十四 软膏剂的制备

一、目 的 要 求

(1)掌握不同类型软膏基质的制备方法。
(2)熟悉不同类型基质的性能和处方设计。
(3)了解软膏剂的质量评价方法。

二、实 验 原 理

软膏剂系指药物与适宜基质均匀混合制成的具有适当稠度的半固体外用制剂。它可在局部发挥疗效或起保护和润滑皮肤的作用，药物也可透过皮肤吸收进入体循环，产生全身治疗作用。

在软膏剂中，基质占软膏的绝大部分。基质不仅是软膏的赋型剂，同时也是药物载体，对软膏剂的质量、药物的释放以及药物的吸收都有重要影响，常用的软膏基质根据其组成可分为三类。

1. 油脂性基质 此类基质包括烃类、类脂及动植物油脂。此类基质中除植物油和蜂蜡加热熔合制成的单软膏和凡士林可单独用作软膏基质外，其他油脂性成分如液体石蜡、羊毛脂等多用于调节软膏稠度，以得到适宜的软膏基质。

2. 乳剂型基质 由半固体或固体油溶性成分，水溶性成分和乳化剂三种成分组成。常用的乳化有肥皂类、高级脂肪醇与脂肪醇硫酸脂类、多元醇脂类如三乙醇胺皂、月桂醇硫酸钠、聚山梨酯–80 等。根据使用不同的乳化剂，可制得 O/W 型和 W/O 型软膏。用乳剂型基质的制备的软膏剂也称乳膏剂。

3. 水溶性基质 由天然或合成的水溶性高分子物质所组成。常用的有甘油明胶，纤维素衍生物及聚乙二醇，聚丙烯酸等。

对于制备软膏剂用的固体药物，除在基质的某一组分中溶解或共熔者外，应预先用适宜的方法制成细粉。必要时软膏剂中可加入透皮吸收促进剂、保湿剂、防腐剂等。软膏剂可根据药物与基质的性质不同用研和法，熔和法和乳化法制备。由半固体和液体成分组成的软膏基质常用研和法制备，即先取药物与部分基质或适宜液体研磨成细腻糊状，再递加其他基质研匀(取少许涂于手上无砂砾感)。若软膏基质由熔点不同的成分组成，在常温下不能均匀混合时，采用熔和法制备，即基质中可溶性的药物可直接加到熔化的基质中，不溶性药物可粉碎筛入溶化或软化的基质中，搅匀至冷凝即得。乳剂型软膏剂采用乳化法制备，即将油溶性物质加热至 70～80℃使熔化(必要时可用筛网滤除杂质)，另将水溶性成分溶于水中，加热至较油相成分相同或略高温度，将水相慢慢加入油相中，边加边搅至冷凝即得。

对于软膏基质的质量评价，除应检查其熔点、酸碱度、黏度、稳定性和刺激性外，其释药性能也是重要检查项目，软膏剂中药物的释放，透皮吸收主要依赖于药物本身的性质，但基质在一定程度上影响药物的这些特性。根据制备工艺条件的不同，各种基质对药物的释放所产生的影响而得到不同结果，但在多数情况下，水溶性基质和乳剂型基质中药物释放最快，烃类基质中的释放最差。

考察不同基质对软膏中药物释放性能的影响，可通过测定软膏剂中药物透过无屏障性半透膜到释放受介质的速度来评定，也可采用凝胶扩散法和离体皮肤法来评定。软膏剂中药物的释放一般遵循 Higuchi 公式，即药物的累积释放量与时间 t 的平方根成正比，即

$$M=kt^{1/2}$$

总之，药物的理化性质与基质组成会影响药物释放速度。

三、仪器与试剂

恒温水浴锅，研钵，显微镜，软膏板，软膏刀，烧杯。

蜂蜡，植物油，硬脂醇，白凡士林，石蜡，液体石蜡，月桂醇硫酸钠，尼泊金乙酯，甘油，水杨酸，司盘 80，单硬脂酸甘油酯，乳化剂 OP，氯甲酚，苯甲酸钠，卡波姆 940，三乙醇胺，苏丹红-Ⅲ，亚甲蓝。

四、实 验 步 骤

1. 单软膏的制备

【处方】

蜂蜡　　6.6 g

植物油　　15 ml(6.7g)

【操作】 取处方量蜂蜡和植物油于蒸发皿中，置水浴上加热熔化，搅拌均匀后，自水浴上取下，不断搅拌至冷凝，即得。

【注意】 蜂蜡熔化后搅拌混匀，再从水浴取下搅拌至冷凝，否则容易分层。

2. O/W 型乳剂型软膏基质的制备

【处方】

硬脂醇　　1.8 g

白凡士林　　2.0 g

液体石蜡　　1.3 ml

月桂醇硫酸钠　　0.2 g

尼泊金乙酯　　0.02 g

甘油　　1.0 g
蒸馏水　　适量制成 20 g

【操作】　取油相成分(硬脂醇、白凡士林和液体石蜡)于蒸发皿中，置水浴上加热至 70～80℃使其熔化；取水相成分(月桂醇硫酸钠，尼泊金乙酯，甘油和计算量蒸馏水)于蒸发皿(或小烧杯)中加热至 70～80℃，在搅拌下将水相成分以细流状加入油相成分中，在水浴上继续保持恒温并搅拌几分钟，然后在室温下继续搅拌至冷凝，即得 O/W 型乳剂型基质，进行基质类型鉴别。

3. W/O 型乳剂基质软膏的制备

【处方】

单硬脂酸甘油酯　　0.9 g
石蜡　　3.8 g
液体石蜡　　10.0 g
硬脂酸　　0.7 g
白凡士林　　3.4 g
双硬脂酸铝　　0.5 g
氢氧化钙　　0.05 g
尼泊金乙酯　　0.1 g
蒸馏水　　20 g

【制法】　将单硬脂酸甘油酯、石蜡、硬脂酸、双硬脂酸铝置于烧杯中，于水浴加热熔化，再加入白凡士林、液体石蜡、双硬脂酸铝，加热完全溶化后混匀，保温于 80℃；将氢氧化钙和尼泊金乙酯溶于蒸馏水中，加热至 80℃，加入上述油相溶液中，边加边不断单向搅拌，至呈乳白色半固体状，即得 W/O 型乳剂基质，进行基质类型鉴别。

4. 水溶性软膏基质的制备

【处方】

甘油　　24.4 g
蒸馏水　　24.7 g
1%苯甲酸钠水溶液　　1 ml
卡波姆 940　　0.25 g
三乙醇胺　　0.25 g

【操作】

(1)在搅拌下，将卡波姆 940 缓慢加入蒸馏水中，搅拌至卡波姆 940 全部分散。

(2)加甘油，搅拌均匀后，加三乙醇胺，加热至胶体沸腾，以驱尽空气泡，煮沸 10min，冷却至室温，加入 1%苯甲酸钠水溶液，搅拌均匀即得。

5. 乳剂型软膏剂的类型鉴别

(1)加苏丹红-Ⅲ油溶液 1 滴，置显微镜下观察，若连续相呈红色，则为 W/O 型乳剂。

(2)加亚甲蓝水溶液 1 滴，置显微镜下观察，若连续相呈蓝色，则为 O/W 型乳剂。

【注意】

(1)卡波姆在搅拌时容易产生气泡，所以胶体加热时间一般应以除尽气泡为度。

(2)1%苯甲酸钠溶液的配制：称取苯甲酸钠 1g，用蒸馏水定容至 100ml，即得。

五、实验结果和讨论

将制得的各种软膏涂布在自己的皮肤上，评价是否细腻和有油腻感，比较各种软膏的黏稠性与涂布性，讨论软膏中各组分的作用。

六、思 考 题

(1)软膏剂制备过程中药物加入方法有几种?

(2)分析以上各处方中各组分在处方中所起的作用。

(3)影响药物从软膏基质中释放的因素有哪些?

(张鹏威)

实验五十五 微囊的制备

一、目 的 要 求

(1)掌握复凝聚法制备微囊的工艺及影响微囊形成的因素。

(2)通过实验进一步理解复凝聚法制备微型胶囊的原理。

二、实 验 原 理

微囊系利用天然、半合成高分子材料(通称囊材)将固体或液体药物(通称囊心物)包裹而成的微小胶囊。它的直径一般为5～400μm。

微囊的制备方法很多,可分为物理化学法,化学法以及物理机械法。可按囊心物、囊材的性质、设备和微囊的大小等选用适宜的制备方法。在实验室中制备微囊常选用物理化学法中的凝聚法。凝聚法又分为单凝聚法和复凝聚法。后者常用明胶、阿拉伯胶为囊材。制备微囊的机理如下:明胶为蛋白质,在水溶液中,分子链上含有—NH_2和—COOH及其相应解离基团—NH^{3+}与—COO^-,但含有—NH^{3+}与—COO^-离子多少,受介质pH值的影响,当pH低于明胶的等电点时,—NH^{3+}数目多于—COO^-,溶液荷正电;当溶液pH高于明胶等电点时,—COO^-数目多于—NH^{3+},溶液荷负电。明胶溶液在pH4.0左右时,其正电荷最多。阿拉伯胶为多聚糖,在水溶液中,分子链上含有—COOH和—COO^-,具有负电荷。因此在明胶与阿拉伯胶混合的水溶液中,调节pH约为4.0时,明胶和阿拉伯胶因荷电相反而中和形成复合物,其溶解度降低,自体系中凝聚成囊析出。再加入固化剂甲醛,甲醛与明胶产生胺醛缩合反应,明胶分子交联成网状结构,保持微囊的形状,成为不可逆的微囊;加2%氢氧化钠溶液调节介质pH8～9,有利于胺醛缩合反应进行完全。

三、仪器与试剂

电磁搅拌器,恒温水浴锅,研钵,显微镜,pH计,抽滤装置。

液体石蜡,阿拉伯胶,明胶,甲醛,乙酸,硫酸钠,氢氧化钠,蒸馏水。

四、实 验 步 骤

1. 复凝聚法制备液体石蜡微囊

【处方】

液体石蜡(ρ=0.91)	6 ml
阿拉伯胶	6 g

明胶	5 g
37%甲醛溶液	2.5 ml
10%乙酸溶液	适量
20%氢氧化钠溶液	适量
蒸馏水	适量

【操作】

(1) 明胶溶液的配制：称取明胶 5 g，用蒸馏水适量浸泡溶胀后，加热溶解，加蒸馏水至 100 ml，搅匀，50℃保温备用。

(2) 阿拉伯胶溶液的配制：取蒸馏水 80 ml 置小烧杯中，加阿拉伯胶粉末 5g，加热至 80℃左右，轻轻搅拌使溶解，加蒸馏水至 100 ml。

(3) 液体石蜡乳剂的制备：取液体石蜡 6 ml 与 6 g 阿拉伯胶，于干研钵中研匀，加蒸馏水 6 ml，迅速朝一个方向研磨至初乳形成，再加水至 94 ml，混匀，即得乳剂。

(4) 乳剂镜检：取液体石蜡乳剂一滴，置载玻片上镜检，绘制乳剂形态图。

(5) 混合：将液体石蜡乳转入 1000 ml 烧杯中，置 50～55℃水浴上加 5%明胶溶液 100 ml，轻轻搅拌使混合均匀。

(6) 微囊的制备：在不断搅拌下，滴加 10%醋酸溶液于混合液中，调节 pH 至 3.8～4.0(精密试纸)。

(7) 微囊的固化：在不断搅拌下，将约 30℃蒸馏水 400 ml 加至微囊液中，将含微囊液的烧杯自 50～55℃水浴中取下，不停搅拌，自然冷却，待温度为 32～35℃时，加入冰块，继续搅拌至温度为 10℃以下，加入 37%甲醛溶液 2.5 ml(用蒸馏水稀释一倍)，搅拌 15 min，再用 20%氢氧化钠溶液调其 pH8～9，继续搅拌 20 min，观察至析出为止，静置待微囊沉降。

(8) 镜检：显微镜下观察微囊的形态并绘制微囊形态图，记录微囊的大小(最大和最多粒径)。

(9) 过滤(或甩干)：待微囊沉降完全，倾去上清液，过滤，微囊用蒸馏水洗至无甲醛味，抽干即得。

【注意】

(1) 复凝聚法制备微囊，用 10%乙酸溶液调节 pH 是操作关键。因此，调节 pH 时一定要把溶液搅拌均匀，使整个溶液的 pH 为 3.8～4.0。

(2) 制备微囊的过程中，始终伴随搅拌，但搅拌速度以产生泡沫最少为度，必要时加入几滴戊醇或辛醇消泡，可提高收率。

(3) 固化前勿停止搅拌，以免微囊黏连成团。

(4) 操作过程中的水均系去离子水或蒸馏水，否则因有离子存在可干扰凝聚成囊。

2. 单凝聚法制备液体石蜡微囊

【处方】

液体石蜡	3 g
明胶	3 g
10%乙酸溶液(v/v)	适量
36%～37%甲醛溶液(v/v)	2～3 ml
60%硫酸钠溶液	适量
蒸馏水	适量

【操作】

(1) 明胶液的制备：称取明胶 3 g，用 15 ml 蒸馏水浸泡溶胀，于 60℃恒温水浴中不断搅拌，使之完全溶解，保温备用。

(2) 液体石蜡乳剂的制备：取液体石蜡 3g 于烧杯中，加明胶溶液，混匀，于干研钵中研匀，加蒸馏水至 90 ml，用 10%乙酸溶液调节 pH 为 3.5～3.8。

(3)微囊的制备：将液体石蜡乳置烧杯中，于 50～55℃恒温水浴中保温，量取适量 60%硫酸钠溶液，在搅拌下滴入液体石蜡乳中，置显微镜下观察以成囊为度，根据所消耗的硫酸钠溶液的体积数，计算体系中硫酸钠的浓度。

(4)配制硫酸钠稀释液：硫酸钠稀释液的浓度，由凝集囊系统中硫酸钠浓度加 1.5%而得，稀释液体积为凝集囊系统总体积的 3 倍，稀释液温度为 10～15℃。

(5)制备沉降囊：将凝聚囊倾入稀释液中，分散，静置待微囊沉降完全，倾去上清液，用硫酸钠稀释液洗 2～3 次，除去多余的明胶，即得沉降囊。

(6)囊膜固化：将沉降囊混悬于硫酸钠稀释液 350 ml 中，加 36%～37%甲醛溶液 2.5 ml，搅拌 15 min，用 20%氢氧化钠溶液调节 pH 为 8.0～9.0，继续搅拌 1h，静置，待微囊完全沉降，倾去上清液，过滤，用蒸馏水洗至无甲醛味，抽干，50℃以下干燥，即得液体石蜡微囊。

【注意】 配制硫酸钠稀释液浓度不能过高也不能过低。否则会使微囊溶解或黏连成团。

五、实验结果和讨论

(1)绘制乳剂和微囊的显微镜下形态图，并说明两者之间差别。

(2)记录微囊的直径(最大粒径和最多粒径)。

六、思 考 题

(1)影响复凝聚法制备微囊的关键因素是什么?

(2)在操作时应如何控制以使微囊形状好，收率高?

(张鹏威)

实验五十六 茶碱缓释制剂的制备及释放度测定

一、实 验 目 的

通过制备茶碱缓释制剂，熟悉缓释制剂的基本原理与设计方法。

二、实 验 原 理

缓释制剂系指延长药物在体内的吸收而达到延长药物作用时间为目的的制剂。缓释制剂的种类很多，按给药途径有口服、肌注、透皮及腔道用制剂等。其中口服缓释制剂研究最多。口服缓释制剂又根据释药过程符合一级动力学(或 Higuchi 方程)和零级动力学方程分为缓释制剂和控释制剂。缓、控释制剂有多种模式，如膜控释、溶蚀性骨架型、水凝胶骨架型、胃内漂浮滞留型、缓释微丸、渗透泵型等。

缓、控释制剂改善药物的有效性和安全性，可减少普通剂型给药后血药浓度的峰谷比，从而具有降低药物的毒副作用的发生率和强度及减少给药频率等优点。茶碱在临床上主要用于平喘，因其治疗范围窄(10～20 ng/ml)，制成缓释制剂可以减少血药浓度的波动，避免毒性作用，并减少服药次数。本实验制备一种茶碱溶蚀性骨架胶囊剂和水凝胶骨架片，通过延缓药物的溶解和扩散达到缓释的目的。

缓释制剂的释放度测定：所用仪器和方法同一般制剂的溶出度测定。普通制剂的溶出度测定通常采用一个时间点取样，而释放度测定则采用三个以上时间点取样。本实验用市售茶碱片进行溶出度测定，而用自制缓释制剂进行释放度测定。将两者的结果进行比较，以评价缓释作用。

三、仪器与试剂

万分之一天平、分析筛(80 目、18 目、16 目)、压片机、烘箱、崩解仪、溶出仪、紫外分光光度计。茶碱、羟丙基甲基纤维素(k100M)、乳糖、硬脂酸镁、80%乙醇溶液。

四、实验内容和操作

1. 茶碱缓释片剂

【处方】 茶碱缓释片处方见表 6-16。

表 6-16　茶碱缓释片的组成

处方组成	1 片量(mg)	100 片量(g)
茶碱	100	10
羟丙基甲基纤维素(k100M)	40	4
乳糖	50	5
80%乙醇溶液	适量	适量
硬脂酸镁	2.3	0.23

【操作】

(1)将茶碱、乳糖粉碎过 100 目筛。

(2)羟丙基甲基纤维素过 80 目筛。

(3)80%乙醇溶液的配制：取 95%乙醇溶液加蒸馏水稀释，即得。

(4)缓释片的制备：按处方量称取茶碱、羟丙基甲基纤维素及乳糖于乳钵中，将其混匀，加 80%乙醇溶液制软材，过 18 目筛制粒，湿颗粒在 50～60℃干燥，干颗粒经 16 目筛整粒，称重加硬脂酸镁，混匀，压片，即得。每片含茶碱 100 mg。

2. 茶碱缓释制剂释放度的测定　见实验五十七片剂崩解时限与溶出度的测定。

五、实验结果和讨论

(1)计算各取样时间药物的累积释放量 Q(%)，结果填于表 6-17。

表 6-17　缓释制剂的累积释放量(%)

样品	缓释胶囊						缓释片					
时间(h)	1	2	3	4	6	12	1	2	3	4	6	12
吸光度												
Q(%)												

$$释放量=\frac{C\times D}{标示量}?\ 100\%$$

式中，C 为溶出介质中药物浓度，D 为溶出介质的毫升数。

(2)绘制累积百分释放量–时间曲线图(纵坐标为累积释放量，横坐标为时间)。
(3)比较不同处方茶碱缓释胶囊剂的释放曲线，作出评价。
(4)比较缓释片剂和缓释胶囊的释放曲线，并分析之。
(5)普通茶碱片在上述条件下 30 min 释放量≥80%，以此评价制备的缓释制剂。

六、思 考 题

(1)设计口服缓释制剂时主要考虑哪些影响因素?
(2)缓释制剂的释放度实验有何意义？如何使其具有实用价值?

(张鹏威)

实验五十七　片剂崩解时限与溶出度的测定

一、目 的 要 求

(1)掌握片剂崩解时限的测定方法。
(2)掌握片剂溶出度和释放度的测定方法。
(3)熟悉中国药典对片剂崩解时限和溶出度的规定。

二、实 验 原 理

片剂等固体制剂服用后，在胃肠道中要先经过崩解和溶出两个过程，然后才能透过生物膜吸收。因此对普通片剂来说，片剂的崩解是药物溶出吸收的一个前提。然而片剂的崩解并不等于药物可以被吸收，与生物利用度更密切的是药物的溶出度。通常药物的吸收量与该药物从剂型中溶出的量成正比。因此各国药典均规定了崩解度和溶出度的测定方法和标准。

崩解时限又称崩解度，系指片剂在规定的液体介质和规定的条件下破碎成小粒子并通过规定筛网所需的时间。崩解时限是片剂质量检查的重要指标之一，各国药典都规定了崩解时限的测定方法和标准。《中国药典》2015 年版规定采用升降式崩解仪测定片剂崩解时限，一般片剂均需做崩解时限检查，但对于咀嚼片和口含片等则不做崩解时限检查，并明确规定凡测定溶出度的片剂可不作崩解时限检查。

溶出度系指在规定溶剂中药物从片剂等固体制剂内溶出的速度和程度。但在实际应用中溶出度仅指一定时间内药物溶出的程度，一般用标示量的百分率表示，如药典规定 30min 内对乙酰氨基酚的溶出限度为标示量的 80%。溶出速度则指在各个时间点测得的溶出量的数据，经过计算而得出的各个时间点与单位时间内的溶出量，它们之间存在一定的规律，可根据不同处理方法求出相应参数。

释放度是评价缓控释制剂的药物释药特性，其测定方法与普通制剂溶出度测定方法基本相同。一般至少要测定 3 个时间点的药物累计溶出量。

三、仪器与试剂

万分之一天平，pH 计，崩解仪，溶出仪，紫外分光光度计。

碳酸氢钠片，氨茶碱肠溶片，对乙酰氨基酚片，氨茶碱缓释片(或胶囊)，氨茶碱，盐酸，磷酸二氢钾，氢氧化钠，0.8 μm 微孔滤膜。

四、实验步骤

1. 片剂崩解时限的测定

(1)普通片剂崩解时限测定：将吊篮悬挂在崩解仪不锈钢轴的金属支架上，随不锈钢轴上升或下降。吊篮浸没在盛有水[(37±1)℃]的 1000 ml 烧杯中，调节水位高度使吊篮上升时筛网在水面下 15 mm 处，下降时筛网距杯底 25 mm。

取碳酸氢钠片 6 片，分置吊篮的 6 支玻璃管中，启动升降机件，各片均应在 15 min 内全部溶化或崩解成碎粒，并通过筛网。如残存有小颗粒不能全部通过筛网时，应另取 6 片复试，并在每管加入药片后随即加入挡板各一块，依法检查，应符合规定。

(2)肠溶薄膜衣片崩解时限的测定：取罗红霉素片(肠溶片)6 片，按上述装置与方法，先在盐酸溶液(9→1000)中检查 2 h，各片均不得有裂缝、崩解或软化现象。将吊篮取出，用少量水洗涤后，每管各加挡板 1 块，再按上法在磷酸盐缓冲液(pH6.8)中进行测定，1 h 内应全部崩解。如有 1 片不能完全崩解，应另取 6 片，按上述方法复试，均应符合规定。

(3)注意

1)糖衣片、浸膏片或薄膜衣片的崩解时限，可按上述方法检查，但要求在 1h 内全部崩解通过筛网(不溶性包衣碎片除外)。如残存有小颗粒不能全部通过筛网，则另取 6 片加挡板复试，应符合规定。对于含有浸膏、树脂、油脂或大量糊化淀粉的片剂，如有部分颗粒状物未通过筛网，但已软化或无硬心者，可按符合规定论。

2)泡腾片的崩解时限测定方法与上述不同。取 1 片泡腾片，置盛有 200 ml 水的烧杯中，水温为 15～25℃，应有许多气泡放出，当片剂或碎片周围的气体停止逸出时，片剂应崩解、溶解成分散在水中，无聚集的颗粒剩留。除另有规定外，按上法检查 6 片，各片均应在 5 min 内崩解。

2. 对乙酰氨基酚片溶出度的测定

(1)测定比较值 A^*(吸收度)：取对乙酰氨基酚片 20 片，精密称定，计算平均片重 $\overline{W}$。将药片研细，再精密称取相当于平均片重的片粉，定量转移置 1000 ml 量瓶中，加入溶剂(稀盐酸 24 ml 加水至 1000 ml)适量，振摇，移置 37℃水浴加热使溶解完全，冷至室温，加溶剂至刻度，摇匀，取溶液 5 ml 用 0.8 μm 微孔滤膜过滤，精密量取续滤液 1 ml，加 0.04%氢氧化钠溶液稀释至 50 ml，摇匀，以 0.04%氢氧化钠溶液为参比，用紫外分光光度计在 257 nm 波长处测定吸收废 A^*，作为比较值。

(2)溶出度测定：按《中国药典》2015 版第四部 0931(转篮法)，分别量取经脱气处理的上述溶剂 1000 ml 作为溶出介质，注入溶出杯内，加温使溶出介质温度保持在(37±0.5)℃，调整转篮转速为 100 r/min。取对乙酰氨基酚片 6 片，分别精密称定片重(W)后，投入 6 个干燥转篮内，将转篮降入溶出杯中，立即开始计时。经分别于 5、10、15、30、45、60 min 取样 5 ml，立即经 0.8 μm 微孔滤膜过滤。精密量取续滤液 1 ml。以下操作参照“测定比较值”项下步骤，自“加 0.04%氢氧化钠溶液稀释至 50 ml”起，依法测定吸收度(A)，并按下式计算出每片的溶出量(%)。

$$\text{溶出量}(\%)=\frac{A\cdot\overline{W}}{A^*\cdot W}\times 100$$

3. 茶碱缓释制剂释放度的测定

(1)标准曲线的制备：精密称取茶碱对照品约 20 mg 至 100 ml 量瓶中，加 0.1 mol/L 的盐酸溶液溶解并稀释至刻度。精密吸取 10 ml，置 50 ml 量瓶中，加水定容。然后取溶液 0.5、1.25、2.5、5、7.5、10 ml，分别置 25 ml 量瓶中，加蒸馏水定容。按分光光度法，在波长 270 nm 处测定吸收度，以吸收度对浓度进行回归分析，得到标准曲线回归方程。

(2)释放度的测定：取自制的茶碱缓释胶囊 1 粒，用水润湿囊壁，待囊壁软化后，小心将其剥去，称定重量，进行释放度实验。

取缓释胶囊 1 粒或缓释片 1 片，照溶出度测定法(《中国药典》2015 版第四部 0931)第二法，释放介质为水 900 ml，温度(37±0.5)℃，转速为 100 r/min。依法操作，经 1、2、3、4、6、10 h 分别取样 3 ml，同时补加同体积释放介质，样品经微孔滤膜滤过，取续滤液 1 ml 置 10 ml 量瓶中，加蒸馏水至刻度，在 270 nm 处测定吸收度，分别计算出每片在上述不同时间的溶出量。

(3) 注意

1) 6 只溶出杯中水温应基本一致，偏差不应超过 0.5℃。

2) 取样时自取样至过滤应在 30 s 内完成。

3) 不同溶出杯的取样间隔时间应一致，因此可采取分次放入片剂，即每个杯中样品放置间隔 30s。

五、实验结果和讨论

(1) 将碳酸氢钠片和氨茶碱肠溶片崩解时限(min)数据记录于表 6-18。

表 6-18　片剂崩解时限检查结果

样品	编号						
	1	2	3	4	5	6	$\bar{x}$
碳酸氢钠片							
氨茶碱肠溶片							

(2) 对乙酰氨基酚片溶出度测定结果(表 6-19)

平均片重 $\bar{W}$ =______　A*=______.

表 6-19　对乙酰氨基酚片溶出度测定结果

编号	W(g)	A	溶出量(%)	结论
1				
2				
3				
4				
5				
6				

(3) 计算各取样时间药物的累积释放量(%)，结果填于表 6-20。

表 6-20　茶碱缓释制剂的释放度

取样时间(h)	1	2	3	4	6	10
A						
C(μg/ml)						
累计释放度						

六、思　考　题

(1) 片剂崩解得快是否意味着溶出快?

(2) 缓控释制剂释放度实验取样时间要求是什么？各时间点的意义何在?

(张鹏威)

第二章　设计性实验

实验五十八　浸出制剂的制备

一、目 的 要 求

(1) 掌握煎煮法、浸渍法、渗漏法操作及酊剂、流浸膏的制备方法。

(2) 了解含醇制剂的含醇量测定方法。

二、实 验 原 理

浸出制剂主要指用适当的浸出溶剂和方法，从药材(动植物)中浸出有效成分的工艺技术。药材的浸出物也可作为原料供制其他制剂应用。

1. 浸出制剂具有如下特点

(1) 浸出制剂具有药材各浸出成分的综合作用，有利于发挥某些药材成分的多效性。

(2) 浸出制剂的作用通常比较缓和持久，毒性也较低。

(3) 浸出制剂同原药材相比，由于去除了组织物质和部分无效成分，相应地提高了有效成分的浓度，减少了用量，便于服用。

(4) 浸出制剂中一般含有一定量的无效物质，如高分子物质、黏液质、多糖等，在储存过程中，易产生沉淀、变质。

2. 常用的浸出制剂有以下几类

(1) 水浸出制剂：系指在一定的加热条件下用水浸出的制剂，如汤剂、中药合剂等。

(2) 含醇浸出制剂：系指在一定条件下用适当浓度的乙醇或酒浸出的制剂，如酊剂、酒剂、流浸膏剂、浸膏剂等。

(3) 含糖浸出制剂：一般系指在水浸出制剂的基础上，经浓缩等处理，加入适量糖(蜂蜜)或其他赋形剂制成的制剂，如内服膏剂(膏滋)、冲剂。

(4) 精制浸出制剂：系指用适当溶剂浸出后，浸出液经过适当精制处理而制成的制剂，如口服液、注射剂、片剂、滴丸剂、气雾剂、滴剂等。

药物的浸出包括浸润、解吸附、扩散、置换等四个过程，这四个过程是连续交错进行的。药物的浸出过程可用 Ficks 第一扩散公式来解释。

$$dM = -DF\left(\frac{dc}{dx}\right)dt$$

式中，dM 为扩散物质量；dt 为扩散时间；F 为扩散面积，代表药材的粒度和表面状态；D 为扩散系数，它与溶质分子大小、溶剂的性质、黏度、温度有关，负号表示药物扩散方向与浓度梯度方向相反；dc/dx 为浓度梯度。

一般来讲，根据上式，减小药材的粒度、加快搅拌速度、使用新鲜溶剂、提高浸出温度、使用溶解度大和黏度小的溶剂均可提高浸出速度。

三、仪器与试剂

1. 仪器 具塞广口瓶，锥形渗漏筒，蒸馏器，回流装置，酒精计。

2. 材料 桔梗，益母草，乙醇，水。

四、实验步骤

1. 桔梗流浸膏制备

(1)实验设计

1)查阅资料并讨论影响浸出效果的主要因素。

2)根据讨论结果，设计可行、经济的浸出方法，并设计正交实验优化提取参数。

3)参考操作方法：按渗滤法制备。称取桔梗粗粉 60 g，加 70%乙醇溶液适量，使粗粉均匀湿润，膨胀后，分次均匀填装于渗漏筒内，加 70%乙醇溶液(体积分数)浸没药材，浸渍 24 h 后，从上部缓慢添加剩余量乙醇，保持药材浸没在溶液中，缓缓渗漏，流速 1～3 ml/min，先收集药材重量的 85%的渗漏液，另器保存；继续渗漏，续漉液经低温减压浓缩后，与初漉液合并，调整至 60 ml，密闭，静置数日，过滤，即得。含醇量应为 50%～60%(体积分数)。

(2)操作注意

1)桔梗的有效成分是皂苷，故桔梗不宜采用低含量乙醇作溶剂或在酸性水溶液中煮沸，以免苷类水解。若必须用稀醇(体积分数为 55%)浸出时，应加入氨溶液调整至微碱性，以延缓苷的水解。

2)装渗漏筒前，应先用溶剂将药粉充分湿润，使其膨胀后再装料。装筒时应注意分次投入，逐层压平，做到松紧均匀，切勿过松、过紧或松紧不一。投料完毕用滤纸或纱布覆盖，加少许干净碎石以防止药材松动或浮起。加溶剂时先打开活塞，并缓慢加入溶剂，使药材间隙不留空气，渗漏速度以 1～3 ml/min 为宜。

3)药材粉碎程度与渗出效率有密切关系。对组织较疏松的药材如橙皮，选用其粗粉浸出即可；而组织相对致密的桔梗，则可以选用中等粉或粗粉。粉末过细可能导致较多量的树胶、鞣质、植物蛋白等黏稠物质的浸出，对主药成分的浸出不利。

4)注意，以上参考方法并非指定方法，请根据讨论结果和实验室具体条件确定适宜的浸出方法。

2. 益母草膏的制备

【处方】

益母草　　50 g

水　　1800 g

【操作】 益母草粗粉 50 g，加 12 倍量水，浸泡 0.5 h，提取 3 次，每次 2 h，过滤，合并滤液，滤液浓缩至相对密度为 1.2 左右，即得。

【操作注意】

(1)煎煮时，火力应先大后小，以缩短加热时间，并防止煎出液沸出。

(2)过滤困难时，可在滤材上加适量白陶土做助滤剂，以提高过滤速度和滤液的澄明度。

3. 浸出制剂含醇量的测定 浸出制剂中乙醇含量的不同对有效成分的溶解度和稳定性有较大的影响，与浸出制剂质量密切相关。《中国药典》2015 版第四部规定酊剂和流浸膏剂要进行含醇量检查，按气相色谱测定。但一般情况下，可按沸点法或密度法测定浸出制剂的含醇量，方法较简单，测定速度快。

(1)沸点法：量取样品(或流浸膏)50 ml，加至附有冷凝管和温度计的蒸馏瓶中，加少量止爆剂，在石棉网上加热，当样品温度升至 60～70℃时，缓缓加热至沸腾状态。从样品开始沸腾起，经过 5～10min，准确测量沸点（准确至 0.1℃），按表 6-21 查出样品的含醇量。

表 6-21 含醇量（ml/ml）与沸点对照表

沸点（℃）	含醇量（%）	沸点（℃）	含醇量（%）	沸点（℃）	含醇量（%）	沸点（℃）	含醇量（%）
99.3	1	87.1	25	82.9	49	80.5	73
98.3	2	86.8	26	82.8	50	80.4	74
97.4	3	86.6	27	82.7	51	80.3	75
96.6	4	86.4	28	82.6	52	80.2	76
96.0	5	86.1	29	82.5	53	80.1	77
95.1	6	85.9	30	82.4	54	80.0	78
94.3	7	85.6	31	82.3	55	79.9	79
93.7	8	85.4	32	82.2	56	79.8	80
93.0	9	85.2	33	82.1	57	79.7	81
92.5	10	85.0	34	82.0	58	79.6	82
92.0	11	84.9	35	81.9	59	79.5	83
91.5	12	84.6	36	81.8	60	79.45	84
91.1	13	84.4	37	81.7	61	79.4	85
90.7	14	84.3	38	81.6	62	79.3	86
90.5	15	84.2	39	81.5	63	79.2	87
90.0	16	84.1	40	81.4	64	79.1	88
89.1	17	83.9	41	81.3	65	79.0	89
89.0	18	83.8	42	81.2	66	78.85	90
88.8	19	83.7	43	81.1	67	78.8	91
88.5	20	83.5	44	81.0	68	78.7	92
88.1	21	83.3	45	80.9	69	78.6	93
87.8	22	83.2	46	80.8	70	78.5	94
87.5	23	83.1	47	80.7	71	78.3	95
87.2	24	83.0	48	80.6	72	.	.

（2）密度法测定酒精度速度快，但一般只能测定溶质含量低的提取液酒精度，否则测定误差较大。如果要精确测定则需要将溶液完全蒸出后测定。

密度法测定含醇量：取样品适量，以蒸馏法去除样品中的不挥性物质，用密度瓶法测出试样（乙醇水溶液）20℃时的密度，查表求得在 20℃时乙醇含量的体积分数，即为酒精度。

五、实验结果和讨论

（1）比较桔梗和益母草的制备过程时间长短，比较各法有什么优缺点。

（2）将桔梗流浸膏含醇量测定结果记录于表 6-22 中。

表 6-22 含醇量测定结果

制剂	沸点(℃)				含醇量 %(v/v)
	1	2	3	$\bar{x}$	
桔梗流浸膏					

六、思 考 题

(1)可用哪些方法增加有效物质浸出率？可用哪些方法缩短浸出时间？确定浸出率和浸出时间时应注意什么？

(2)渗漉法制备浸出制剂时，粗粉先用溶剂湿润膨胀，浸渍一定时间并先收集药材量85%的初漉液另器保存，以及去除溶剂须在低温下进行，各为什么？

(3)比较浸渍法和渗漉法的特点及适应性。

（张鹏威）

实验五十九 固体分散体的制备

一、目 的 要 求

(1)掌握熔融法、共沉淀法及溶剂-熔融法制备固体分散体的制备工艺。

(2)初步掌握固体分散体形成的验证方法。

二、实 验 原 理

固体分散体(solid dispersion)系指药物以分子、无定型或微晶等状态均匀分散在某一固态载体物质中所形成的分散体系。固体分散体的主要特点是利用不同性质的载体使药物高度分散以达到不同要求的用药目的：提高难溶性药物的溶解度和溶出速率，从而提高药物的生物利用度；或控制药物在小肠释放等。固体分散体作为中间产物，可以根据需要进一步制成胶囊剂、片剂、软膏剂、栓剂以及注射剂等。

固体分散体所用载体材料可分为水溶性载体材料、难溶性载体材料、肠溶性载体材料三大类。载体材料在使用时可根据制备目的选择单一载体或混合载体。若以增加难溶性药物的溶解度和溶出速率为目的时，一般可选择水溶性载体材料，如聚乙二醇类，聚维酮类等。

固体分散体的类型有：固体溶液、简单低共溶混合物、共沉淀物。固体分散体制备方法主要有熔融法、溶剂法、溶剂熔融法等。固体分散体中药物分散状态可呈现分子状态、无定形态、胶体状态、微晶状态。物相的鉴别方法有溶解度及溶出速率法、热分析法、粉末X射线衍射法、红外光谱法等，必要时可同时采用几种方法进行鉴别。

固体分散体的速释原理是药物分散状态，即药物所形成的高能态可增加药物溶出度，同时载体材料对药物的溶出具有促进作用。

1. 固体分散体常用的制备方法

(1)熔融法是将药物与载体混匀后，加热熔融，并在剧烈搅拌下迅速冷却固化。本方法适用于熔点较低的药物。

(2)溶剂法：又称共沉淀法。将药物与载体共溶于同一溶剂系统中，蒸去溶剂即得共沉淀固体分散体。本方法适合于高熔点的药物。

(3)溶剂–熔融法：将药物溶于有机溶剂中制成溶液，加入熔融的载体中，搅匀后冷却固化即得。适用于高熔点、不耐热的药物。

(4)研磨法：将药物和载体混匀后，长时间强力研磨，使药物与载体以氢键结合形成固体分散体。所用载体比例较高，适用于小剂量药物。

(5)喷雾干燥(或冷冻干燥)法：将药物和载体溶解于同一溶剂中，喷雾干燥或冷冻干燥除去溶剂即得。适用于遇热不稳定的药物。

2. 固体分散体提高溶出速度的原理

(1)药物以分子或无定形、亚稳定型、微晶等状态分散在载体中，分散度增大。

(2)可溶性载体增加了药物的润湿性。

(3)载体和药物之间由于氢键作用或络合作用及黏度增大，抑制了药物结晶的形成及成长，保证了药物的高度分散性。

(4)药物在载体中形成过饱和的固态溶液，服用后在胃肠液中析出细小的药物微粒，分散度高，溶出速度快。

三、仪器与试剂

蒸发皿，研钵，不锈钢板、恒温水浴锅，溶出仪，熔点测定仪

布洛芬，聚维酮(PVP K_{30})，聚乙二醇6000(PEG6000)，伯洛沙姆(Poloxamer188)，无水乙醇，二氯甲烷。

四、实验步骤

1. 布洛芬固体分散体的制备

(1)查阅资料，讨论以聚维酮、聚乙二醇、伯洛沙姆作为载体材料的可能性，并设计详细的实验方案。

(1)讨论影响固体分散体中药物溶出的因素，并设计实验方案优化固体分散体的处方。

(3)按实验方案实验。注意做到统筹兼顾，尽可能做到全面实验，若分组数量有限，则分组尽可能有代表性，可利用实验优化方法，如正交实验、均匀设计或其他方法。

(4)共沉淀物物相测定

1)实验样品：布洛芬200 mg，相当于布洛芬200 mg的布洛芬固体分散体及对应的物理混合物。

2)溶出介质(pH7.2磷酸盐缓冲液)的配制：取0.2 mol/L磷酸二氢钾溶液250 ml，0.2 mol/L氢氧化钠溶液175ml，加新煮沸过的冷蒸馏水定容至1000 ml，摇匀，即得。

3)测定：按《中国药典》2015版第四部0931溶出度测定方法第二法。转速75 r/min，溶出介质为pH7.2磷酸盐缓冲液900ml，温度(37±0.5)℃。

当介质温度恒定为(37±0.5)℃，加入精密称取的样品，分别在5、10、15、20、30、60 min取样，每次取样4 ml(同时补入溶出介质4 ml)，过滤，弃去初滤液，取续滤液1ml，置25 ml量瓶中，加上述缓冲液定容，摇匀，在222 nm的波长处测定吸光度，按$C_{13}H_{18}O_2$的吸收系数($E_{1cm}^{1\%}$)为449计算不同时间内药物溶出的累积溶出量。

2. 注意

(1)布洛芬-PVP 共沉淀物的制备时，溶剂蒸发速度是影响共沉淀物均匀性及防止药物结晶析出的重要因素，常在搅拌下快速蒸发，均匀性好，结晶不易析出，否则共沉淀物均匀性差，如果有药物结晶析出，将影响所制备固体分散物的溶出度。

(2) 固体分散体熔融后，倾入不锈钢板上(下面放冰块)迅速冷凝固化，有利于提高固体分散体的溶出速度。

(3) 以 Poloxamer188 和 PEG 为载体时，溶剂蒸发速度及熔融的固体分散物的冷凝速度是影响固体分散物均匀性的重要因素，常在搅拌下快速蒸发，均匀性好，否则固体分散物均匀性差。

五、结 果 处 理

(1) 根据溶出速度结果绘制溶出曲线，并比较原料、物理混合物、固体分散体的溶出度差异。

(2) 根据熔点测定结果分析药物的分散状态。

六、思 考 题

(1) 固体分散体的制备工艺有哪些？各种方法在什么情况下适合选用？

(2) 固体分散体的类型有哪些？

(张鹏威)

第七篇　药物分析学实验

第一章　综合性实验

实验六十　葡萄糖的性状、鉴别和检查

一、实验目的

(1)掌握氯化物、重金属检查、砷盐检查的原理、操作要点以及实验过程中所加试剂的作用。

(2)掌握应用比色法、比浊法进行杂质检查时的操作方法及注意事项，实验中要求能按规定选择比色管并正确选择、使用量具。

(3)掌握杂质检查中平行操作的方法。

(4)了解一般鉴别方法：氧化还原反应。

(5)了解旋光仪的使用方法。

(6)了解用氧瓶燃烧法进行样品前处理的基本操作。

二、仪器与材料

旋光度测定仪、恒温水浴锅。

葡萄糖、酒石酸铜、硝酸、硝酸银、氯化钠、盐酸、氯化钡、硫酸钾、醋酸铅、醋酸、醋酸铵、硫代乙酰胺、硫酸、溴化钾、溴、碘化钾、氯化亚锡、锌粒、醋酸铅、棉花、溴化汞、滤纸、三氧化二砷、氢氧化钠、氧气、试管、烧杯(100 ml)、玻棒、滤纸、纳氏比色管(50 ml、25 ml)、量筒(50 ml、10 ml、5 ml)、刻度吸管(10 ml、2 ml)、漏斗、检砷瓶、燃烧瓶。

三、实验原理

1. 比旋度　葡萄糖结构中有多个手性碳原子，具有旋光性，为右旋体。旋光性物质的浓度和液层厚度与它的旋光度成正比，即：

$$[\alpha]_{\mathrm{D}}^{t}=\frac{100\alpha}{lc}$$

式中：α为测得的旋光度；$[\alpha]$为比旋度；c为每100ml溶液中含有被测物质的重量(按干品或无水物计算)，g；l为测定管长度，dm；t为测定时的温度，℃；D为钠光谱的D线。

2. 鉴别　葡萄糖分子中的醛基具有还原性，能与碱性酒石酸铜试液反应。

3. 检查

(1)氯化物：利用氯化物在硝酸酸性溶液中与硝酸银试液作用，生成氯化银白色浑浊液，与一定量标准氯化钠溶液在相同条件下生成的氯化银浑浊液比较，以判断药物中氯化物是否符合限量规定。

$$Cl^- + Ag^+ \longrightarrow AgCl\downarrow（白）$$

(2)硫酸盐：利用硫酸盐在盐酸酸性溶液中与氯化钡生成硫酸钡的白色浑浊液，与一定量标准硫酸钾溶液在相同条件下生成的浑浊液比较，以判断药物中的硫酸盐是否符合限量规定。

$$SO_4^{2-} + Ba^{2+} \longrightarrow BaSO_4\downarrow（白）$$

(3)重金属：利用硫代乙酰胺在弱酸性(pH3.5 醋酸盐缓冲液)条件下水解，产生的硫化氢与微量重金属离子作用生成黄色到棕黑色的硫化物，与一定量标准铅溶液经处理后产生的颜色进行比较，以判断药物中的重金属是否符合限量规定。

$$CH_3CSNH_2 + H_2O \longrightarrow CH_3CONH_2 + H_2S$$

$$Pb^{2+} + H_2S \xrightarrow{pH3.5} PbS\downarrow + 2H^+$$

(4)砷盐：利用金属锌与酸作用产生新生态的氢，与药物中微量砷反应，生成具有挥发性的砷化氢，遇溴化汞试纸，产生黄色至棕色的砷斑，与相同条件下一定量标准砷溶液所生成的砷斑比较，以判断药物中砷盐是否符合限量规定。

$$As^{3+} + 3Zn + 3H^+ \longrightarrow 3Zn^{2+} + AsH_3\uparrow$$

$$AsO_3^{3-} + 3Zn + 9H^+ \longrightarrow 3Zn^{2+} + 3H_2O + AsH_3\uparrow$$

$$AsH_3 + 3HgBr_2 \longrightarrow 3HBr + As(HgBr)_3\ （黄色）$$

$$AsH_3 + 2As(HgBr)_3 \longrightarrow 3AsH(HgBr)_2\ （棕色）$$

$$AsH_3 + As(HgBr)_3 \longrightarrow 3HBr + As_2Hg_3\ （黑色）$$

四、实 验 步 骤

1. 性状

(1)本品为无色结晶或白色结晶性或颗粒性粉末；无臭，味甜。

(2)本品在水中易溶，在乙醇中微溶。

(3)比旋度：取本品约 10 g，精密称定，置 100 ml 容量瓶中，加水适量与氨试液 0.2 ml，溶解后，用水稀释至刻度，摇匀，放置 10 min，在 25℃时，依法测定(钠光谱 D 线 589.3 nm 处测量)，比旋度为＋52.6°～＋53.2°。

2. 鉴别 取本品约 0.2 g，加水 5 ml 溶解后，缓缓滴入微温的酒石酸铜试液中，水浴即生成氧化亚铜的红色沉淀。

3. 检查

(1)氯化物：取本品 0.60 g，加水溶解使成 25 ml(如显碱性，可滴加硝酸使遇 pH 试纸显中性)，再加稀硝酸 10 ml，溶液如不澄清，滤过。置 50 ml 纳氏比色管中，加水适量使成约 40 ml，加硝酸银液 1 ml，用水稀释使成 50 ml，摇匀，在暗处放置 5min，如发生浑浊，与标准氯化钠溶液一定量制成的对照液[取标准氯化钠溶液(10 μgCl/ml) 6.0 ml 置 50 ml 纳氏比色管中，加稀硝酸 10 ml，用水稀释使成约 40 ml 后，加硝酸银试液 1 ml，再加水适量使成 50 ml，摇匀，在暗处放置 5min]比较，不得更浓(0.01%)。

(2)硫酸盐：取本品 2.0 g，加水溶解使成 40 ml(如显碱性，可滴加盐酸使遇 pH 试纸显中性)。溶液如不澄清，滤过，置 50 ml 纳氏比色管中，加稀盐酸 2 ml，加 25%氯化钡溶液 5 ml，加水稀释使成 50 ml，摇匀，放置 10 min，如发生浑浊，与对照标准液[取标准硫酸钾(100 μgSO_4^{2-}/ml)溶液 2.0 ml，置 50 ml 纳氏比色管中，加水稀释使成 40 ml，加稀盐酸 2 ml，加 25%氯化钡溶液 5 ml，加水稀释使成 50 ml，摇匀，放置 10 min]比较，不得更浓(0.01%)。

(3)重金属：取 25 ml 纳氏比色管三支，甲管中加标准铅溶液(10 μg Pb/ml)2.0 ml，醋酸盐缓冲液(pH3.5)2 ml 后，加水至 25 ml；取本品 4.0 g 加入乙管中，加水 22 ml 使溶解，加醋酸盐缓冲液(pH3.5)2 ml，加水至 25 ml；丙管中加入标准铅溶液 2.0 ml 及本品 4.0 g，加水 20 ml 使溶解，加醋酸盐缓冲液(pH3.5)2 ml，加水至 25 ml；在甲乙丙三管中分别加硫代乙酰胺试液各 2 ml，摇匀，放置 2min，同置白纸上，自上向下透视，当丙管中显出的颜色不浅于甲管时，乙管中显出的颜色与甲管比较，不得更深。

硫代乙酰胺试液的配制：取硫代乙酰胺 4 g，加水使溶解成 100 ml，置冰箱中保存。临用前取混合液(由 1 mol/L 氢氧化钠溶液 15 ml、水 5.0 ml 及甘油 20 ml 组成)5.0 ml，加上述硫代乙酰胺溶液 1.0 ml，置水浴上加热 20 s，冷却，立即使用。

(4)砷盐：取本品 2.0 g，置 A 瓶中(装置见图 7-1)，加水 5 ml 溶解后，加稀硫酸 5 ml 与溴化钾溴试液 0.5 ml，置水浴上加热约 20 min，使保持稍过量的溴存在，必要时，再补加溴化钾溴试液适量，并随时补充蒸发的水分，放冷，加盐酸 5 ml 与水适量使成 28 ml，加碘化钾试液 5 ml 及酸性氯化亚锡试液 5 滴，在室温放置 10 min 后，加锌粒 2 g，迅速将瓶塞塞紧(瓶塞上已安放好装有醋酸铅棉及溴化汞试纸的检砷管 C)，保持反应温度在 25～40℃(视反应快慢而定，但不应超过 40℃)。45 min 后，取出溴化汞试纸，将生成的砷斑与标准砷溶液(1 μgAs/ml)一定量制成的标准砷斑比较，颜色不得更深(0.000 1%)。

标准砷溶液的制备：称取三氧化二砷 0.132 g，置 1000 ml 容量瓶中，加 20%氢氧化钠溶液 5 ml 溶解后，用适量的稀硫酸中和，再加稀硫酸 10 ml，用水稀释至刻度，摇匀，作为贮备液。

临用前，精密量取贮备液 10 ml，置 1000 ml 容量瓶中，加稀硫酸 10 ml，用水稀释至刻度，摇匀，即得(每 1 ml 相当于 1 μg 的 As)。

标准砷斑的制备：精密量取标准砷溶液 2 ml，置 A 瓶中，加盐酸 5 ml 与水 21 ml，再加碘化钾试液 5 ml 与酸性氯化亚锡试液 5 滴，在室温放置 10min 后，加锌粒 2 g，立即将照上法装妥的导气管 C 密塞于 A 瓶上，并将 A 瓶置 25～40℃水浴中，反应 45min，取出溴化汞试纸，即得。

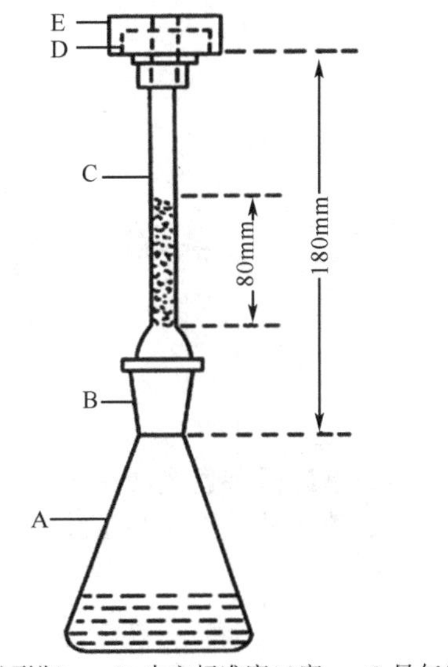

A.标准磨口锥形瓶　B.中空标准磨口塞　C.导气管　D.具孔有机玻璃旋塞　E.有机玻璃旋塞盖

图 7-1　古蔡氏法检砷装置示意图

五、思　考　题

(1)比色比浊法操作应遵循的原则是什么?

(2)葡萄糖的砷盐检查法中所加各试剂的作用是什么?

(3)氯化物、硫酸盐、重金属和砷盐检查的原理、条件及其限量的计算。

(4)葡萄糖旋光度法测定含量时，为什么要加氨试液并放置后进行测定?

六、演示实验(氧瓶燃烧法)

装置见图 7-2 氧瓶燃烧实验，燃烧瓶系取 1000 ml 碘瓶一个，在瓶塞底部熔封铂丝一根(直径为 1 mm)，铂丝下端做成网状或螺旋状，长度约为瓶身长度的 2/3，如图 7-2A。

将称取的供试品置于无灰滤纸(如图 7-2B)中心，按虚线折叠成图 7-2C 后，固定于铂丝下端的弯曲处，使尾部露出；另在燃烧瓶内按各品种项下的规定加入一定量的吸收液，并将瓶口用水湿润，小心急速通入氧气约 1min（通气管应接近液面，使瓶内空气排尽），立即用表面皿覆盖瓶口，移至他处（最好有防护设备的橱内），点燃滤纸的尾部，迅速放入燃烧瓶中，按紧瓶塞，用水少量封闭瓶口，待燃烧完毕后（应无黑色碎片），充分振摇，使生成的烟雾完全吸入吸收液中，放置 15 min，用水少量冲洗瓶塞及铂丝，合并洗液及吸收液。同法另做空白，然后按各品种项下规定的方法进行检查或测定。

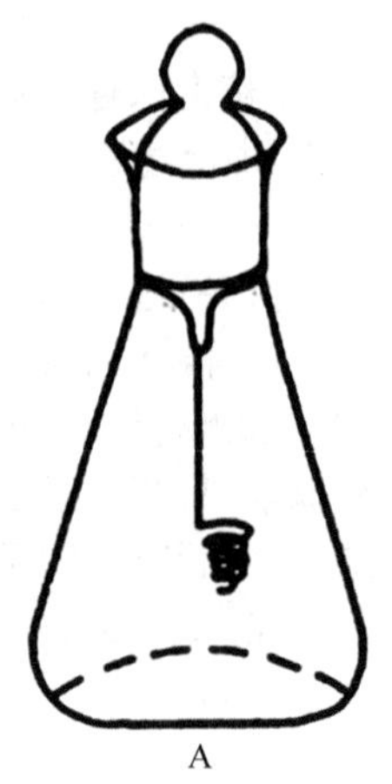

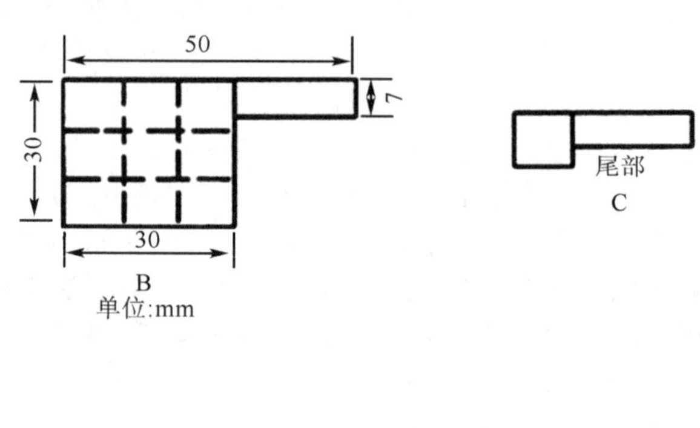

图 7-2　氧瓶燃烧实验

（黄　艳）

实验六十一　盐酸雷尼替丁胶囊的分析

一、实 验 目 的

(1) 掌握薄层色谱法用于特殊杂质检查的一般操作及杂质限量的计算。

(2) 熟悉盐酸雷尼替丁胶囊的鉴别及含量测定方法。

二、仪器与材料

紫外分光光度计、分析天平。

盐酸雷尼替丁胶囊、乙酸乙酯、异丙醇、氨水、水、碘、试管、层析缸、容量瓶（250 ml、200 ml、25 ml、10 ml）、刻度吸管（5 ml、2 ml）、10 μL 微量进样器、薄层板、甲醇。

三、实 验 原 理

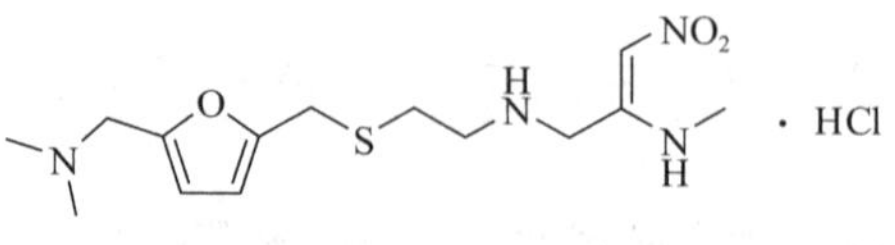

NO_2 · HCl

(1) 盐酸雷尼替丁分子中有 S 原子，加热破坏后产生的硫化氢与醋酸铅反应生成硫化铅的黑色沉淀。

(2) 在盐酸雷尼替丁的生产过程中，存在未反应的原料、反应的中间体、副产物等有关物质，可利用吸附薄层色谱分离法，根据各成分对同一吸附剂吸附能力不同，使在流动相（展开剂）流过固定相（吸附剂）的过程中，连续的产生吸附、解吸附、再吸附、再解吸附，从而使各成分互相分离。再利用供试品溶液自身稀释对照法判断杂质是否符合限量规定。

(3) 盐酸雷尼替丁分子中具有共轭双键结构，在紫外区有吸收，其水溶液溶液在 314 nm 的波长处有最大吸收，其吸收系数为 495。因此测定其 314 nm 处的吸光度，用吸收系数法即可计算含量。

$$C_X = \frac{A_X}{E_{1\text{cm}}^{1\%} \times 100}$$

式中，A_X 为供试品溶液的吸光度；$E_{1\text{cm}}^{1\%}$ 为盐酸雷尼替丁的吸收系数；C_X 为供试品溶液的浓度（g/ml）。

四、实验步骤

1. 鉴别

(1) 取本品的内容物适量（约相当于雷尼替丁 0.2 g），置试管中，用小火缓缓加热，产生的气体能使湿润的醋酸铅试纸显黑色。

(2) 取含量测定项下的溶液，照紫外-可见分光光度法测定，在 228 nm 与 314 nm 的波长处有最大吸收。

2. 有关物质检查　取本品的内容物适量，加甲醇使盐酸雷尼替丁溶解并制成每 1 ml 中约含 10 mg 的溶液，滤过，取续滤液作为供试品溶液；精密量取适量，加甲醇分别稀释制成每 1 ml 中含 0.05、0.10、0.15、0.20、0.40 mg 的溶液，作为对照溶液 (1)、(2)、(3)、(4) 和 (5)。照薄层色谱法实验，吸取上述 6 种溶液各 10 μl，分别点于同一硅胶 G 薄层板上，以乙酸乙酯–异丙醇–浓氨溶液–水（25∶15∶5∶1）为展开剂，展开，晾干，置碘蒸气中显色后，立即检视。供试品溶液如显杂质斑点，其颜色分别与对照溶液 (1)、(2)、(3)、(4) 和 (5) 所显的主斑点比较，杂质总量不得过 4.0%。

3. 含量测定　本品 20 粒，精密称定后倾出内容物（不得损坏囊壳），用小刷把囊壳拭净，再精密称定囊壳重量。取内容物，混合均匀，精密称取适量（约相当于雷尼替丁 125 mg），置 250 ml 容量瓶中，加水使盐酸雷尼替丁溶解，并稀释至刻度，摇匀，滤过，精密量取续滤液 5 ml，置 200 ml 容量瓶中，加水稀释至刻度，摇匀，照紫外-可见分光光度法，在 314 nm 的波长处测定吸光度，按雷尼替丁的吸收系数（$E_{1\text{cm}}^{1\%}$）为 495 计算，即得。

本品含雷尼替丁（$C_{13}H_{22}N_4O_3S$）应为标示量的 93.0%～107.0%。

五、思考题

(1) 薄层色谱法用于有关物质检查常用的方法有哪些？各方法有何特点？

(2) 试计算盐酸雷尼替丁胶囊中有关物质的杂质限度。

(3) 吸收系数法测定药物的含量时注意事项有哪些？

（黄　艳）

实验六十二　异烟肼片的分析

一、实验目的

(1) 掌握异烟肼的结构特点与分析方法的关系。

(2) 掌握异烟肼片的质量控制方法。

(3) 了解以甲基橙为指示剂的终点判断方法。

(4) 正确使用酸式滴定管。

二、仪器与材料

分析天平、高效液相色谱仪、溶出度仪。

异烟肼片、蒸馏水、盐酸、甲基橙、溴酸钾、硝酸银、硫酸肼、对二甲氨基苯甲醛、异丙醇、丙酮、硅胶 G、磷酸氢二钠溶液、磷酸、甲醇、双蒸水、研钵、容量瓶(100 ml)、滤纸、移液管(25 ml)、锥形瓶、滴定管(酸式)。

三、实 验 原 理

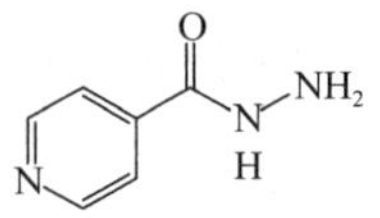

O

NH_2

N

H

N

异烟肼的分子结构中，吡啶环 γ 位上被酰肼取代，酰肼基具有较强的还原性，可被不同的氧化剂氧化。

1. 与氨制硝酸银反应

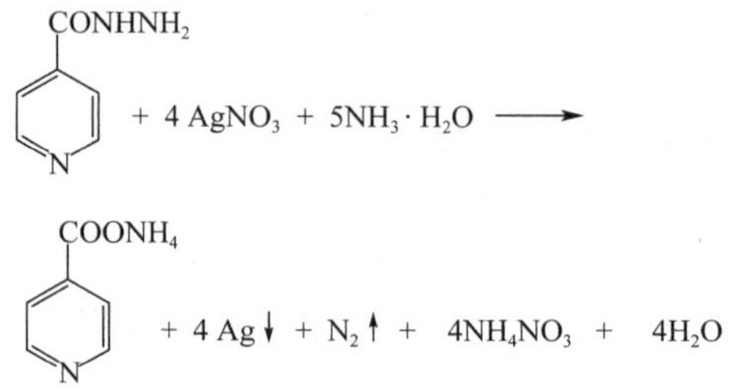

$CONHNH_2$

N

$+ 4AgNO_3 + 5NH_3 \cdot H_2O \longrightarrow$

$COONH_4$

N

$+ 4Ag\downarrow + N_2\uparrow + 4NH_4NO_3 + 4H_2O$

2. 与溴酸钾反应

$CONHNH_2$　　　　$COOH$

3 N $+ 2KBrO_3 \xrightarrow{HCl} 3$ N $+ 3N_2\uparrow + 2KBr + 3H_2O$

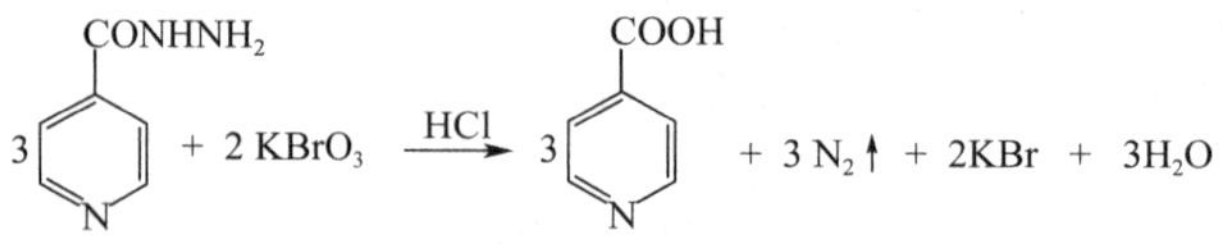

反应能定量完成，以甲基橙为指示剂，滴定到达终点后，稍过量的溴酸钾氧化甲基橙使其结构发生变化而使粉红色褪去，以示终点。

四、实 验 步 骤

1. 鉴别

(1) 取本品的细粉适量(约相当于异烟肼 0.1 g)，加水 10 ml，振摇，滤过，滤液中加氨制硝酸银试液 1 ml，即发生气泡与黑色浑浊，并在试管壁上生成银镜。

(2) 在含量测定项下记录的色谱图中，供试品溶液主峰的保留时间应与对照品溶液主峰的保留时间一致。

2. 检查

(1) 游离肼：取本品细粉适量，加丙酮–水(1∶1)使异烟肼溶解并制成每 1 ml 中约含 100 mg 的溶液，滤过，取续滤液作为供试品溶液。另取硫酸肼加丙酮–水(1∶1)制成每 1 ml 中约含 0.08 mg(相当于游离肼 20 μg)的溶液，作为对照品溶液；取异烟肼与硫酸肼各适量，加丙酮–水(1∶

1) 制成每 1 ml 中分别含异烟肼 100 mg 与硫酸肼 0.08 mg 的混合溶液，作为系统适用性实验溶液。照薄层色谱法实验，吸取上述三种溶液各 5 μl，分别点于同一硅胶 G 薄层板上，以异丙醇–丙酮（3∶2）为展开剂，展开，晾干，喷以乙醇制对二甲氨基苯甲醛试液，15min 后检视。系统适用性实验溶液所显游离肼与异烟肼的斑点完全分离，游离肼的 Rf 值约为 0.75，异烟肼的 Rf 值约为 0.56，在供试品溶液主斑点前方与对照品溶液主斑点相应的位置上，不得显黄色斑点。

（2）有关物质：取本品的细粉适量，加水使异烟肼溶解并制成每 1 ml 中含 0.5 mg 的溶液，滤过，取续滤液作为供试品溶液；精密量 1 ml，置 100 ml 容量瓶中，加水稀释至刻度，摇匀，作为对照溶液；照含量测定项下的色谱条件，取对照溶液 10 μl，注入液相色谱仪，调节检测灵敏度，使主成分色谱峰的峰高约为满量程的 20%；再精密量取供试品溶液与对照溶液各 10 μl，分别注入液相色谱仪，记录色谱图至主成分峰保留时间的 3.5 倍。供试品溶液的色谱图中如有杂质峰，单个最大杂质峰面积不得大于对照溶液主峰面积的 0.35 倍（0.35%），各杂质峰面积的和不得大于对照溶液主峰面积（1.0%）。

（3）溶出度：取本品，照溶出度测定法（转篮法），以水 1000 ml 为溶出介质，转速为每分钟 100 转，依法操作，经 30 min 时，取溶液 5 ml 滤过，精密量取续滤液适量，用水定量稀释制成每 1 ml 中含 10～20 μg 的溶液，照紫外-可见分光光度法，在 263 nm 的波长处测定吸光度，按异烟肼的吸收系数（$E_{1cm}^{1\%}$）为 307 计算每片的溶出量。限度为标示量的 60%，应符合规定。

3. 含量测定

（1）溴酸钾滴定法：取本品 20 片，精密称定。研细，精密称取适量（约相当于异烟肼 0.2 g），置 100 ml 容量瓶中，加水适量，振摇使异烟肼溶解并稀释至刻度，摇匀，用干燥滤纸滤过，精密量取续滤液 25 ml，加水 50 ml、盐酸 20 ml 与甲基橙指示液 1 滴，用溴酸钾滴定液（0.016 67 mol/L）缓缓滴定（温度保持在 18～25℃）至粉红色消失。每 1 ml 溴酸钾滴定液（0.016 67 mol/L）相当于 3.429 mg 的异烟肼。

（2）高效液相色谱法：色谱条件与系统适用性实验：用十八烷基硅烷键合硅胶为填充剂；以 0.02 mol/L 磷酸氢二钠溶液（用磷酸调 pH 至 6.0）–甲醇（85∶15）为流动相；检测波长为 262 nm。理论板数按异烟肼峰计算不低于 4000。

测定法：取本品适量，精密称定，加水溶解并稀释制成每 1 ml 中约含 0.1 mg 的溶液，精密量取 10 μl 注入液相色谱仪，记录色谱图；另取异烟肼对照品适量，精密称定。同法测定。按外标法以峰面积计算，即得。

本品含异烟肼（$C_6H_7N_3O$）应为标示量的 95.0%～105.0%。

五、思 考 题

（1）异烟肼中为什么要检查游离肼？杂质限量如何计算？
（2）计算异烟肼与溴酸钾滴定反应的滴定度。
（3）溴酸钾滴定法测定异烟肼片含量时，为什么到达终点后最好补加一滴指示剂？
（4）比较溴酸钾滴定法与高效液相色谱法测定异烟肼片含量的优缺点。

（黄　艳）

实验六十三　磺胺甲噁唑的分析

一、实 验 目 的

（1）掌握磺胺甲噁唑的结构特点与分析方法的关系。

(2) 学习红外光谱法的一般操作技术及其使用要点，熟悉红外光谱法在药物鉴别中的应用。

二、仪器与材料

分析天平、红外光谱仪、压片机。

磺胺甲噁唑、氢氧化钠、硫酸铜、溴化钾(光谱纯)、乙醇、盐酸、溴化钾、亚硝酸钠、玛瑙研钵、脱脂棉、烧杯。

三、实验原理

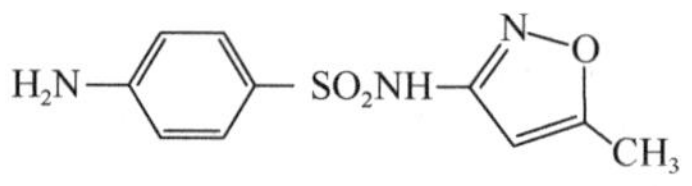

$H_2N-C_6H_4-SO_2NH-$(5-甲基异噁唑-3-基)

磺胺二噁唑

1. 与硫酸铜的反应 磺酰胺基上的氢原子由于受磺酰基吸电效应影响，而比较活泼，使药物具有一定的酸性，能够和某些金属离子(如 Cu^{2+}、Ag^{+}、Co^{2+})生成难溶性盐沉淀。

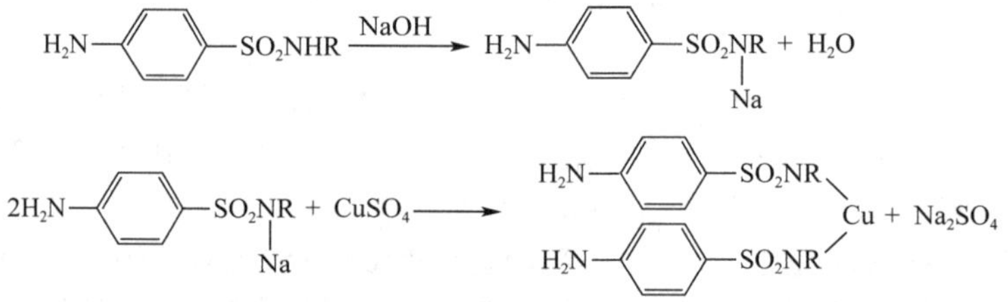

$$H_2N-C_6H_4-SO_2NHR \xrightarrow{NaOH} H_2N-C_6H_4-SO_2N(Na)R + H_2O$$

$$2H_2N-C_6H_4-SO_2N(Na)R + CuSO_4 \longrightarrow (H_2N-C_6H_4-SO_2NR)_2Cu + Na_2SO_4$$

2. 红外光谱法 在红外光谱图中同种化合物的红外吸收光谱基本相同，可以利用与已知标准谱图进行比较或与相同条件下对照品所得谱图进行比较的方法对已知化合物进行鉴别。

3. 重氮化反应 磺胺甲噁唑结构中具有游离芳伯氨基，在酸性溶液中与亚硝酸钠定量发生重氮化反应，生成重氮盐，用永停滴定法指示终点，可用于鉴别及含量测定。

四、实验步骤

1. 鉴别

(1) 取本品约 0.1 g，加水与 0.4%氢氧化钠溶液各 3 ml，振摇使溶解，滤过，取滤液，加硫酸铜试液 1 滴，即生成草绿色沉淀。

(2) 本品的红外光吸收图谱应与对照的图谱一致。

取磺胺甲噁唑约 1～2 mg，溴化钾约 200 mg，置于玛瑙研钵中，研细后置于模具中，油泵加压，约 5 min 后取下模具，将制备好的溴化钾样品片置于红外光谱仪中进行测试。把绘制得到的图谱与对照的图谱进行对照比较，并找出主要吸收峰并归属。

2. 含量测定 取本品约 0.5 g，精密称定，加盐酸溶液(1→2) 25 ml，再加水 25 ml，振摇使溶解，照永停滴定法，用亚硝酸钠滴定液(0.1 mol/L)滴定。每 1 ml 亚硝酸钠滴定液(0.1 mol/L)相当于 25.33 mg 的磺胺甲噁唑。

本品按干燥品计，含磺胺甲噁唑不得少于 99.0%。

五、思考题

(1) 用红外光谱法鉴别时，制备试样的方法有哪些？

(2) 在测定固体红外谱图时，如果没有把水分完全除去，对实验结果有什么影响？

(3) 亚硝酸钠滴定法测定磺胺甲噁唑的含量时应注意哪些反应条件？

（黄　艳）

实验六十四　复方磺胺甲噁唑片的分析

一、实 验 目 的

(1) 掌握双波长分光光度法的基本原理及计算方法。

(2) 掌握复方制剂不经分离直接测定各组分含量的方法。

(3) 熟悉用化学法鉴别复方胺甲噁唑片中甲氧苄啶与磺胺甲噁唑。

二、仪器与材料

恒温干燥箱、紫外-可见分光光度计、分析天平。

复方磺胺甲噁唑片、磺胺甲噁唑 (SMZ) 对照品、甲氧苄啶 (TMP) 对照品、乙醇、氢氧化钠、盐酸、氯化钾、硫酸、碘、碘化钾、亚硝酸钠、β-萘酚、研钵、容量瓶 (100 ml)、漏斗、滤纸、烧杯、试管。

三、实 验 原 理

药物组成：磺胺甲噁唑 400 g，甲氧苄啶 80 g，制成 1000 片。

1. 沉淀反应　甲氧苄啶具有生物碱的性质，能与生物碱沉淀试剂反应生成沉淀。

2. 重氮化–偶合反应　磺胺甲噁唑结构中具有芳伯胺基，能够发生重氮化-偶合反应生成橙黄色到猩红色沉淀。

3. 双波长法测定含量　在干扰组分的吸收光谱上吸光度相同的两个波长处，若被测组分的吸光度有显著差异，则可用于消除干扰吸收，即直接测定混合物在此两波长处的吸光度之差值，该差值与待测物浓度成正比，而与干扰物浓度无关。

用数学式表达如下：

$$\Delta A=A_2-A_1=(A_{21}+A_{22})-(A_{11}+A_{12})$$
$$=A_{21}-A_{11}\text{（因为 }A_{22}=A_{12}\text{）}$$
$$=E_{21}\cdot CL-E_{11}\cdot C\cdot L$$
$$=\Delta E\cdot C\cdot L$$

则 $\Delta A_{混}=\Delta E_a\cdot C_a\cdot L$ 与待测物浓度成正比，与干扰物浓度无关。

复方新诺明片是含磺胺甲噁唑 (SMZ) 和甲氧苄啶 (TMP) 的复方片剂。测定 SMZ 时，由于 SMZ 在 257 nm 波长处有一最大吸收峰，TMP 在 257 nm 和 304 nm 波长附近为等吸收点，而 SMZ 在这两波长处的吸光度差异大，所以测得样品在 257 nm 和 304 nm 波长处的吸光度差值 ΔA 与 SMZ 浓度成正比，与 TMP 浓度无关；测定 TMP 时，由于 TMP 在 239 nm 波长处有一较大吸收峰，SMZ 在 239 nm 和 295 nm 波长附近为等吸收点，而 TMP 在这两波长处的吸光度差异大，所以测得样品在 239 nm 和 296 nm 波长处的吸光度差值 ΔA 与 TMP 浓度成正比，与 SMZ 浓度无关。紫外吸收光谱见图 7-3。

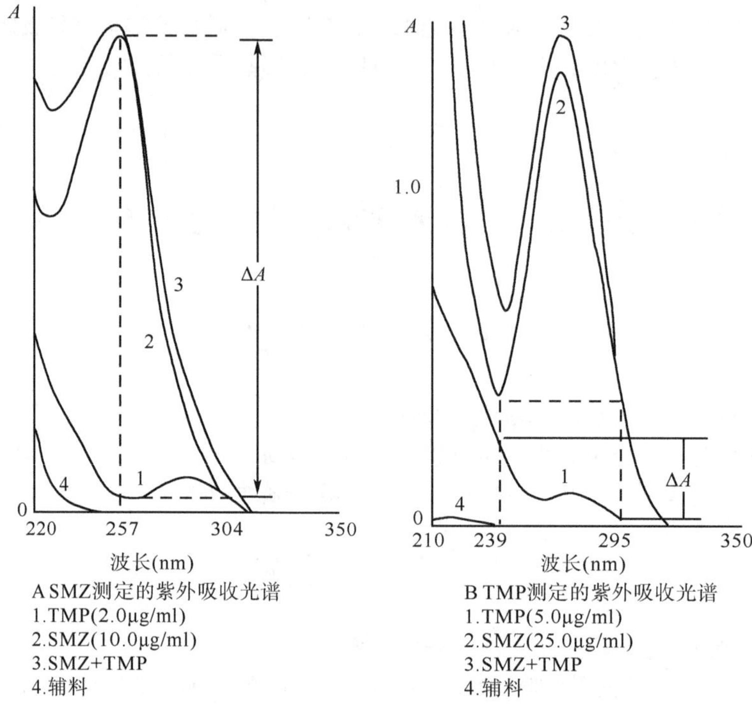

A SMZ测定的紫外吸收光谱
1.TMP(2.0μg/ml)
2.SMZ(10.0μg/ml)
3.SMZ+TMP
4.辅料

B TMP测定的紫外吸收光谱
1.TMP(5.0μg/ml)
2.SMZ(25.0μg/ml)
3.SMZ+TMP
4.辅料

图 7-3　磺酸甲噁唑紫外吸收光谱

含量测定结果的计算公式为：

$$含量(mg/片)=\frac{\Delta A_X \times m_R \times \bar{W}}{\Delta A_R \times W}$$

式中，ΔA_X 为供试品溶液的吸光度差值；ΔA_R 为对照品溶液的吸光度差值；m_R 为对照品的取样量(mg)；W 为供试品的取样量(g)；$\bar{W}$ 为复方磺胺甲噁唑片的平均重量(g/片)。

四、实 验 步 骤

1. 鉴别

(1)取本品细粉约 0.3 g，加稀硫酸 10 ml，微热溶解后，放冷，滤过，滤液加碘试液 0.5 ml，即生成棕褐色沉淀。

(2)取本品细粉约 0.3 g，加稀盐酸 5 ml，必要时缓缓煮沸使溶解，放冷，过滤，滤液加 0.1 mol/L 亚硝酸钠溶液数滴，滴加碱性 β-萘酚试液数滴，应生成由橙黄色到猩红色沉淀。

2. 含量测定(双波长分光光度法)

(1)供试品溶液的制备：取本品 10 片，精密称定，研细，精密称取适量(约相当于 SMZ 50 mg。TMP 10 mg)，置 100 ml 容量瓶中，加乙醇适量，振摇 15min，使药物溶解，加乙醇稀释至刻度，摇匀，滤过，取续滤液备用。

(2)对照品溶液的制备

1)SMZ：精密称取经 105℃干燥至恒重的 SMZ 对照品 50 mg，置 100 ml 容量瓶中，加乙醇溶解并稀释至刻度，摇匀，作为对照品溶液(1)。

2)TMP：精密称取经 105℃干燥至恒重的 TMP 对照品 10 mg，置 100 ml 容量瓶中，加乙醇溶解并稀释至刻度，摇匀，作为对照品溶液(2)。

(3)SMZ 的含量测定：精密量取供试品溶液与对照品溶液(1)、(2)各 2 ml，分别置 100 ml 容量瓶中，加 0.4%氢氧化钠溶液稀释至刻度，摇匀，照分光光度法，取对照品溶液(2)的稀释液，以 257 nm 为测定波长(λ_2)，在 304 nm 波长附近(每隔 0.5 nm)选择等吸收点波长为参比波长(λ_1)，要求$\Delta A = A_2 - A_1 = 0$。再在 λ_2 与 λ_1 波长处分别测定供试品溶液的稀释液与对照品溶液(1)的稀释液的吸光度，求出各自的吸光度差值(ΔA)，即得。

(4) TMP 的含量测定：精密量取供试品溶液与对照品溶液(1)、(2)各 5 ml，分别置 100 ml 容量瓶中，加盐酸-氯化钾溶液稀释至刻度，摇匀，照分光光度法，取对照品溶液(1)的稀释液，以 239 nm 为测定波长(λ_2)，在 295 nm 波长附近(每隔 0.2 nm)选择等吸收点波长为参比波长(λ_1)，要求$\Delta A = A_2 - A_1 = 0$。再在 λ_2 与 λ_1 波长处分别测定供试品溶液的稀释液与对照品溶液(2)的稀释液的吸光度，求出各自的吸光度差值(ΔA)，即得。

本品每片中含磺胺甲噁唑($C_{10}H_{11}N_3O_3S$)应为 0.360～0.440 g，含甲氧苄啶($C_{14}H_{18}N_4O_3$)应为 72.0～88.0 mg。

五、思 考 题

(1) 根据光谱吸收曲线，怎样选择适当的测定波长 和参比波长?

(2) 为何甲氧苄啶含量测定时供试液的稀释倍数与磺胺甲噁唑测定时的要不同?

(黄 艳)

实验六十五 中药材的安全性评价

一、实 验 目 的

(1) 学习药材中重金属(铅、镉和铬)的检测方法。

(2) 熟悉气相色谱仪操作规程及其使用要求。

(3) 熟悉石墨炉原子吸收分光光度计仪的使用方法。

(4) 掌握用于中药材中有机氯农药残留量测定的基本原理及计算方法。

二、仪器与材料

石墨炉原子吸收分光光度计、离心机、超声波清洗机、气相色谱仪、旋转蒸发仪。

硝酸、高氯酸、高纯水、丙酮、石油醚、浓硫酸、二氯甲烷、无水硫酸钠、锥形瓶、容量瓶、移液管、五氯硝基苯(PCNB)标准品、艾氏剂(ALD)标准品、六六六(BHC)标准品、滴滴涕(DDT)标准品。

三、仪 器 条 件

1. 原子吸收石墨炉 灯电流：2 mA 左右；灯模式：氘灯扣背景；载气：氩气(流量：0.1 MPa)；狭缝：Pb、Cd 为 2.0 nm，Cr 为 0.5 nm；波长：Pb、Cd、Cr 分别为 283.3 nm、228.83 nm 及 57.9 nm。管式消化管、具塞锥形瓶、微量进样器。

2. 气相色谱仪 进样口温度：230 ℃；检测器温度：300 ℃；柱升温程序：初始 100 ℃，10 ℃/min 升至 220 ℃，8 ℃/min 升至 250 ℃，保持 10 min。载气：高纯氮。

四、实 验 步 骤

1. 石墨炉原子吸收法测定槟榔中的重金属

(1) 准确称取各生药材标本 2 g，置管式消化管中用高氯酸–硝酸（1∶10）的消化液 10 ml 浸泡过夜，在管式自控电热消化器上消化完全，用高纯水定容制成相应样液，待测。

(2) 预扫描 (1) 中所得样液，根据扫描结果，配制与样品浓度范围匹配的标准系列，测定标准系列中每一标液的 Pb、Cd、Cr 的吸收值，制作标准曲线，求相关系数，观察其线性情况（$r>0.98$）；做加样回收率，考察回收率应在 95%以上。

(3) 在与标准系列相同的仪器条件下，测定 (1) 中所得样液的吸收值，由标准曲线查得其 Pb、Cd、Cr 含量值。

2. 益智仁中有机氯农药的测定

(1) 标准曲线的绘制：分别取 PCNB 和 ALD 各 2 mg，精密称定，分别置 2 ml 容量瓶中，用石油醚溶解并定容，作为贮备液，逐渐稀释并加入 BHC，DDT 混合标准品溶液，使其浓度约为：PCNB 5 μg/ml，ALD 3.6 μg/ml，BHC 各异构体 5 μg/ml，DDT 各异构体 5 μg/ml，制成 10 种农药的混合标准品贮备液（A）。准确移取贮备液（A），逐渐稀释成 5 个浓度梯度的混合标准品稀释液。各取 1 μl，注入气相色谱仪，以峰高为纵坐标，含量为横坐标，计算回归方程。

(2) 供试品溶液的制备：取益智仁样品于 60 ℃干燥 4h，粉碎，过五号筛，精密称取 2.0 g 于 100 ml 具塞锥形瓶中，加入 20 ml 蒸馏水，浸泡过夜，精密加入 40 ml 丙酮称重，超声 30 min，补足重量，再加约 6 g 氯化钠及精密加入 30 ml 二氯甲烷称重，超声 15min，补足重量，静置使有机相移入装有无水硫酸钠（适量）的 100 ml 具塞锥形瓶中，脱水 4h，精密量取 35 ml 上述有机相于 100 ml 旋转蒸发瓶中，于 40 ℃水浴减压浓缩至近干，加适量石油醚（60～90 ℃）反复除尽二氯甲烷及丙酮，用适量石油醚（60～90℃）多次溶解并转移至 10 ml 具塞刻度试管中，精密定容至 5 ml。向试管中小心加入 1 ml 浓硫酸，振摇 1 min，离心（3000 r/min）10 min。精密取 2.0 ml 上清液至 K-D 瓶中，40℃下将溶液浓缩至 1.0 ml，即得供试品液。

(3) 样品的测定：取上述供试品液 1 μl，注入气相色谱仪中，根据标准曲线计算各组分的含量。

五、思 考 题

(1) 气相色谱法用于定量可采用哪几种方法？试述其特点。

(2) 原子吸收测定时，样品中的其他金属离子有没有干扰？为什么？

(3) 试比较干法消化与湿法消化的优缺点？

（黄 艳）

实验六十六 藿香正气水的性状、检查及含量测定

一、实 验 目 的

(1) 学习气相色谱仪操作规程及其使用要求。

(2) 掌握气相色谱-氢火焰离子化检测法（GC-FID）测定含量的原理及计算方法。

(3) 熟悉中药制剂分析的特点与检测方法。

二、仪器与材料

气相色谱仪、高效液相色谱仪、分析天平。

无水乙醇、正丙醇、藿香正气水(市售)、厚朴酚对照品、和厚朴酚对照品、甲醇、乙腈、容量瓶、移液管、微量进样器。

三、处方与制法

1. 处方 苍术 160 g，陈皮 160 g，厚朴(姜制) 160 g，白芷 240 g，茯苓 240 g，大腹皮 240 g，生半夏 160 g，甘草浸膏 20 g，广藿香油 1 6 ml，紫苏叶油 0.8 ml。

2. 制法 以上十味，苍术、陈皮、厚朴、白芷分别用 60%乙醇溶液作溶剂，浸渍 24 h 后进行渗漉，前三种各收集初漉液 400 ml，后一种收集初漉液 500 ml，备用，继续渗漉，收集续漉液。浓缩后并入初漉液中。茯苓加水煮沸后，80℃温浸 2 次，第 1 次 3 h，第 2 次 2 h，取汁；生半夏用冷水浸泡，每 8h 换水一次，泡至透心后，另加干姜 13.5 g，加水煎煮 2 次，第 1 次 3 h，第二次 2h；大腹皮加水煎煮 3h，甘草浸膏打碎后水煮化开；合并上述水煎液，滤过，滤液浓缩至适量。广藿香油、紫苏叶油用乙醇适量溶解。合并以上溶液，混匀，用乙醇与水适量调整乙醇含量，并使全量成 2050 ml，静置，滤过，灌装，即得。

四、实 验 步 骤

1. 性状 本品为深棕色的澄清液体(久贮略有浑浊)；味辛、苦。

2. 检查

(1) 乙醇量

1) 色谱条件：进样口温度 190 ℃，检测器 220 ℃，恒温 65 ℃，记录 8min。载气：高纯氮。毛细管色谱柱：AB-FFAP 30 m×0.25 mm，0.25 μm。

2) 对照品溶液的制备：精密量取恒温至 20 ℃的无水乙醇和正丙醇各 5 ml，加水稀释成 100 ml，混匀，再精密吸取 1 ml 加水稀释成 100 ml，混匀即得。

供试品溶液的制备：精密量取恒温至 20℃的藿香正气水 10 ml 和正丙醇 5 ml，加水稀释成 100 ml，混匀，再精密吸取 1 ml 加水稀释成 100 ml，混匀即得。

校正因子的测定：取对照品溶液 1 μl，连续注样 3 次，记录对照品无水乙醇和内标物质正丙醇的峰面积，计算校正因子，取 3 次计算的平均值作为结果。要求 3 次之间的 RSD 值不大于 20%。

供试品溶液的测定 取供试品溶液 1 μl，连续注样 3 次，记录供试品中待测组分乙醇和内标物质正丙醇的峰面积，计算含量，取 3 次计算的平均值作为结果。藿香正气水中乙醇含量应为 40%～50%。

(2) 装量：取供试品 5 支，将内容物分别倒入经校正的干燥量筒内，在室温下检视，每支装量与标示装量相比较，少于标示装量的不得多于 1 支，并不得少于标示装量的 95%。

3. 含量测定

(1) 色谱条件与系统适用性实验 以十八烷基硅烷键合硅胶为填充剂；以甲醇–乙腈–水(50∶20∶40) 为流动相；检测波长 294 nm。理论板数按厚朴酚峰计算应不低于 5000。

(2) 对照品溶液的制备：取厚朴酚对照品、和厚朴酚对照品适量，精密称定，分别加甲醇制成每 1 ml 含厚朴酚 0.2 mg、和厚朴酚 0.1 mg 的溶液，即得。

(3) 供试品溶液的制备：精密量取本品 5 ml，加盐酸 2 滴，用三氯甲烷振摇提取 3 次，每次 10 ml，合并三氯甲烷液，蒸干，残渣用甲醇溶解并转移至 10 ml 容量瓶中，加甲醇至刻度，摇匀，精密量取 5 ml，置 10 ml 容量瓶中，加甲醇至刻度，摇匀，滤过，取续滤液，即得。

(4) 测定法：分别精密吸取对照品溶液与供试品溶液各 10 μl，注入液相色谱仪，测定，即得。本品每 1 ml 含厚朴以厚朴酚($C_{18}H_{18}O_2$)及和厚朴酚($C_{18}H_{18}O_2$)总量计，不得少于 0 58 mg。

五、思　考　题

(1) 色谱定量分析中，为什么要用内标法？在什么情况下可以不用？内标因子如何计算？

(2) 简述中药制剂含量测定项目的选定与化学药物有哪些不同？

（黄　艳）

第二章　设计性实验

实验六十七　丙谷胺片的质量分析

一、实验目的

(1)掌握根据文献资料进行实验方案的设计。

(2)熟悉专业文献资料的查阅，练习综述文章的写作。

(3)了解药物常用含量测定方法的计算及常用有关物质检查的方法。

二、实验内容

(1)丙谷胺片的百分吸收系数的测定。

(2)高效液相色谱法测定丙谷胺片的有关物质。

(3)高效液相色谱法测定丙谷胺片的含量。

(4)紫外分光光度法测定丙谷胺片的含量。

(5)酸碱滴定法测定丙谷胺片的含量。

三、实验要求

(1)从以上5个题目中选择1个题目作为研究内容。

(2)根据各自的研究内容查找相关文献，设计出一套实验方案(包括仪器与试药、条件的选择、实验方法、方法学验证、结果计算、可行性分析等)。

(3)用PPT在课堂上汇报，结合其他同学提出的问题进行小组内讨论并回答。

(4)对实验方案进行进一步修改。

(5)按设计方案进行实验(包括仪器的清洗、试剂的配制、仪器选用与调试、测定与计算等)，写出实验报告。

（黄　艳）

实验六十八　七种药物的鉴别实验(实验考核)

一、实验目的

(1)掌握典型药物的特殊鉴别实验。

(2)掌握根据药物结构特征，区别以下七种药物的细粉并根据各个药物的专属性实验进行鉴别确证。

二、考核内容

异烟肼、维生素 C、阿司匹林、维生素 B_1、对乙酰氨基酚、盐酸普鲁卡因、氢化可的松的鉴别。

三、考核方法

(1) 自行设计区别上述药物的方法，写出实验操作方法、理论依据和反应原理。

(2) 根据药物的结构、理化特性与鉴别方法的关系，结合自己的实验设计在小组内进行讨论。

(3) 进行实际操作，根据实验室条件对上述没有标签的药物细粉进行区别、确证。

（黄 艳）

第八篇　整合的综合性实验

为了加强学生的科研思维，提升今后学生可能从事新药研发的能力，该教程中特别增设了按照新药研发思路编写的多学科整合的综合性实验，共编写 4 个，即益智的药材鉴定、挥发油提取、含量测定和包合物制备；胡椒药材的鉴定、胡椒碱提取、含量测定和胶囊的制备；阿司匹林的合成、片剂制备、质量分析及药代动力学参数测定；苯佐卡因的合成、质量分析、凝胶制备及药理活性评价。

第一章　益智的药材鉴定、挥发油提取、含量测定和包合物制备

该综合性实验由药用植物学与生药学、天然药物化学、药物分析学及药剂学 4 门核心课程的实验内容组成。

实验六十九　益智药材的综合鉴定

一、实 验 目 的

(1) 了解生药鉴定在药学研究中的重要作用。
(2) 掌握生药鉴定的系统研究方法。

二、实 验 原 理

益智 *Alpiniae Oxyphyllae Fructus* 为姜科植物益智 *Alpinia oxyphylla* Miq 的干燥成熟果实。主产于海南省，广东雷州半岛、广西等地也产。果实含挥发油约 0.7%。辛，温。归脾、肾经。暖肾固精缩尿，温脾止泻摄唾。用于肾虚遗尿，小便频数，遗精白浊，脾寒泄泻，腹中冷痛，口多垂涎。本实验从基源、性状、显微、理化及分子等方面对益智进行系统地鉴定。

三、仪器与材料

普通光学显微镜，放大镜，载玻片，盖玻片，刀片，镊子，酒精灯，培养皿，纱布，小玻棒，擦镜纸，吸水纸，移液器，PCR 仪，紫外凝胶成像仪，高速离心机，水浴锅，灭菌锅，微波炉，电泳仪，电泳槽，移液器吸头，石英砂，1.5ml 离心管，0.2 ml PCR 管，研磨棒。

蒸馏水，水合氯醛试液，稀甘油，无水乙醇，石油醚，丙酮，5%香草醛硫酸溶液，石英砂，琼脂糖，DNA 提取试剂盒，2×Power Taq PCR MasterMix（带染料），核酸染料，TAE 缓冲液。

益智蜡叶标本，益智果实，益智果实粉末。

四、实 验 方 法

1. 基源鉴定 观察益智的植物形态特征，可借助放大镜观察较细微的结构。

2. 性状鉴定 观察益智果实的生药性状。

观察要点：注意形态、大小、色泽、表面、剖面、质地、气味等特征。

3. 显微鉴定 取益智粉末少许，制成水和氯醛透化片，镜检。

观察要点：种皮表皮细胞、色素层细胞、油细胞及内种皮厚壁细胞等。

4. 理化鉴定(薄层鉴别法) 取本品粉末 1g，加无水乙醇 5ml，超声处理 30min，滤过，滤液作为供试品溶液。另取益智对照药材 1g，同法制成对照药材溶液。照薄层色谱法实验，吸取上述两种溶液各 10μl，分别点于同一硅胶 G 薄层板上，以石油醚(60～90℃)：丙酮(5：2)为展开剂，展开，取出，晾干，喷以 5%香草醛硫酸溶液，在 105℃加热至斑点显色清晰，分别置日光和紫外光灯(365nm)下检视。供试品色谱中，在与对照药材色谱相应的位置上，显相同颜色的斑点或荧光斑点。

5. 分子鉴定 取益智的果实少许，研磨，根据 DNA 提取试剂盒的说明进行总 DNA 的提取；提取成功之后，用紫外可见分光光度计检测总 DNA 的浓度和纯度；之后对其核糖体 DNA 内转录间隔区(ITS)进行 PCR 扩增，扩增的引物为 ITS4/ITS5；扩增时采用 25 μl 反应体系：13μl 2×Power Taq PCR MasterMix，1μl 引物 ITS4(浓度为 10μmol/L)，1μl 引物 ITS5(浓度为 10μM)，1μl 模板即提取的总 DNA(可根据总 DNA 浓度的大小，适当调整加入量)，9μl 的 ddH_2O；PCR 扩增反应程序的热循环参数：94℃变性 5 min，然后进入连续 35 个循环，94℃变性 30 s，56℃退火 30 s，72℃延伸 2 min，循环结束后于 72℃延伸 5 min，最后于 4℃保存。

取 3 μl 扩增产物点于塑料薄膜上，并与 1μl 核酸染料混匀，点样于 1%的琼脂糖凝胶上，于 1.0×TAE 缓冲液(电压为 5 V/cm)中电泳后再在紫外凝胶成像仪上观察、照相并记录结果；如果凝胶成像仪下观察到清晰的单一条带，则送到测序公司进行序列测定。

得到 ITS 序列之后，将该序列在 GenBank 数据库中进行 Blast，进行益智的初步鉴定；同时，可运用生物信息学软件，构建分子系统发育树，进行进一步深入分析，得到准确的鉴定结果。

五、报 告 要 求

(1)绘益智蜡叶标本图，并标注各结构名称。

(2)绘益智果实粉末显微特征图，并标注各结构名称。

(3)记录理化鉴别的结果。

(4)记录分子鉴定的实验过程及结果。

(曾念开)

实验七十 益智挥发油的提取

一、实 验 目 的

学习并掌握水蒸气蒸馏原理和操作技术。

二、实 验 原 理

益智（*Alpinia oxyphylla* Miq）为姜科植物主产于中国海南、广东、广西等省区，其成熟的果实益智仁可入药。益智性温、味辛，具有温脾止泻、摄垂涎，暖肾、固精缩尿等功效，常用于治疗脾寒泄泻、腹中冷痛、口多垂涎、肾虚遗尿、小便频数、遗精白浊等疾病。益智含有多种萜类、黄酮类、氨基酸、微量元素及挥发油等成分，其中挥发油占 1%～2%。益智挥发油中含有圆柚酮桉油精、姜烯、姜醇、β-聚伞花烯、香橙烯等成分。

益智挥发油可采用水蒸气蒸馏法提取，本法利用含有挥发性成分的药材与水共蒸馏，挥发性成分会随水蒸气一并馏出而被提取出来。

三、仪器与材料

实验仪器：挥发油提取器，1000 ml 圆底烧瓶，球形冷凝管，电热套，层析缸，硅胶 H-CMC-Na 薄层板。

试剂：0.5%圆柚酮乙醇溶液，石油醚（60～90℃），1%香草醛-硫酸。

四、实 验 步 骤

（1）水蒸气蒸馏提取工艺：准确称取 100 g 粉碎后的益智仁，置挥发油提取器中，加 10 倍量水加热回流提取 2 h，停止加热后放置片刻，开启测定器下端的活塞将水缓缓放出，至油层上端到达刻度 5mm 处为止。放置 1 h 以上，开启活塞使油层下降至其上端恰与 0 刻度平齐，读取挥发油量，计算挥发油得率，收集挥发油备用。

（2）挥发油中代表性成分圆柚酮的薄层色谱鉴别：取硅胶 H-CMC-Na 薄层板（3cm×10cm）一块，在距底边 1.5cm 用铅笔画起始线。取少量益智挥发油溶于乙醇，用毛细管点于起始线，把圆柚酮乙醇溶液同样方法点于起始线做对照，用石油醚（60～90℃）为展开剂展开至薄层板顶端时取出，挥去展开剂后，用 1%香草醛-硫酸试剂喷雾显色即可在对照品相同比移值位置见到样品中圆柚酮的斑点。

圆柚酮结构如图：

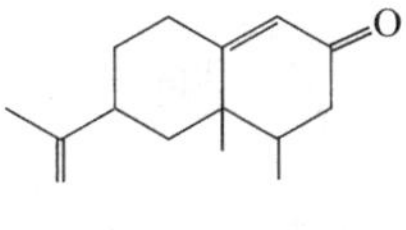

O

五、思　考　题

（1）挥发油的提取还可以用哪些方法？

（2）水蒸气蒸馏（共水蒸馏）时加水量和加热器温度对蒸馏效果有何影响？

（3）如果换成通入水蒸气蒸馏的方式，水蒸气的温度对蒸馏效果影响会怎样？

（靳德军）

实验七十一　益智挥发油中圆柚酮的含量测定

一、实验目的

(1) 掌握气相色谱法测定益智挥发油中圆柚酮含量的方法与计算。
(2) 学习气相色谱仪的基本操作技术。
(3) 了解气相色谱法的工作原理。

二、仪器与材料

分析天平、气相色谱仪。
益智挥发油、圆柚酮对照品、乙醇、高纯氮、容量瓶、移液管、锥形瓶。

三、实验原理

益智为姜科植物益智的干燥果实，是海南四大南药之一，具有温肾健脾的功效。临床上主要用于治疗脾肾虚寒之证。益智挥发油由益智经水蒸气蒸馏而得，含圆柚酮、*p*-聚伞花烃、香橙烯、芳樟醇等 60 余种化学成分。圆柚酮在抗实验性胃溃疡、抑制脂多糖活化巨噬细胞中一氧化氮的产生和抑制由抗原引发的 RBL-2H3 细胞的脱落等方面具有显著的活性，为益智药材的有效成分之一。本实验采用气相色谱法测定益智挥发油中圆柚酮含量。

气相色谱系统由装在管柱内的吸附剂或惰性固体上涂着液体的固定相和不断通过管柱的气体流动相组成。将欲分离、分析的样品从管柱一端加入后，由于固定相对样品中各组分吸附或溶解能力不同，即各组分在固定相和流动相之间的分配系数有差别，当组分在两相中反复多次进行分配并随移动相向前移动时，各组分沿管柱运动的速度就不同，分配系数小的组分被固定相滞留的时间短，能较快地从色谱柱末端流出，分配系数大的组分被固定相滞留的时间长，从色谱柱末端流出需要的时间久比较长，因此，固定相对样品中各组分吸附或溶解能力不同而使各组分得以分离。

四、实验步骤

1. 色谱条件　毛细管色谱柱：30m×0.25mm×0.25μm，载气为氮气，流速 1.0 ml/min，进样口温度 250℃，氢火焰离子化检测器，检测器温度 250℃。程序升温：初始温度 50℃，保持 1 min，以 10℃/min 升至 80℃，保持 5 min，继续以 10℃/min 升至 135℃，接着以 0.1℃/min 升至 140℃，再接着以 2℃/min 升至 200℃，最后以 10℃/min 升至 280℃保持 5 min。

2. 对照品溶液的制备　取圆柚酮对照品约 10 mg，精密称定，置 10 ml 容量瓶中，用乙醇稀释至刻度，即得。

3. 供试品溶液的制备　吸取益智挥发油(水蒸气蒸馏制得) 1 ml 置 5 ml 容量瓶中，精密称定，用乙醇稀释至刻度，即得。

4. 测定　分别精密吸取对照品溶液和供试品溶液各 1 μl，注入气相色谱仪测定，按外标法以峰面积计算圆柚酮的含量，即得。

五、思　考　题

(1)程序升温气相色谱法适用于哪些类型的样品分析？通常采用什么类型色谱柱和检测器？对载气、固定相有什么特殊要求？

(2)在气相色谱法中，提高柱效的途径有哪些？其中最有效的途径是什么？

（黄　艳）

实验七十二　益智挥发油包合物的制备及其验证

一、目 的 要 求

(1)掌握饱和水溶液法制备包合物的工艺。

(2)掌握包合物形成的验证方法。

二、实 验 原 理

包合技术系指一种分子被包嵌于另一种分子的空穴结构内，形成包合物(inclusion compound)的技术。这种包合物是由主分子(host molecule)和客分子(guest molecule)两种组分加合组成，主分子具有较大的空穴结构，足以将客分子容纳在内，形成分子囊(molecule capsule)。

目前，常用包合物的主分子以环糊精(CYD)为最多。环糊精系淀粉用嗜碱性芽孢杆菌经培养得到的环糊精葡聚糖转位酶(cyclodextrin glucanotransferase)作用后所形成的产物。是由6～10个D-葡萄糖分子以1，4-糖苷键连接面成的环状低聚糖化合物。环糊精为水溶性、非还原性的白色结晶性粉末。常见的有α-、β-、γ-CYD三种，分别由6，7，8个葡萄糖分子构成。

药物作为客分子经包合后，溶解度增大，稳定性提高，液体药物可粉末化，可防止挥发性成分挥发，掩盖药物的不良气味或味道，调节释药速率，提高药物的生物利用度，降低药物的刺激性与毒副作用等。

符合下列条件之一的有机药物，通常都可以与环糊精包合成包合物：药物结构中的原子数大于5个且药物的稠环小于5个；药物分子量在100～400之间；药物在水中的溶解度小于10mg/ml；药物的熔点低于250℃。也有药物符合上述条件而不能与环糊精包合的，如几何形状不合适；也有因环糊精用量不合适而不能包合的。无机药物大多数不宜与环糊精包合。环糊精包合物的制备方法很多，有饱和水溶液法、研磨法、喷雾干燥法、冷冻干燥法以及中和法等，其中以饱和水溶液法(亦称重结晶法或共沉淀法)为最常用。

包合物根据主分子的构成可分为多分子包合物、单分子包合物和大分子包合物；根据主分子形成空穴的几何形状又分为管形包合物(channel 或 tunnel inclusion compound)、笼形包合物(chathrate 或 cage inclusion compound)和层状包合物(layer inclusion compound)。

本实验的客分子为益智挥发油，具有较强的挥发性，临床证明具有抗肿瘤作用。益智醇是益智油中抗癌有效成分。现有益智油静脉注射液及乳剂等剂型，但稳定性较差，对光敏感，强光下易分解。将益智油制成包合物后，可减少益智油的挥发，使液态油状态改变成固体粉末，便于配方，还可具有缓释作用。

三、实验内容与操作

1. 益智挥发油-β 环糊精包合物的制备 将 8 g β-环糊精饱和水溶液 100 ml 置烧杯中，于磁力搅拌器上，60℃恒温，另精密吸取益智油乙醇混合液(1∶4)5 ml，缓慢滴入到 60℃的 β-环糊精饱和水溶液中，不断搅拌。待出现浑浊逐渐有白色沉淀析出，继续搅拌 4 h，停止加热，继续搅拌至室温，最后置冰箱中放置 12h(实验中也可用冰浴冷却)，待沉淀析出完全后，抽滤，用无水乙醇 5ml 洗涤 3 次，抽滤至干，50℃以下干燥，称重，计算收得率。

2. 包合物形成的验证方法

(1)薄层色谱法(TLC)

1)硅胶 G 板的制作：将 1 份固定相(硅胶 G)和 3 份含有 0.5%CMC-Na 的水溶液在研钵中向一方向研磨混合，去除表面的气泡后，倒入涂布器中，在玻板上平稳地移动斜面器进行涂布(厚度为 0.2～0.3 mm)，取下涂好薄层的玻板，置水平台上于室温下晾干，然后在 110℃活化 30 min，取出后立即置有干燥剂的干燥箱中备用。使用前检查其均匀度(可通过透射光和反射光检视)。

2)样品液的制备：①益智挥发油样品液的制备(A)：精密吸取益智挥发油 0.5 ml，加无水乙醇 9.5 ml，溶解，即得，备用(0.05 μl 油/μl 乙醇)。②益智挥发油-β 环糊精包合物样品液的制备(B)：精密称取包合物适量(相当于含有 0.5ml 益智挥发油的量)，加无水乙醇 9.5 ml，振荡，取上清液，备用。

3)TLC 条件：用定量毛细管精密分别吸取样品液 A、B 各 10 μl，点于同一硅胶 G 板上，以石油醚∶乙酸乙酯(9∶1)为展开剂，展开前将板置展开槽中饱和 10 min，上行展开，展距 15 cm，1%香草醛浓硫酸液为显色剂，喷雾烘干显色。

(2)差热分析(DTA)

1)样品的制备：益智挥发油为样品 a，β-环糊精为样品 b，包合物为样品 c，按包合物中的比例量称取益智挥发油与 β-环糊精，制成益智挥发油与 β-环糊精的混合物为样品 d。

2)DTA 条件：测定气 N_2 为 40 ml/min，量程为±100 uV，升温速度为 10℃/min，走纸速度 600 mm/h，样品与参比物的称量大致相等。

3. 益智油-β 环糊精包合物中含油量的测定

(1)精密量取益智油 1 ml，置圆底烧瓶中，加蒸馏水 100 ml，用挥发油测定法提取益智油，并计量。

(2)称取相当于 1 ml 益智挥发油的包合物置圆底烧瓶中，加水 100 ml，按上述方法提取益智挥发油并计量。

根据所测数值，利用下述公式计算包合物的含油率、利用率及收得率。

$$\text{含油率}(\%)=\frac{\text{包合物中实际含油量(g)}}{\text{包合物量(g)}}\times 100\%$$

$$\text{利用率}(\%)=\frac{\text{包合物中实际含油量(ml)}}{\text{投油量(ml)}}\times 100\%$$

$$\text{包合物收率}(\%)=\frac{\text{包合物实际量(g)}}{\beta-\text{环糊精(g)}+\text{投油量(g)}}\times 100\%$$

四、实验结果与讨论

1. 包合物的含油率、利用率及吸收率 见表 8-1。

表 8-1 包合物的含油率、利用率及吸收率

样品	含油率(%)	利用率(%)	收得率(%)
包合物			

2. 包合物形成的验证

(1)绘制 TLC 图，说明包合前后的特征斑点与 Rf 值的情况，说明包合物的形成。

(2)绘制 DTA 图，说明包合前后与混合物等的峰形与峰温，说明包合物的形成。

3. 含量测定结果 见表 8-2。

表 8-2 包合物的含量测定结果

样品	A_x	A_r	C_x	C_r
挥发油				
包合物				

五、思 考 题

(1)制备包合物的关键是什么？应如何进行控制？

(2)制备包合物时，主分子对客分子有何要求？

(3)验证包合物的方法有哪些？

（张鹏威）

第二章　胡椒药材的鉴定、胡椒碱提取、含量测定和胶囊的制备

该综合性实验由药用植物学与生药学、天然产物化学、药物分析学及药剂学 4 门核心课程的实验内容组成。

实验七十三　胡椒药材的综合鉴定

一、实验目的

(1)了解生药鉴定在药学研究中的重要作用。

(2)掌握生药鉴定的系统研究方法。

二、实验原理

胡椒(*Piper nigrum* L)为胡椒科药用植物，以果实入药，具有温中散寒、健肠胃的作用。原产东南亚，在我国云南、广东、海南、广西、台湾等省区有栽培。果实为浆果，成熟时红色，未成熟的果实干后果皮皱缩变黑，称为黑胡椒；成熟后脱去果皮后成为白色，称白胡椒。本实验从基源、性状、显微、理化及分子等方面对胡椒进行系统地鉴定。

三、仪器与材料

普通光学显微镜，放大镜，载玻片，盖玻片，刀片，镊子，酒精灯，培养皿，纱布，小玻棒，擦镜纸，吸水纸，紫外灯，移液器，PCR 仪，紫外凝胶成像仪，高速离心机，水浴锅，灭菌锅，微波炉，紫外可见分光光度计，电泳仪，电泳槽，移液器吸头，石英砂，1.5ml 离心管，0.2ml PCR 管，研磨棒。

蒸馏水，水合氯醛试液，稀甘油，无水乙醇，胡椒碱对照品，甲苯，乙酸乙酯，丙酮，石英砂，10%硫酸乙醇溶液，琼脂糖，DNA 提取试剂盒，2×Power Taq PCR MasterMix(带染料)，核酸染料，TAE 缓冲液。

胡椒蜡叶标本，黑胡椒，白胡椒，胡椒粉末。

四、实验方法

1. 基源鉴定　观察胡椒的植物形态特征，可借助放大镜观察较细微的结构。

2. 性状鉴定　观察胡椒果实的生药性状。

观察要点：注意形态、大小、色泽、表面、剖面、质地、气味等特征。

注意黑胡椒和白胡椒的区别特征。

3. 显微鉴定　取胡椒粉末少许，制成水和氯醛透化片，镜检。

观察要点：外果皮石细胞、内果皮石细胞、种皮细胞、油细胞、淀粉粒等。

4. 理化鉴定

(1)取胡椒粉末少量，加硫酸1滴，显红色，渐变红棕色，后转棕褐色。

(2)取本品粉末0.5 g，加无水乙醇5 ml，超声处理30 min，滤过，取滤液作为供试品溶液。另取胡椒碱对照品，置棕色量瓶中，加无水乙醇制成每1 ml含4 mg的溶液，作为对照品溶液。照薄层色谱法实验，吸取上述两种溶液各2 μl，分别点于同一硅胶G薄层板上，以甲苯：乙酸乙酯：丙酮(7：2：1)为展开剂，展开，取出，晾干，喷以10%硫酸乙醇溶液，加热至斑点显色清晰，分别置日光和紫外光灯(365 nm)下检视。供试品色谱中，在与对照品色谱相应的位置上，显相同颜色的斑点或荧光斑点。

5. 分子鉴定 取胡椒果实少许，研磨，根据DNA提取试剂盒的说明进行总DNA的提取；提取成功之后，用紫外可见分光光度计检测总DNA的浓度和纯度；之后对其核糖体DNA内转录间隔区(ITS)进行PCR扩增，扩增的引物为ITS4/ITS5；扩增时采用25 μl反应体系：13μl 2×Power Taq PCR MasterMix，1μl引物ITS4(浓度为10μmol/L)，1μl引物ITS5(浓度为10μmol/L)，1μl模板即提取的总DNA(可根据总DNA浓度的大小，适当调整加入量)，9μl的ddH_2O；PCR扩增反应程序的热循环参数：94℃变性5 min，然后进入连续35个循环，94℃变性30 s，54℃退火30 s，72 ℃延伸2 min，循环结束后于72℃延伸5 min，最后于4℃保存。

取3 μl扩增产物点于塑料薄膜上，并与1 μl核酸染料混匀，点样于1%的琼脂糖凝胶上，于1.0×TAE缓冲液(电压为5 V/cm)中电泳后再在紫外凝胶成像仪上观察、照相并记录结果；如果凝胶成像仪下观察到清晰的单一条带，则送到测序公司进行序列测定。

得到ITS序列之后，将该序列在GenBank数据库中进行Blast，进行胡椒的初步鉴定；同时，可运用生物信息学软件，构建分子系统发育树，进行进一步深入分析，得到准确的鉴定结果。

五、报告要求

(1)绘胡椒蜡叶标本图，并标注各结构名称。

(2)绘胡椒果实粉末显微特征图，并标注各结构名称。

(3)记录理化鉴别的结果。

(4)记录分子鉴定的实验过程及结果。

(曾念开)

实验七十四 胡椒碱的提取

一、实验目的

学习胡椒碱的性质并掌握提取分离原理和技术方法。

二、实验原理

胡椒(*Piper nigrum* L)为多年生攀缘藤本，其果味辛辣，是著名的多年生热带香辛作物，又名白川、浮椒及王椒，原产东亚，现广泛栽培于热带国家，在我国福建、广东、海南、广西、云南均有种植。胡椒始载于《唐朝草》，“胡椒生西戎，形如鼠李子，调食用之，味甚辛辣”。其性热、味辛，有温中散寒、下气、消痰之功效，主治胃寒呕吐、腹痛泄泻、食欲缺乏、癫痫痰多等症。

胡椒碱是一种生物碱，是胡椒辣味的来源主成分。胡椒碱被发现能够抑制人体中的某些酶，尤其是某些在药物代谢过程中有重要作用的酶。在胡椒中，胡椒碱的含量为5%～11%，其纯品为无色单斜棱柱状晶体，熔点130～133℃，溶于乙酸、苯、乙醇和氯仿，微溶于乙醚，见光易分解。胡椒碱的化学结构式如下：

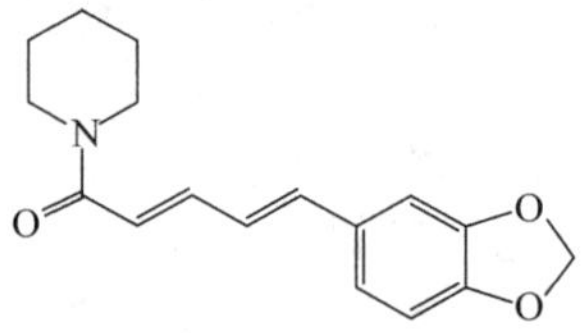

胡椒碱的萃取工艺主要是传统的溶剂萃取。此外还有超临界萃取、超声波萃取等新型的萃取工艺。因为胡椒碱结构中含有哌啶环，易被碱水解，所以常规的溶剂提取方法需要控制温度和提取时间。大多数生物碱类物质在酸水中可溶解，亦可采用酸水提取法将胡椒中胡椒碱转变为胡椒碱盐而被溶出。利用胡椒碱在氯仿石油醚中的低溶解度进行结晶纯化。

三、仪器与材料

索氏提取器，500 ml 圆底烧瓶，电热套，硅胶薄层板，紫外分析仪。

黑胡椒，氯仿，石油醚，苯，乙酸乙酯，丙酮，乙醚，活性炭，乙醇，氢氧化钾。

四、实验步骤

(1)提取：称取50 g黑胡椒粉加入400ml氯仿超声提取(35 KHz，55℃)60 min(亦可用索氏提取回流2h，可根据实验条件选做)，抽滤，滤液减压浓缩至约20 ml(浓缩温度不得超过65℃)。

(2)分离：往浓缩液中加入7～10倍量石油醚(60～90℃沸程)，溶液析晶变混浊，置3℃冰箱中静置24h，过滤得胡椒碱粗品。

(3)精制：粗产品中的色素主要为叶绿素，往往要经多次活性炭脱色处理才能去。这是影响产率的一个主要因素。方法：将干燥过的粗品溶于乙醚(样品：乙醚为1：36)中，用等量的10 %氢氧化钾溶液洗涤3次，收集乙醚层，蒸去乙醚得淡黄色固体粉末，将所得粉末再溶于乙醇(样品乙醇比例1：15)中，经活性炭(样品占活性炭的比例为0.01%，活性炭提前在105℃活化1h)脱色，所得馏分浓缩至1/4～1/3左右，冰箱中放置24h即得胡椒碱的晶体。

(4)鉴别：薄层色谱：用硅胶G以苯–乙酸乙酯–丙酮(7：2：1)作展开剂展开，在365 nm紫外分析仪下斑点呈蓝色荧光，可同时与对照品对比。

五、思考题

(1)提取时把胡椒粉碎有何益处?

(2)胡椒碱为什么可以溶于酸水？如果用酸水提取如何得到胡椒碱单体?

（靳德军）

实验七十五　胡椒提取物中胡椒碱含量的测定

一、实验目的

(1) 掌握高效液相色谱法测定中药提取物中主要成分含量的方法与计算。
(2) 学习高效液相色谱仪的基本操作。
(3) 了解中药提取物的前处理方法。

二、实验原理

高效液相色谱法被广泛用于中药及其提取物、制剂的含量测定。胡椒含多种酰胺类化合物：胡椒碱，胡椒酰胺，次胡椒酰胺，胡椒亭碱等，利用高效液相色谱法测定胡椒提取物中胡椒碱的含量，能使胡椒碱与其他共存的酰胺类化合物分离度良好，用对照品法准确地测定出胡椒碱的含量。

三、仪器与材料

高效液相色谱仪、分析天平。
胡椒提取物、锥形瓶、胡椒碱对照品、甲醇、无水乙醇、高纯水、棕色容量瓶、移液管。

四、实验步骤

1. 色谱条件与系统适用性实验　以十八烷基硅烷键合硅胶为填充剂；以甲醇–水(77∶23)为流动相；检测波长为343nm。理论板数按胡椒碱峰计算应不低于1500。

2. 对照品溶液的制备　取胡椒碱对照品适量，精密称定，置棕色容量瓶中，加无水乙醇制成每1 ml含20 μg的溶液。即得。

3. 供试品溶液的制备　取胡椒提取物约10 mg，精密称定，置50 ml棕色容量瓶中 加无水乙醇约40 ml，超声处理至少30 min，放冷，加无水乙醇至刻度，摇匀，滤过，精密量取续滤液10 ml，置25 ml棕色容量瓶中，加无水乙醇至刻度，摇匀即得。

4. 测定法　分别精密吸取对照品溶液与供试品溶液各10 μl，注入液相色谱仪测定，按外标法以峰面积计算胡椒碱的含量。

五、思考题

(1) 高效液相色谱法定性和定量分析的依据是什么?
(2) 在高效液相色谱中，如何提高分离度?

（黄　艳）

实验七十六 胡椒碱胶囊的制备

一、实验目的

通过制备胡椒碱胶囊，掌握胶囊剂的制备方法和一般胶囊剂质量检查。

二、实验原理

(1)胡椒碱(piperine)是胡椒中主要的活性化学物质，属于桂皮酰胺类生物碱。在自然界中广泛存在，尤其在胡椒科植物中大量存在。目前已发现胡椒碱具有抗炎、抗氧化、抗肿瘤、免疫调节等作用。但其作为生物利用度增强剂的应用更为普遍。胡椒碱能够提高普萘洛尔、胆茶碱、苯妥因、卡马西平、姜黄素等在人体中的生物利用度。目前含胡椒碱制剂主要是利用胡椒原药材粉末或提取物制成复方制剂，如胃痛散。但胡椒提取物及胡椒碱具有一定的刺激性，且稳定性较差。

(2)胶囊剂系指药物装于空胶囊中制成的制剂。胶囊剂具有下列特点：

1)可掩盖药物不适的苦味及臭味，使其整洁、美观、容易吞服。

2)药物的生物利用度高。

3)提高药物稳定性。如对光敏感的药物，遇湿热不稳定的药物，可装入不透光胶囊中，防护药物不受湿气和空气中氧、光线的作用，从而提高其稳定性。

4)能弥补其他固体剂型的不足。如含油量高因而不易制成丸、片剂的药物，可制成胶囊剂，如将牡荆油制成胶丸剂(软胶囊剂)。又如服用剂量小、难溶于水、消化道内不易吸收的药物，可使其溶于适当的油中，再制成胶囊剂，不仅增加了消化道的吸收，提高了疗效，并且稳定性较好。

5)可定时定位释放药物。如将药物先制成颗粒，然后用不同释放速度的包衣材料进行包衣，按所需比例混合均匀，装入空胶囊中即可达到延效的目的。若需在肠道中显效者，可制成肠溶性胶囊。也可制成直肠用胶囊供直肠给药。

胶囊剂一般工艺流程为：制备空胶囊→制备填充物料→填充→封口。其中空胶囊通常有专门的公司进行商业生产，空胶囊剂的规格常用的为 0、1、2、3、4、5 号，号数由小到大，容积由大到小。胶囊填充物料可以是粉末、颗粒或微丸。

本实验由胡椒提取物，加适量辅料混合均匀，再装填胶囊即得。

三、仪器与试剂

电子天平、胶囊灌装板、电热鼓风烘箱，18 目药用筛，崩解仪、纱布。

胡椒提取物、糊精、淀粉、硬脂酸镁、乙醇、纯化水。

四、实验内容和操作

1. 胶囊剂制备

(1)处方：见表 8-3。

表 8-3 胡椒碱胶囊处方

原辅料	用量(g)
胡椒提取物	100
糊精	48

续表

原辅料	用量(g)
淀粉	30
硬脂酸镁	2
60%乙醇	适量
	制成1000粒

(2)操作：

1)将胡椒碱提取物、糊精、淀粉，混合均匀；

2)在1)中所得混合粉中加适量60%乙醇溶液，制软材，18目筛制粒，得湿颗粒；

3)将湿颗粒置60℃烘箱内干燥至水分低于5%；

4)整粒，加硬脂酸镁，混匀；

5)用1号空心胶囊灌装胶囊，每粒胶囊内容物重(180±18)mg；

6)用干净软布擦净胶囊外部药粉，即得。

2. 胡椒碱胶囊质量检查

(1)重量差异检查：照下述方法检查，应符合规定。

检查法除另有规定外，取供试品20粒，分别精密称定重量后，倾出内容物(不得损失囊壳)；硬胶囊用小刷或其他适宜用具拭净，软胶囊用乙醚等易挥发性溶剂洗净，置通风处使溶剂自然挥尽；再分别精密称定囊壳重量，求出每粒内容物的装量与平均装量。每粒的装量与平均装量相比较，超出装量差异限度的胶囊不得多于2粒，并不得有1粒超出限度1倍。见表8-4。

表8-4　胶囊装量差异限度

平均装量	装量差异限度
0.30g以下	±10%
0.30g或0.30g以上	±7.5%

(2)崩解度测定：实验方法同实验五十七片剂崩解时限与溶出度的测定。

五、实验结果和讨论

1. 胶囊内容物装量　结果填于表8-5。

表8-5　胡椒碱胶囊重量差异检查

胶囊总重量 m_1(mg)	胶囊壳重量 m_2(mg)	胶囊内容物重量 m_3(mg)
平均装量(mg)		
超出1倍装量差异限度粒数		
超出2倍装量差异限度粒数		
结论		

2. 胡椒碱胶囊崩解时限数据 记录于表8-6。

表 8-6 崩解时限检查结果

	胶囊编号						
	1	2	3	4	5	6	$\overline{x}$
崩解时间(min)							

六、思 考 题

(1)胶囊剂内容物制备颗粒的目的是什么?

(2)请结合胡椒碱胶囊性质，说明胶囊剂应如何进行包装和储藏。

(张鹏威)

第三章　阿司匹林的合成、片剂制备、质量分析及药代动力学参数测定

该综合性实验由药物化学、药理学、药剂学及药物分析学4门核心课程的实验内容组成。

实验七十七　阿司匹林的合成

一、实验目的

(1)掌握酯化反应和重结晶的原理及基本操作。
(2)熟悉搅拌机的安装及使用方法。

二、实验原理

阿司匹林为解热镇痛药，用于治疗伤风、感冒、头痛、发烧、神经痛、关节痛及风湿病等。近年来，又证明它具有抑制血小板凝聚的作用，其治疗范围又进一步扩大到预防血栓形成，治疗心血管疾患。阿司匹林化学名为2-乙酰氧基苯甲酸，化学结构式为：

$$C_6H_4(OCOCH_3)(COOH)$$

阿司匹林为白色针状或板状结晶，mp. 135～140℃，易溶乙醇，可溶于氯仿、乙醚，微溶于水。合成路线如下：

$$C_6H_4(OH)(COOH) + (CH_3CO)_2O \xrightarrow{H_2SO_4} C_6H_4(OCOCH_3)(COOH) + CH_3COOH$$

三、仪器与材料

搅拌器、球形冷凝器、三颈瓶、温度计、水浴、烧杯、熔点测定仪、红外(IR)光谱仪、核磁共振(NMR)光谱仪等。

水杨酸、醋酐、浓硫酸、乙醇、碳酸氢钠、浓盐酸、95%乙醇等。

四、实验方法

1. 酯化　在装有搅拌棒及球形冷凝器的100 ml三颈瓶中，依次加入水杨酸10 g，醋酐14 ml，浓硫酸5滴。开动搅拌机，置油浴加热，待浴温升至70℃时，维持在此温度反应30 min。停止搅拌，稍冷，将反应液倾入150 ml冷水中，继续搅拌，至阿司匹林全部析出。抽滤，用少量稀乙醇洗涤，压干，得粗品。

2. 精制　将阿司匹林粗品放在烧杯中，加入饱和的碳酸氢钠125ml，搅拌到没有二氧化碳放出，其不溶物不再减少。如有不溶的固体存在，真空抽滤，除去不溶物，并用少量水清洗，这一步要的是母液。

另取烧杯一只，放入浓盐酸 17.5ml 和水 50ml。将得到的滤液慢慢分多次倒入烧杯中，边倒边搅拌，这时候阿司匹林从溶液中析出。

将烧杯放入冰浴中冷却，尽可能多的析出晶体。然后抽滤固体，并用冷水洗涤。这时粗品成分为水杨酸和阿司匹林。

最后利用重结晶法分离水杨酸和阿司匹林。

将所得到的阿司匹林粗品加入反应瓶中，加入适量 95%乙醇，在水浴中缓缓不断加热至固体溶解，自然冷却至室温，或接近室温后再用水浴冷却，然后阿司匹林渐渐析出，抽滤得到阿司匹林晶体。

3. 结构确证

(1) 红外吸收光谱法、标准物 TLC 对照法。

(2) 核磁共振光谱法。

五、注 意 事 项

(1) 加热的热源可以是蒸汽浴、电加热套、电热板，也可以是烧杯加水的水浴。若加热的介质为水时，要注意不要让水蒸气进入锥形瓶中，以防止酸酐和生成的阿司匹林水解。

(2) 倘若在冷却过程中，阿司匹林没有在反应液中析出，可用玻璃棒或不锈钢刮勺，轻轻摩擦锥形瓶的内壁，也可同时将锥形瓶放入冰浴中冷却，促使结晶生成。

(3) 加水时要注意，一定要等结晶充分形成后才能加入，加水时要慢慢加入，并有放热现象，产生醋酸蒸气，须小心，最好在通风橱中进行。

(4) 当碳酸氢钠水溶液加入到阿司匹林中时，会产生大量气泡，注意分批少量加入，一边加一边搅拌，以防气泡产生过多，引起溶液外溢。

(5) 如果将滤液加入盐酸后，仍没有固体析出，测一下溶液的 pH 是否呈酸性。如果不是，再补加盐酸，至溶液 pH2 左右，会有固体析出。

(6) 阿司匹林纯度可用下列方法检查：取两支干净试管，分别放入少量水杨酸和阿司匹林精品。加入乙醇各 1ml，使固体溶解。然后分别在每支试管中加入几滴 10%氯化铁溶液，盛水杨酸的试管中有红色或紫色出现，盛阿司匹林精品的试管应是稀释的氯化铁本色。

六、思 考 题

(1) 向反应液中加入少量浓硫酸的目的是什么？是否可以不加？为什么？

(2) 本反应可能发生哪些副反应？产生哪些副产物？

(3) 阿司匹林精制选择溶媒依据什么原理？为何滤液要自然冷却？

（钟 霞）

实验七十八 阿司匹林原料药及片剂的质量分析

一、实 验 目 的

(1) 掌握酸碱滴定法测定阿司匹林及其片剂含量的原理、注意事项及计算方法。

(2) 掌握高效液相色谱法在阿司匹林片含量测定中的应用。

(3) 熟悉阿司匹林及其片剂的鉴别方法。

(4)了解阿司匹林及其片剂特殊杂质的来源和检查方法。

二、仪器与材料

分析天平、红外光谱仪、高效液相色谱仪。

阿司匹林、阿司匹林片、阿司匹林对照品、乙醇、酚酞、氢氧化钠、硫酸、乙腈、四氢呋喃、冰醋酸、高纯水、三氯化铁、碳酸钠、硫酸、甲醇、水杨酸对照品、滴定管(碱式、酸式)、研钵、容量瓶、移液管、锥形瓶、溴化钾(光谱纯)、乙醇、玛瑙研钵、脱脂棉、烧杯。

三、实 验 原 理

(苯环结构：COOH，$OCOCH_3$)

阿司匹林结构中有酯键，与碳酸钠试液加热水解，生成水杨酸钠与乙酸钠，放冷后加过量的稀硫酸酸化，则生成白色水杨酸沉淀，并发生醋酸的臭气；阿司匹林加水煮沸使水解后与三氯化铁试液反应，呈紫堇色。

在阿司匹林的合成过程中，经常会含有未反应完全的原料、中间体及副产物，在贮藏过程中还可能产生水解产物，水杨酸受热易脱羧降解生成酚类，在生产和贮藏过程中易引入各种降解产物。因此，阿司匹林及其制剂应检查游离水杨酸、酚类、副产物等杂质。

阿司匹林结构中具有游离羧基，显弱酸性，含量测定可采用强碱滴定液直接滴定，生成强碱弱酸盐，化学计量点偏碱性，故指示剂选用在碱性区变色的酚酞。反应原理如下：

$$C_6H_4(COOH)(OCOCH_3) + NaOH \longrightarrow C_6H_4(COONa)(OCOCH_3) + H_2O$$

由于阿司匹林片中加入1%酒石酸或枸橼酸作稳定剂，生产过程中阿司匹林会水解产生水杨酸和醋酸，这些酸都消耗氢氧化钠，若采用直接滴定法测定含量，会使测定结果偏高，可采用两步滴定法测定。

第一步：中和　加中性乙醇溶解样品，以酚酞为指示剂，用氢氧化钠滴定液迅速滴定至粉红色，即中和样品中存在的酸。

$$C_6H_4(COOH)(OCOCH_3) + NaOH \longrightarrow C_6H_4(COONa)(OCOCH_3) + H_2O$$

第二步：水解与测定　在上述溶液中，加入定量过量的氢氧化钠滴定液，置水浴上加热，使阿司匹林水解，迅速冷却至室温，再用硫酸滴定液滴定剩余的碱，并做空白实验校正。

$$C_6H_4(COONa)(OCOCH_3) + NaOH \xrightarrow{\triangle} C_6H_4(COONa)(OH) + CH_3COONa$$

$$2NaOH + H_2SO_4 \longrightarrow Na_2SO_4 + 2H_2O$$

氢氧化钠在受热时易吸收二氧化碳，用硫酸回滴时消耗硫酸滴定液的体积减少，使测定结果偏高，故需在相同条件下进行空白实验校正。

高效液相色谱法具有分离效能好、灵敏度高、分析速度快等优点，被广泛用于阿司匹林制剂的含量测定。高效液相色谱法是采用高压输液泵将具有不同极性的单一溶剂或不同比例的混合溶剂、缓冲液等流动相泵入装有固定相的色谱柱，经进样阀注入供试品，由流动相带入柱内，在柱内各成分被分离后，依次进入检测器，色谱信号由记录仪或积分仪记录，根据响应值与浓度的关系来定量的方法。

四、实 验 步 骤

1. 鉴别

(1)三氯化铁反应：取阿司匹林约 0.1 g，加水 10 ml，煮沸，放冷，加三氯化铁试液 1 滴，即显紫堇色。

(2)水解反应：取阿司匹林约 0.5 g，加碳酸钠试液 10 ml，煮沸 2min 后，放冷，加过量的稀硫酸，即析出白色沉淀，并发出醋酸的臭味。

(3)红外光谱法：阿司匹林的红外吸收图谱应与对照的图谱一致。

取阿司匹林约 1～2 mg，溴化钾约 200 mg，置于玛瑙研钵中，研细后置于模具中，油泵加压，约 5min 后取下模具，将制备好的溴化钾样品片置于红外光谱仪中进行测试。把绘制得到的图谱与对照的图谱进行对照比较。

2. 检查

(1)溶液的澄清度：取阿司匹林 0.50 g，用加温热至约 45℃的碳酸钠试液 10 ml 溶解后，溶液应澄清。

(2)游离水杨酸

1)色谱条件与系统适用性实验：用十八烷基硅烷键合硅胶为填充剂；以乙腈-四氢呋喃-冰醋酸-水(20∶5∶5∶70)为流动相；检测波长为 303 nm。理论板数按水杨酸峰计算不低于 5000，阿司匹林主峰与水杨酸主峰分离度应符合要求。

2)供试品溶液的制备：取阿司匹林约 100 mg，精密称定，置 10 ml 容量瓶中，加 1%冰醋酸甲醇溶液适量，振摇使溶解，并稀释至刻度，摇匀，即得(临用前新配)。

3)对照品溶液的制备：取水杨酸对照品约 10 mg，精密称定，置 100 ml 容量瓶中，加 1%冰醋酸甲醇溶液适量使溶解，并稀释至刻度，摇匀；精密量取 5 ml，置 50 ml 容量瓶中，用 1%冰醋酸甲醇溶液稀释至刻度，摇匀，即得。

4)测定法：立即精密量取供试品溶液、对照品溶液各 10 μl，分别注入液相色谱仪，记录色谱图。供试品溶液色谱图中如显水杨酸色谱峰，按外标法以峰面积计算供试品中水杨酸含量，含水杨酸不得超过 0.1%。

(3)有关物质

1)色谱条件与系统适用性实验：用十八烷基硅烷键合硅胶为填充剂，以乙腈–四氢呋喃–冰醋酸–水(20∶5∶5∶70)为流动相 A，乙腈为流动相 B，按下表进行线性梯度洗脱；检测波长为 276 nm。阿司匹林峰的保留时间约为 8min，理论板数按阿司匹林峰计算不低于 5000，阿司匹林峰与水杨酸峰分离度应符合要求。

时间(min)	流动相 A(%)	流动相 B(%)
0.0	100	0
60.0	20	80

2)测定法：取阿司匹林约 0.1 g，精密称定，置 10 ml 容量瓶中，加 1%冰醋酸甲醇溶液适量，振摇使溶解，并稀释至刻度，摇匀，即得供试品溶液；精密量取供试品溶液 1 ml，置 200 ml 容量瓶中，用 1%冰醋酸甲醇溶液稀释至刻度，摇匀，即得对照溶液；精密量取对照溶液 10ml，置 100 ml 容量瓶中，用 1%冰醋酸甲醇溶液稀释至刻度，摇匀，即得灵敏度实验溶液。分别精密量取供试品溶液、对照溶液、灵敏度实验溶液及水杨酸检查项下的水杨酸对照品溶液各 10 μl，注入液相色谱仪，记录色谱图。供试品溶液色谱图中如显杂质峰，除小于灵敏度实验溶液中阿司匹林主峰面积的单个杂质峰、溶剂峰及水杨酸峰不计外，其余各杂质峰面积的和不得大于对照溶液主峰峰

面积(0.5%)。

3. 含量测定

(1)阿司匹林原料药：取本品约 0.4 g，精密称定，加中性乙醇(对酚酞指示液显中性)20 ml 溶解后，加酚酞指示液 3 滴，用氢氧化钠滴定液(0.1 mol/L)滴定。每 1 ml 氢氧化钠滴定液(0.1 mol/L)相当于 18.02 mg 的阿司匹林($C_9H_8O_4$)。

(2)阿司匹林片剂

1)两步滴定法：取本品 10 片，精密称定，研细，精密称取适量(约相当于阿司匹林 0.3 g)，置锥形瓶中，加中性乙醇(对酚酞指示液显中性)20 ml，振摇使阿司匹林溶解，加酚酞指示液 3 滴，滴加氢氧化钠滴定液(0.1 mol/L)至溶液显粉红色，再精密加氢氧化钠滴定液(0.1 mol/L)40 ml，置水浴上加热 15min 并时时振摇，迅速放冷至室温，用硫酸滴定液(0.05 mol/L)滴定，并将滴定结果用空白实验校正。每 1 ml 氢氧化钠滴定液(0.1 mol/L)相当于 18 02 mg 的阿司匹林($C_9H_8O_4$)。

2)高效液相色谱法

a. 色谱条件与系统适用性实验：用十八烷基硅烷键合硅胶为填充剂，以乙腈–四氢呋喃–冰醋酸–水(20∶5∶5∶70)为流动相；检测波长为 276 nm。理论板数按阿司匹林峰计算不低于 3000，阿司匹林峰与水杨酸峰分离度应符合要求。

b. 测定法：取本品 20 片，精密称定，充分研细，精密称取细粉适量(约相当于阿司匹林 10 mg)，置 100 ml 容量瓶中，用 1%冰醋酸的甲醇溶液强烈振摇溶解并稀释至刻度，滤膜滤过，精密量取续滤液 10 μl，注入液相色谱仪，记录色谱图；另精密称取阿司匹林对照品，精密称定，加 1%冰醋酸的甲醇溶液溶解并定量稀释制成每 1 ml 中含 0.1 mg 的溶液，同法测定。按外标法以峰面积计算，即得。

五、思　考　题

(1)用容量法测定阿司匹林片的含量时，为什么用两步滴定法而不用标准碱直接滴定？

(2)用直接滴定法测定阿司匹林的含量时，如何防止其水解？

(3)高效液相色谱法测定阿司匹林片的含量时，解释各组分之间分离的原因。

(黄　艳)

实验七十九　阿司匹林片剂的制备

一、目 的 要 求

(1)熟悉片剂制备的基本工艺过程，掌握湿法制粒压片的一般工艺。

(2)掌握片剂质量检查方法。

(3)了解单冲压片机的基本构造、使用及保养。

二、实 验 原 理

片剂是应用最为广泛的药物剂型之一。片剂的制备方法有制颗粒压片(分为湿法制粒和干法制粒)，粉末直接压片和结晶直接压片。其中，湿法制粒压片最为常见，现将传统湿法制粒压片的生产工艺过程介绍如图 8-1。

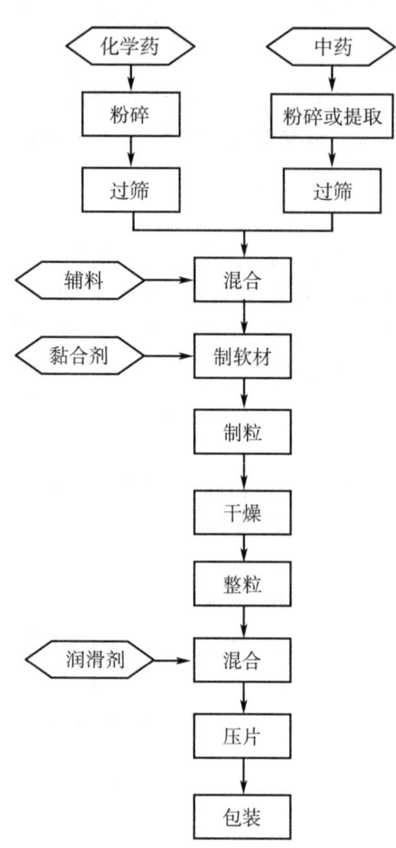

图 8-1 片剂一般生产工艺过程图

整个流程中各工序都直接影响片剂的质量。制备片剂的药物和辅料在使用前必须经过干燥、粉碎和过筛等处理，方可投料生产。为了保证药物和辅料的混合均匀性以及适宜的溶出速度，药物的结晶须粉碎成细粉，一般要求粉末细度在 100 目以上。向已混匀的粉料中加入适量的黏合剂或润湿剂，用手工或混合机混合均匀制软材，软材的干湿程度应适宜，除用微机自动控制外，也可凭经验掌握，即以"握之成团，轻压即散"为度。软材可通过适宜的筛网制成均匀的颗粒。过筛制得的颗粒一般要求较完整，如果颗粒中含细粉过多，说明黏合剂用量过少，若呈线条状，则说明黏合剂用量过太多。这两种情况制成的颗粒烘干后，往往出现太松或太硬的现象，都不符合压片对颗粒的要求。制好的湿颗粒应尽快干燥，干燥的温度由物料的性质而定，一般为 50～60℃，对湿热稳定者，干燥温度可适当提高。湿颗粒干燥后，需过筛整粒以便将黏结成块的颗粒散开，同时加入润滑剂和需外加法加入的崩解剂并与颗粒混匀。整粒用筛的孔径与制粒时所用筛孔相同或略小。压片前必须对干颗粒及粉末的混合物进行含量测定，然后根据颗粒所含主药的量计算片重。

$$片重=\frac{每片应含主药量(标示量)}{干颗粒中主药百分含量(测得值)}$$

另一种方法是按颗粒重量计算片重，即：

$$片重=\frac{干颗粒重+压片前加入辅料重}{应压片数}$$

根据片重选择筛目与冲模直径，其之间的常用关系可参考表 8-7。实际中要根据药物密度不同，可进行适当调整。

表 8-7 筛目与冲模的尺寸选择参考

片重(mg)	筛目数		冲模直径(mm)
	湿粒	干粒	
50	18	16～20	5～5.5
100	16	14～20	6～6.5
150	16	14～20	7～8
200	14	12～16	8～8.5
300	12	10～16	9～10.5
500	10	10～12	12

制成的片剂需按照中国药典规定的片剂质量标准进行检查。检查的项目，除片剂的外观应完整、光洁、色泽均匀、硬度适当、含量准确外，必须检查重量差异和崩解时限。对有些片剂产品药典还规定检查溶出度和含量均匀度，并规定凡检查溶出度的片剂，不再检查崩解时限，凡检查含量均匀度的片剂，不再检查重量差异。

另外，在片剂的制备过程中，所施加的压片力不同，所用的润滑剂、崩解剂等的种类不同，都会对片剂的硬度或崩解时限产生影响。

三、仪器与试剂

恒温水浴锅，电热烘箱，标准筛(16 目)，压片机，硬度计，崩解仪，脆碎度仪。

阿司匹林，淀粉，交联羧甲基纤维素钠、羧甲淀粉钠、酒石酸，滑石粉，纯化水。

四、实 验 步 骤

1. 阿司匹林片制备

1) 实验设计：请设计 3～4 个处方，记于表 8-8。要求片剂能快速崩解并释放药物，15min 时药物溶出度达 85%以上。

表 8-8 处方设计表

原辅料名称	处方 1		处方 2		处方 3		处方 4	
	用量(g)	比例(%)	用量(g)	比例(%)	用量(g)	比例(%)	用量(g)	比例(%)
合计								

注：本表不必填满

2) 参考操作方法：①10%淀粉浆的制备：将 0.2 g 酒石酸溶于约 20 ml 蒸馏水中，再加入淀粉约 2g 分散均匀，加热糊化，制成 10%淀粉浆。②制颗粒：取处方量阿司匹林与淀粉混合均匀，加适量 10%淀粉浆制软材，过 16 目筛制粒，将湿颗粒于(65±5)℃干燥，16 目筛整粒并与滑石粉混匀。③在不同压力下压片：将上述阿司匹林颗粒分别在高、低两个不同压力下压片，测定各压力下片剂的硬度和崩解时限。

3) 注意：①阿司匹林在润湿状态下遇铁器易变为淡红色。因此，应尽量避免铁器，如过筛时宜用尼龙筛网，并迅速干燥。在干燥时温度不宜过高，以避免药物加速水解。②在实验室中配制淀粉浆：可用直火加热，也可以水浴加热。若用直火时，需不停搅拌，防止焦化而使片面产生黑点。③加浆的温度，以温浆为宜，温度太高不利药物稳定，太低黏度过大不易分散均匀。

2. 质量检查与评定 本实验检查片剂的外观、脆碎度和重量差异(硬度和崩解时限在以上实验中已测定)。

1) 硬度检查法：采用片剂硬度测定仪进行测定。方法如下：将药片径向固定在两横杆之间，其中的活动柱杆借助弹簧沿水平方向对片剂径向加压，当片剂破碎时，活动柱杆的弹簧停止加压，仪器刻度盘所指示的压力即为片的硬度。测定 6 片，取平均值。

2) 脆碎度检查法：取药片，按《中国药典》2015 版第四部 0923 项下检查法，置片剂脆碎度检查槽内检查，记录检查结果。

检查方法及规定如下：片重为 0.65g 或以下者取若干片，使其总重量约为 6.5g；片重大于 0.65g 者取 10 片。用吹风机吹去脱落的粉末，精密称重，置圆筒中，转动 100 次。取出，同法除去粉末，精密称重，减失重量不得过 1%，且不得检出断裂、龟裂及粉碎的片。

3) 崩解时间检查法：应用片剂崩解仪进行测定。采用吊篮法，方法如下：取药片 6 片，分别置于吊篮的玻璃管中，每管各加 1 片，开动仪器使吊篮浸入(37±1.0) ℃的水中，按一定的频率(30～32 次/min)和幅度[(55±2) mm]往复运动。从片剂置于玻璃管开始计时，至片剂破碎并全部固体粒子都通过玻璃管底部的筛网(Φ2 mm)为止，该时间即为该片剂的崩解时间，应符合规定崩解时限。

4) 重量差异检查法：取药片 20 片，精密称定总重量，求得平均片重后，再分别精密称定各片的重量。每片重量与平均片重相比较(凡无含量测定的片剂，每片重量应与标示片重比较)超出重量差异限度的药片不得多于 2 片，并不得有 1 片超出限度 1 倍。

五、实验结果和讨论

(1) 将上述实验结果列于表 8- 9，结合结果讨论压力对片剂崩解和溶出的影响。

表 8-9　压片力对片剂硬度和崩解性能的影响

编号	压力	硬度(kg)							崩解时间(min)						
		1	2	3	4	5	6	$\bar{x}$	1	2	3	4	5	6	$\bar{x}$
1	高														
2	低														
结论															

(2) 将上述实验结果列于表 8-10，结合结果讨论崩解剂对片剂崩解的影响。

表 8-10　崩解剂对片剂崩解性能的影响

编号	压力	硬度(kg)							崩解时间(min)						
		1	2	3	4	5	6	$\bar{x}$	1	2	3	4	5	6	$\bar{x}$
1	高														
2	低														
结论															

(3) 将上述实验结果列于表 8-11，结合结果讨论疏水性润滑剂对片剂崩解的影响。

表 8-11　疏水性润滑剂对片剂崩解性能的影响

润滑剂量	硬度(kg)							崩解时间(min)						
	1	2	3	4	5	6	$\bar{x}$	1	2	3	4	5	6	$\bar{x}$
结论														

六、思　考　题

(1) 制备阿司匹林片时，如何避免阿司匹林分解？应选择何种润滑剂？

(2) 片剂的崩解时限合格，是否还需测定其溶出度？

(3) 片剂的重量差异超出规定限度可能有哪些原因？

（张鹏威）

实验八十 阿司匹林代谢产物水杨酸钠药代动力学参数测定

一、实 验 目 的

本实验目的是以水杨酸钠为例了解血浆药物浓度随时间变化的时量关系；了解药代动力学参数的测定方法及临床意义。

二、实 验 原 理

阿司匹林在体内转化为水杨酸钠，水杨酸钠（saodium salicylate）与三氯化铁（ferric trichloride）在酸性条件下反应生成紫色络合物，后者在λ510 nm 处比色，其光密度与水杨酸钠浓度成正比关系，可用光电比色法测定给药后血浆中的水杨酸钠浓度。

在常用剂量下，水杨酸钠与多数药物在体内的消除过程是均按一级动力学规律（$dc/dt = -kc$）消除，其对数血药浓度-时间曲线为一条直线，直线方程为：$\log C_t=\log C_o-\dfrac{k}{2.303}\times t$。依据该直线方程，可计算出水杨酸钠的半衰期及其他药代动力学参数（详见后）。

三、材料和仪器

分光光度计、离心机、计算器、试管（5 ml、10 ml）、离心管（10 ml）、刻度吸管（1 ml、2 ml、5 ml）、坐标纸、滴管、干棉花、夹子、兔箱、额头手术灯、记号笔、小玻棒、手术刀片。

10%及 0.04%水杨酸钠溶液、三氯化铁和三氯醋酸混合液（5 g 三氯化铁加 10%三氯醋酸溶液至 100 ml）、100 μg/ml 肝素生理盐水溶液。

家兔，体重 1.5～2 kg，雌雄不拘。

四、实 验 步 骤

1. 实验前准备 取离心管 10 支，编号 0～9 号。每管加入三氯化铁和三氯醋酸混合液 2 ml，8 号管再加 0.04%水杨酸钠标准液 0.6 ml，9 号管加蒸馏水 0.6 ml，取试管 8 支（已用肝素荡涤过），编号 0～7，备用。

2. 给药及采集给药前后的血样 取兔一只，称重，置于兔箱中，用手术灯的热力烘耳等方法使血管扩张，充血明显后，用刀片割破一侧耳缘静脉，采血 1 ml 置于 0 管中，用干棉球压住并用夹子夹紧切口以防止出血，然后在另一侧耳缘静脉注射 10%水杨酸钠 2 ml/kg，准确记录给药完毕的时间。在给药完毕后的第 5、15、30、45、60、90、120 min 从已被割破的耳缘静脉处分别采血约 1 ml，依次置于 1～7 号试管中。

3. 处理血样及测定其光密度和计算水杨酸钠血浆药物浓度 从 0～7 试管中分别精确吸取 0.6 ml 依次置于 0～7 离心管中，用小玻棒搅拌 0～7 管各 1 min，分别加入蒸馏水 5 ml，再搅拌 1 min，以 3000 r/min 离心 10 min，用吸管取上清液约 6 ml 备用。8、9 号两管各加蒸馏水 5 ml，摇匀待用。

在分光光度计上，用 510 nm 波长，1 cm 光径比色皿，以蒸馏水调零，测 0～9 号管光密度得

d_0–d_9，各测试管水杨酸钠光密度与水杨酸钠浓度按下列公式计算并将结果记录于表 8-12：

标准管水杨酸钠光密度：$D_8=d_8-d_9$

测定管水杨酸钠光密度：$D_n= d_n-d_0$

水杨酸钠浓度计算：$C_n=D_n/D_8\times 400$（μg/ml）

表 8-12 水杨酸钠血浆药浓度测定记录

项目	用药后时间（min）						
	5	15	30	45	60	90	120
光密度							
血浓度（μg/ml）							
对数血浓度（μg/ml）							

4. 计算药代动力学参数

（1）求 Y（$\log C$）对 X（给药时间）的直线回归方程：

$\log C_t=\log C_o-\dfrac{k}{2.303}\times t$，因 $\log C_o$ 及 $-k/2.303$ 为常量，本公式可简化为：$Y=a+bX$，（其中 $Y=\log C_t$，$a=\log C_o$，$b=-k/2.303$），用直线回归法算出式中 a、b 值即可确定水杨酸钠在兔体内消除规律的直线回归方程。a、b 系数的计算公式：

$$b=\frac{\sum\left(X-\bar{X}\right)\left(Y-\bar{Y}\right)}{\sum\left(X-\bar{X}\right)^2}=\frac{L_{XY}}{L_{XX}}$$

$$a=\bar{Y}-b\bar{X}$$

（2）计算消除速率常数：$k=-2.303b$

（3）计算半衰期（$T_{1/2}$）：$T_{1/2}=0.693/k$

（4）计算表观分布容积（V_d）：$V_d=D_o/C_o=D_o/\log^{-1}a$（$D_o$ 为用药剂量 200mg/kg）

$\because a=\log C_o \quad \therefore C_o=\log^{-1}a$

（5）计算清除率（CL）：$CL=\dfrac{0.693}{T_{1/2}}\times V_d$

（6）计算总量时曲线下面积（AUC）：$\mathrm{AUC}=C_0/Ke=C_0V_d/CL$（$\because Ke=CL/V_d$）

（7）绘制浓度-时间曲线及对数血药浓度-时间曲线。

五、注 意 事 项

（1）静脉给药时，应一次将全部的药液注入血管内。

（2）以开始采血时间作为血样本时间，若未能按时采血，则以实际采血时间参加计算。受实验课时间的限制（120 min），可不采给药后 90、120 min 的血样。

（3）如改用狗做本实验，其采血样方法改为从静脉抽取。

六、思 考 题

（1）药代动力学参数 AUC、V_d、$T_{1/2}$、CL 有何临床意义？

（2）药物在体内消除有几种类型?各自有何特点?

（黄 凌）

第四章　苯佐卡因的合成、质量分析、凝胶制备及药理活性评价

该综合性实验由药物化学、药物分析、药剂学及药理学 4 门核心课程的实验内容组成。

实验八十一　苯佐卡因的合成

一、实 验 目 的

(1)通过苯佐卡因的合成，了解药物合成的基本过程。
(2)掌握氧化、酯化和还原反应的原理及基本操作。

二、实 验 原 理

苯佐卡因为局部麻醉药，外用为撒布剂，用于手术后创伤止痛、溃疡痛、一般性痒痛等。苯佐卡因化学名为对氨基苯甲酸乙酯，化学结构式为：

$$COOC_2H_5 \quad NH_2$$

苯佐卡因为白色结晶性粉末，味微苦而麻；mp. 88～90℃；易溶于乙醇，极微溶于水。

合成路线如下：

$$CH_3,\ NO_2 + Na_2Cr_2O_7 + H_2SO_4 \longrightarrow COOH,\ NO_2 + Na_2SO_4 + Cr_2(SO_4)_3 + H_2O$$

$$COOH,\ NO_2 + C_2H_5OH \underset{}{\overset{H_2SO_4}{\rightleftharpoons}} COOC_2H_5,\ NO_2 + H_2O$$

$$COOC_2H_5,\ NO_2 + Fe + H_2O \longrightarrow COOC_2H_5,\ NH_2 + Fe_3O_4$$

三、仪器与材料

搅拌器、球型冷凝器、温度计、三颈瓶、滴液漏斗、水浴、氯化钙干燥管、pH 试纸、烧杯、

熔点测定仪、红外(IR)光谱仪、核磁共振(NMR)光谱仪等。

重铬酸钠(含两个结晶水)、对硝基甲苯、浓硫酸、5% 硫酸、5% 氢氧化钠溶液、活性炭、无水乙醇、氯化钙、5%碳酸钠溶液、冰醋酸、铁粉、95% 乙醇、碳酸钠、氯化铵、氯仿、50% 乙醇溶液等。

四、实 验 方 法

1. 对硝基苯甲酸的制备(氧化) 在装有搅拌棒和球型冷凝器的 250 ml 三颈瓶中，加入重铬酸钠(含 2 个结晶水)23.6 g，水 50 ml，开动搅拌，待重铬酸钠溶解后，加入对硝基甲苯 8 g，用滴液漏斗滴加 32 ml 浓硫酸。滴加完毕，直火加热，保持反应液微沸 60～90 min(反应中，球型冷凝器中可能有白色针状的对硝基甲苯析出，可适当关小冷凝水，使其熔融)。冷却后，将反应液倾入 80 ml 冷水中，抽滤。残渣用 45 ml 水分 3 次洗涤。将滤渣转移到烧杯中，加入 5%硫酸 35 ml，在沸水浴上加热 10 min，并不时搅拌，冷却后抽滤，滤渣溶于温热的 5%氢氧化钠溶液 70 ml 中，在 50℃左右抽滤，滤液加入活性炭 0.5 g 脱色(5～10 min)，趁热抽滤。冷却，在充分搅拌下，将滤液慢慢倒入 15%硫酸溶液 50 ml 中，抽滤，洗涤，干燥得本品，计算收率。

2. 对硝基苯甲酸乙酯的制备(酯化) 在干燥的 100 ml 圆底瓶中加入对硝基苯甲酸 6 g，无水乙醇 24 ml，逐渐加入浓硫酸 2 ml，振摇使混合均匀，装上附有氯化钙干燥管的球型冷凝器，油浴加热回流 80 min(油浴温度控制在 100～120℃)；稍冷，将反应液倾入到 100 ml 水中，抽滤；滤渣移至乳钵中，研细，加入 5%碳酸钠溶液 10 ml(由 0.5 g 碳酸钠和 10 ml 水配成)，研磨 5 min，测 pH 值(检查反应物是否呈碱性)，抽滤，用少量水洗涤，干燥，计算收率。

3. 对氨基苯甲酸乙酯的制备(还原)

(1)A 法：在装有搅拌棒及球型冷凝器的 250 ml 三颈瓶中，加入 35 ml 水，2.5 ml 冰醋酸和已经处理过的铁粉 8.6 g，开动搅拌，加热至 95～98℃反应 5 min，稍冷，加入对硝基苯甲酸乙酯 6 g 和 95%乙醇 35 ml，在激烈搅拌下，回流反应 90 min。稍冷，在搅拌下，分次加入温热的碳酸钠饱和溶液(由碳酸钠 3 g 和水 30 ml 配成)，搅拌片刻，立即抽滤(布氏漏斗需预热)，滤液冷却后析出结晶，抽滤，产品用稀乙醇洗涤，干燥得粗品。

(2)B 法：在装有搅拌棒及球型冷凝器的 100 ml 三颈瓶中，加入水 25 ml，氯化铵 0.7 g，铁粉 4.3 g，直火加热至微沸，活化 5 min。稍冷，慢慢加入对硝基苯甲酸乙酯 5 g，充分激烈搅拌，回流反应 90 min。待反应液冷至 40℃左右，加入少量碳酸钠饱和溶液调至 pH 7～8，加入 30 ml 氯仿，搅拌 3～5 min，抽滤；用 10 ml 氯仿洗三颈瓶及滤渣，抽滤，合并滤液，倾入 100 ml 分液漏斗中，静置分层，弃去水层，氯仿层用 5% 盐酸溶液 90 ml 分 3 次萃取，合并萃取液(氯仿回收)，用 40% 氢氧化钠溶液调至 pH 8，析出结晶，抽滤，得苯佐卡因粗品，计算收率。

4. 精制 将粗品置于装有球形冷凝器的 100 ml 圆底瓶中，加入 10～15 倍(ml/g) 50%乙醇溶液，在水浴上加热溶解。稍冷，加活性炭脱色(活性炭用量视粗品颜色而定)，加热回流 20 min，趁热抽滤(布氏漏斗、抽滤瓶应预热)。将滤液趁热转移至烧杯中，自然冷却，待结晶完全析出后，抽滤，用少量 50%乙醇溶液洗涤两次，压干，干燥，测熔点，计算收率。

5. 结构确证

(1)红外吸收光谱法、标准物 TLC 对照法。

(2)核磁共振光谱法。

五、注 意 事 项

(1)氧化反应一步在用 5%氢氧化钠溶液处理滤渣时，温度应保持在 50℃左右，若温度过低，对硝基苯甲酸钠会析出而被滤去。

(2)酯化反应须在无水条件下进行，如有水进入反应系统中，收率将降低。无水操作的要点是：原料干燥无水；所用仪器、量具干燥无水；反应期间避免水进入反应瓶。

(3)对硝基苯甲酸乙酯及少量未反应的对硝基苯甲酸均溶于乙醇，但均不溶于水。反应完毕，将反应液倾入水中，乙醇的浓度降低，对硝基苯甲酸乙酯及对硝基苯甲酸便会析出。这种分离产物的方法称为稀释法。

(4)还原反应中，因铁粉比重大，沉于瓶底，必须将其搅拌起来，才能使反应顺利进行，故充分激烈搅拌是铁酸还原反应的重要因素。A法中所用的铁粉需预处理，方法为：称取铁粉 10 g 置于烧杯中，加入 2%盐酸溶液 25 ml，在石棉网上加热至微沸，抽滤，水洗至 pH 5～6，烘干，备用。

六、思 考 题

(1)氧化反应完毕，将对硝基苯甲酸从混合物中分离出来的原理是什么？

(2)酯化反应为什么需要无水操作？

(3)铁酸还原反应的机理是什么？

(钟 霞)

实验八十二 苯佐卡因的质量分析

一、实 验 目 的

(1)掌握苯佐卡因的结构特点与分析方法的关系。

(2)掌握亚硝酸钠滴定法测定苯佐卡因含量的原理及注意事项。

(3)了解永停法的终点指示方法。

二、仪器与材料

红外光谱仪、分析天平、紫外光灯。

氢氧化钠、酚酞、无水乙醇、三氯甲烷、亚硝酸钠、硅胶 GF_{254}、锥形瓶、滴定管、溴化钾(光谱纯)、乙醇、玛瑙研钵、脱脂棉、烧杯。

三、实 验 原 理

$$H_2N-C_6H_4-COOC_2H_5$$

1. 碘仿反应 苯佐卡因在氢氧化钠试液中加热，水解生成对氨基苯甲酸钠和乙醇，加入碘试液，乙醇与碘反应析出黄色沉淀。

$$H_2N-C_6H_4-COOC_2H_5 + NaOH \longrightarrow H_2N-C_6H_4-COOCa + C_2H_5OH$$

$$C_2H_5OH + 4I_2 + 6NaOH \longrightarrow CHI_3\downarrow + 5NaI + HCOONa + 5H_2O$$

2. 亚硝酸钠滴定法 根据苯佐卡因结构中具有游离芳伯氨基，在酸性溶液中与亚硝酸钠定量发生重氮化反应，生成重氮盐，用永停滴定法指示终点。

$$Ar-NH_2+NaNO_2+2HCl \longrightarrow Ar-N_2^+Cl^-+NaCl+2H_2O$$

四、实 验 步 骤

1. 性状

(1)本品为白色结晶性粉末；无臭，味微苦，随后有麻痹感；遇光色渐变黄。

(2)本品在乙醇、三氯甲烷或乙醚中易溶，在脂肪油中略溶，在水中极微溶解；在稀酸中溶解。

(3)本品的熔点为 88～91℃。

2. 鉴别

(1)取本品约 0.1 g，加氢氧化钠试液 5 ml，煮沸，即有乙醇生成；加碘试液，加热，即生成黄色沉淀，并发生碘仿的臭气。

(2)本品的红外光吸收图谱应与对照的图谱一致。

取苯佐卡因约 1～2 mg，溴化钾约 200 mg，置于玛瑙研钵中，研细后置于模具中，油泵加压，约 5 min 后取下模具，将制备好的溴化钾样品片置于红外光谱仪中进行测试。把绘制得到的图谱与对照的图谱进行对照比较。

3. 检查

(1)酸度：取本品 1.0 g，加中性乙醇(对酚酞指示液显中性)10 ml 溶解后，加酚酞指示液 2 滴与氢氧化钠滴定液(0.1 mol/L)0.10 ml，应显淡红色。

(2)有关物质：取本品，加无水乙醇制成每 1 ml 中含 10 mg 的溶液，作为供试品溶液；精密量取适量，加无水乙醇稀释制成每 1 ml 中含 0.01、0.025、0.05 和 0.1 mg 的溶液，作为对照溶液。照薄层色谱法实验，吸取上述五种溶液各 20 μl，分别点于同一硅胶 GF_{254} 薄层板上，以无水乙醇–三氯甲烷(0.75∶99.25)为展开剂，展开后，晾干，在紫外光灯(254 nm)下检视。供试品溶液如显杂质斑点(如原点观察到杂质斑点，应以杂质斑点计算)，与对照溶液的主斑点比较，杂质总量不得超过 1.0%。

4. 含量测定　取本品约 0.35 g，精密称定，照永停滴定法，用亚硝酸钠滴定液(0.1 mol/L)滴定。每 1ml 亚硝酸钠滴定液(0.1 mol/L)相当于 16.52 mg 的苯佐卡因($C_9H_{11}NO_2$)。

五、思 考 题

(1)试分析苯佐卡因的结构与分析方法的关系。

(2)试从苯佐卡因的合成过程分析有关物质的来源。

(黄　艳)

实验八十三　苯佐卡因凝胶的制备

一、实 验 目 的

制备苯佐卡因凝胶，掌握凝胶的制备方法，了解局部用药药物特点。

二、实 验 原 理

凝胶剂指药物与适宜的辅料制成的均一、混悬或乳剂型的乳胶稠厚液体或半固体制剂。凝胶剂有单相分散系统和双相分散系统之分，属双相分散系统的凝胶剂是小分子无机药物胶体微粒以网状结构存在于液体中，具有触变性，也称混悬凝胶剂，如氢氧化铝凝胶。局部应用的凝胶剂系单相分散系统，又分为水性凝胶剂和油性凝胶剂。常用水溶性凝胶一般采用水溶性高分子材料作为主要辅料，如卡波姆、羧甲纤维素钠等。

若为口腔局部用药药物，需要考虑到唾液或其他组织液的稀释作用，因此需要选用能与黏膜具有黏附作用辅料，通常选用卡波姆。

卡波姆为白色疏松粉末，具有较强的吸湿性。由于其分子结构中含 52%～68%的羧酸基团，因此具有一定的酸性，含卡波姆 1%水分散体的 pH 为 2.5～3.0，黏度较小，当用碱性物质中和后，使其分子中的羧基离子化，由于负电荷的相互排斥作用，使分子链弥散伸展呈极大的膨胀状态，并具黏性形成凝胶。

三、仪器与试剂

玻璃板，圆铜棒(或玻璃棒，或刮刀)，尼龙筛(80 目)，恒温水浴，紫外灯等。

苯佐卡因，氯化锌，卡波姆 940，甘油，三乙醇胺，苯甲酸钠，纯化水，蒸馏水等。

四、实 验 步 骤

1. 复方苯佐卡因凝胶的制备

(1)处方

原辅料	用量(g)
苯佐卡因	6
氯化锌	0.03
甘油	12
蒸馏水	10.35
1%苯甲酸钠水溶液	0.6
卡波姆 940	0.48
三乙醇胺	0.54
合计	30

(2)操作

1)在搅拌下，将卡波姆 940 缓慢加入甘油中，搅拌至卡波姆 940 全部分散。

2)将氯化锌、三乙醇胺、苯甲酸钠水溶液溶于水中，加入卡波姆甘油内，轻轻搅拌，100℃水浴中加热，使卡波姆完全溶解，放冷至室温，加入苯佐卡因粉末，搅拌待苯佐卡因溶解后，搅拌均匀，即得。

(3)注意：卡波姆在搅拌时容易产生气泡，所以凝胶搅拌时应慢速搅拌。

2. 凝胶的质量检查

(1)外观检查：凝胶外观应呈半透明状，无异物和气泡。

(2)pH 检查：将本品涂抹在精密 pH 试纸(5.5～9.0)上，使凝胶与试纸充分接触，1min 后将试纸与标准比色卡对比，辨认其 pH。

(3)黏度测定：取 20 g 凝胶置黏度仪中测定，记录读数。

五、思 考 题

(1)试分析实验各处方中各成分的作用。
(2)试根据原辅料特点和性质，解释本制剂工艺设计应注意什么？

（张鹏威）

实验八十四 苯佐卡因的局部麻醉作用

一、实 验 目 的

本实验旨在观察苯佐卡因对大鼠的局部麻醉作用。

二、实 验 原 理

苯佐卡因是一种局部麻醉药，常用于减轻口腔和牙龈疼痛，皮肤、黏膜表面麻醉，本实验通过测定大鼠痛阈观察苯佐卡因的局部麻醉镇痛作用。

三、材料和仪器

光热致痛仪。
20%苯佐卡因乙醇溶液、磷酸锌、1%盐酸普鲁卡因、生理盐水。
SD 大鼠，200～220g，雌雄各半。

四、实 验 步 骤

1. 测定大鼠基础痛阈 以大鼠甩尾反应潜伏期(s)作为痛阈，用光热致痛仪照射大鼠尾部，以大鼠尾部突然出现抽搐摆动为甩尾阳性反应，筛选出痛阈在 5 s 之内的大鼠供实验用。给药前测痛阈 2 次，每次间隔 10 min，取平均值作为基础痛阈记录于表 8-13。

2. 测定给药后大鼠痛阈 随机将大鼠分为空白对照组、盐酸普鲁卡因对照组、苯佐卡因组。将大鼠置于特制的有机玻璃筒内并将其固定，每只大鼠的尾部涂各组药物 2ml，涂药后 10、30、60 min 测甩尾痛阀。

表 8-13 苯佐卡因对大鼠痛阈的影响

组别	给药前痛阈	给药后 10min 痛阈	给药后 30min 痛阈	给药后 60min 痛阈

五、注 意 事 项

大鼠基础痛阈测量应准确，两次基础痛阈测定应间隔一定时间，以免烫伤鼠尾。

六、思　考　题

比较苯佐卡因和普鲁卡因局部麻醉作用的强度及药理学理论基础。

（黄　凌）